# Langenbecks Archiv für Chirurgie

vereinigt mit Bruns' Beiträge für Klinische Chirurgie

Supplement 1978

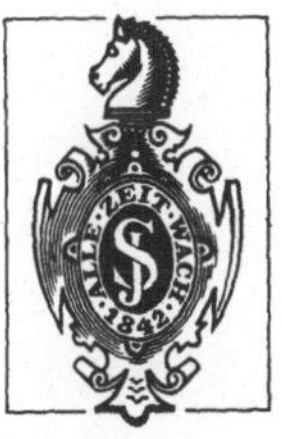

# *Chirurgisches Forum '78*

## für experimentelle und klinische Forschung

95. Kongreß der Deutschen Gesellschaft für Chirurgie,
München, 3. bis 6. Mai 1978

*Wissenschaftlicher Beirat*

F. Linder (Vorsitzender)
H. G. Borst, Hannover
W. Isselhard, Köln
W. Lorenz, Marburg
K. Messmer, München
R. Pichlmayr, Hannover
L. Schweiberer, Homburg/Saar
M. Turina, Zürich
G. Zimmermann, Salzburg

*Schriftleitung*

F. Linder H.-D. Röher U. Mittmann

*Herausgeber*

H. Junghanns, Generalsekretär der
Deutschen Gesellschaft für Chirurgie

Springer-Verlag Berlin Heidelberg New York 1978

Schriftleitung:

Professor Dr. Fritz Linder, Chirurgische Universitätsklinik,
Im Neuenheimer Feld 110, D-6900 Heidelberg

Professor Dr. Hans-Dietrich Röher, Chirurgische Abteilung,
Krankenhaus Bethesda, Heerstraße 213, D-4100 Duisburg

Professor Dr. Ulrich Mittmann, Chirurgische Universitätsklinik,
Abt. Experimentelle Chirurgie, Im Neuenheimer Feld 347,
D-6900 Heidelberg

Herausgeber:

Professor Dr. Herbert Junghanns, Auerfeldstraße 29,
D-6000 Frankfurt/Main

*Mit 85 Abbildungen*

ISBN 978-3-540-08695-6 ISBN 978-3-642-66906-4 (eBook)
DOI 10.1007/978-3-642-66906-4

Library of Congress Catalog Card Number: 74-2788



2131/3140-543210

# Vorwort

Der vorliegende Band des chirurgischen Forums 1978 enthält 61 Beiträge der chirurgischen Forschung aus den Themenkreisen Gastroenterologie, Trauma und Schock, kardiovasculäre Chirurgie, prä- und postoperative Therapie, Leber - Galle - Pankreas, Onkologie und Transplantation.

Aus zeitlichen und räumlichen Gründen konnten ähnlich wie im vergangenen Jahr nur etwa ein Drittel der eingesandten Beiträge zum Vortrag auf dem 95. Kongreß der Deutschen Gesellschaft für Chirurgie und zur Veröffentlichung angenommen werden. Herkunft, Zahl und Qualität der eingesandten Beiträge zeigen, daß die chirurgische Forschung an Universitätskliniken und zunehmend auch an außeruniversitären Kliniken in erfreulichem Umfang gefördert wird.

Die Forumkommission war bei der Auswahl der Vorträge bemüht, ein Gleichgewicht zwischen Beiträgen der Basisforschung und der klinischen Forschung zu wahren. So bleibt der Zugang zum Forum sowohl für den mehr klinisch als auch den experimentell theoretisch orientierten Chirurgen erhalten.

Die Beiträge selbst lassen oft die Entwicklung erkennen, die eine Idee auf dem Weg durch die experimentelle Erprobung bis zur klinischen Anwendung geht. Aus diesem Grunde soll auch der Lebensweg eines hervorragenden Wissenschaftlers durch eine kurze Biographie dargestellt werden. Am Anfang dieses Bandes steht daher eine Abhandlung über den chirurgischen Nobelpreisträger Theodor KOCHER und seine Verdienste um die klinische Forschung. Es ist geplant, diese Reihe in der Zukunft fortzusetzen.

Zum Schluß sei der Deutschen Gesellschaft für Chirurgie, dem Springer-Verlag und unseren bewährten Sekretärinnen Frl. I. BRAIGER und Frau U. MORATH für ihre tatkräftige Hilfe bei der Entstehung dieses Forumbandes gedankt.

Für die wissenschaftliche Forum-Kommission

F. LINDER

Für die Schriftleitung

H.D. RÖHER
U. MITTMANN

# *Theodor Kochers Verdienste um die klinische Forschung*

Die Persönlichkeit Theodor KOCHERs (1841 - 1917) stellt ein zeitloses Beispiel dar, wie Fleiß, Intelligenz und Selbstkritik Voraussetzungen für jede Forschungsarbeit sind.

Daß Schaffenskraft zu Frohsinn und Frohsinn wiederum zu Schaffenskraft führen, lebte KOCHER seinen Schülern und Studenten zeitlebens vor (6). Diese Voraussetzungen wären für die angewandte Forschung in der Medizin, die klinische Forschung, unvollständig, wenn sie nicht mit einer nie erlahmenden Sorge um den kranken Menschen verbunden wären. Diese Haltung hat KOCHER weit über sein Land hinaus zum glaubhaften Verfechter seiner Überzeugung gemacht. Für ihn waren medizinischer Fortschritt, Lehre und klinische Forschung untrennbar. KOCHER war das Vorbild dafür, daß nur derjenige ein klinischer Lehrer sein kann, der die Mühe nicht scheut, eigene klinische Erkenntnisse zu erwerben, mit anderen Worten, klinisch zu forschen (2).

Aufgrund seiner persönlichen Eigenschaften muß auch heute noch die Leistung Theodor KOCHERs für die moderne Chirurgie überzeugen, weil er mit geplanter Systematik und Methodik drei fundamentale Erkenntnisbereiche der klinischen Forschung unentwegt gefördert hat.

Zum ersten waren das gewissenhafte Festhalten der Anamnese, das Beobachten und Erkennen der Krankheitssymptome, das Protokollieren der Operationsbefunde, der postoperativen Komplikationen und der autoptischen Erhebungen, oberste Pflicht der Assistenten. Gewiss hatten sie es schon damals nicht leicht, ihrem Chef in der Arbeitsleistung nur annähernd nachzueifern und den Sinn der großen Kleinarbeit zu begreifen (1).

Aber nur so konnte ein Krankenkollektiv im Sinne einer möglichst exakten klinischen Forschung kritisch ausgewertet werden. Davon gab KOCHERs Bearbeitung von 100 am Gallensystem operierten Kranken ein beispielhaftes Zeugnis (5).

Zum zweiten Erkenntnisbereich führte die Gewohnheit KOCHERs, jeder Erscheinung logisch denkend auf den Grund zu gehen und sich nicht mit überlieferten Erklärungen zu begnügen (8). Seine in vielen Auflagen erschienene Operationslehre bestach durch die anatomische Klarheit, weil er die einzelnen Operationen mit genauer Kenntnis der Anatomie plante und klinisch auf technische Unzulänglichkeiten prüfte. Nach Ansicht seines physiologischen Kollegen hätte Theodor KOCHER auch ein berühmter Anatom sein können (2).

Neue Erkenntnisse jedoch hat KOCHER nicht nur auf sicherer anatomischer Basis aufgebaut, sondern sie ebenso intensiv auf funktionelle Zusammenhänge bezogen. Ein bezeichnendes Beispiel für das Zugrundelegen der Anatomie und Physiologie waren seine "Chirurgischen Beiträge zur Physiologie des Gehirns und Rückenmarks" (4).

Im dritten Bereich war Theodor KOCHER der Schrittmacher der modernen Chirurgie, indem er methodisch den Ursachen der Krankheit nachging und damit die ätiologische Denkart in den Mittelpunkt der klinischen Forschung stellte. Die überzeugendsten Beweise für die Bedeutung von Ursache und Wirkung in der klinischen Chirurgie lieferten KOCHERs Arbeiten über die Schilddrüse. Die klinische Beobachtung und die Nachkontrollen seiner am Kropf operierten Patienten führten ihn zur Erkenntnis, daß die Ursache der Kachexia strumipriva als Operationsfolge nicht die Entfernung des Kropfes, sondern der Wegfall der physiologischen Funktion der Schilddrüse war (3). Deshalb war die Bezeichnung Kachexia thyreopriva die ätiologisch richtige. Damit hat KOCHER auch hervorgehoben, daß der chirurgische Eingriff selbst pathophysiologische Probleme verursachen kann. Seine aus vorwiegend klinischer Forschung hervorgegangenen "bahnbrechenden und für die Zukunft bestehenden Arbeiten über die Physiologie, Pathologie und Chirurgie der Schilddrüse" ehrte 1909 das Lehrerkollegium des Karolinska-Institutes mit dem Nobelpreis für Physiologie und Medizin (7).

Dieser höchsten wissenschaftlichen Ehrung dürfen wir auch heute im Rückblick beifügen, daß Theodor KOCHER ein wesentliches Verdienst zukommt, die Chirurgie dank klinischer Forschung ihrer älteren Schwester, der inneren Medizin, gleichgestellt zu haben.

Bern 1978

Prof. Dr. med. RUDOLF BERCHTOLD,
Universitätsklinik für Viszerale
Chirurgie am Inselspital Bern/Schweiz

Quellen

1. ARND, C.: Theodor Kocher. Jahreschrift des Bernischen Hochschulvereins 1918
2. ASHER: Rede gehalten in der Heiliggeistkirche Bern. In: Theodor Kocher, S. 15. Bern: A. Francke AG 1917
3. KOCHER, Th.: Über Krankheitserscheinungen bei Schilddrüsenerkrankungen geringen Grades (Nobel-Konferenz). In: Les prix Nobel en 1909. Stockholm: Imprimerie Royale 1910
4. KOCHER, Th.: Chirurgische Beiträge zur Physiologie des Gehirns und Rückenmarkes. Dtsch. Z. Chir. 35, 433 (1893)
5. KOCHER, Th., MATTI, H.: Über 100 Operationen an Gallenwegen mit Berücksichtigung der Dauererfolge. Arch. klin. Chir. 81, (1906/7)

# *Inhaltsverzeichnis*

# A. Gastroenterologie

## 1. Vergleich der Wertigkeit der verschiedenen Methoden zur Diagnostik des gastroösophagealen Refluxes

Th. Junginger, A. Trost und H. Pichlmaier

Aus der Chirurgischen Universitätsklinik Köln-Lindenthal (Direktor: Prof. Dr. Dr. H. Pichlmaier)

Die Ergebnisse der Wertigkeit der verschiedenen Beurteilungsmethoden zur Bestimmung des gastroösophagealen Refluxes sind kontrovers (2, 3). Ursachen hierfür sind Unterschiede der Durchführung und das Fehlen eines absoluten Bezugspunktes. Unter Zugrundelegung der klinischen Symptomatik war es das Ziel unserer Untersuchungen, die Sensitivität und Spezifität von fünf verschiedenen Methoden zur Objektivierung des gastroösophagealen Refluxes (GÖR) zu prüfen.

### Krankengut

Zwischen 1.1.75 und 31.12.76 wurden 115 Patienten mit axialer Hiatusgleithernie, 12 gesunde Personen und 156 Kranke mit anderen Grunderkrankungen untersucht. Refluxbeschwerden (RB) waren definiert als brennende, retrosternale Schmerzen, die nach oral ausstrahlten und sich beim Liegen verstärkten. Von den Patienten mit Hiatushernie hatten 51,8 %, von den übrigen Kranken 51,2 % RB, die Kontrollpersonen waren beschwerdefrei und ohne frühere Erkrankungen am Magendarmtrakt.

### Untersuchungen

1. Röntgenkontrastuntersuchung. In Kopftieflage und unter Steigerung des intraabdominellen Drucks nach Verabreichung von 200 ml Bariumsulfat. Prüfung des Vorhandenseins eines GÖR.

2. Endoskopie. Makroskopisch wurde zwischen normaler (O), geröteter (I), erosiv veränderter (II) und ulceröser Schleimhaut differenziert.

3. Dreipunktmanometrie. 4 wassergefüllte Polyvinylkatheter (Innendurchmesser 1,14 mm) mit seitlichen Öffnungen im Abstand von 5 cm wurden verwendet, wobei die distale Öffnung im Magen und die mittleren im unteren Ösophagussphinkter plaziert wurden. Druckübertragung mittels Statham (P23DB) auf 6-Kanalschreiber. Bestimmt wurde der Quotient aus Druckanstieg im Ösophagus und Magen bei Bauchkompression auf 100 cm $H_2O$.

4. Intraösophageale pH-Messung (4). Die Bestimmung des pH erfolgte 5 cm über der Kardia mit und ohne Bauchkompression und mit und ohne Instillation von 200 ml 0,1 n HCl in den Magen.

5. Acid-Clearing-Test (1). Durch den 4. Katheter wurden 10 cm über der pH-Meßsonde 15 $cm^3$ 0,1 n HCl in den Ösophagus instilliert. Der Patient wurde angehalten, möglichst häufig zu schlukken. Die Zahl der manometrischen nachgewiesenen Schluckwellen bis zum pH 6 oder des End-pH nach 6 min wurden bestimmt.

## Reproduzierbarkeit und Statistik

Die Reproduzierbarkeit der manometrischen pH-metrischen Messungen wurde an 6 Patienten durch Zweitbestimmung überprüft:

$\tau$ 0,88 - 1,0 $p < 0,005$.

Qualitative Vergleiche erfolgten mittels $\chi^2$-Test, Mittelwertsvergleiche mit dem Mann-Whitney-U-Test, die Bestimmung der quantitativen Zusammenhänge der Testmethoden erfolgte nach der Kruskal-Wallis-Varianzanalyse. Zur Bestimmung der bestgeeigneten Methodenkombination schrittweise Diskriminanzanalyse unter Zugrundelegung der Auswahlkriterien WILKS 'LAMBDA und RAO 'SV.

## Ergebnisse

Bezogen auf die Patientengruppe mit axialer Hiatushernie war bei Kranken ohne RB röntgenologisch in 8,9 %, endoskopisch in 8,1 %, manometrisch in 37 % und pH-metrisch in 50 % ein Reflux nachweisbar. Im Vergleich zu Normalpersonen waren die Werte erhöht, jedoch für keinen Parameter signifikant verschieden (Tabelle 1). Patienten mit RB bei axialer Hiatushernie hatten in 18,6 %, 48,8 %, 43,3 % und 72,2 % bei den genannten Untersuchungen ein GÖR, wobei die Differenzen zur Kontrollgruppe für die Röntgenuntersuchung und die 3-Punkt-Manometrie nicht signifikant, jedoch für Endoskopie und pH-Metrie deutlich ($p < 0,05$) waren. Zwischen den Patienten mit und ohne RB bei axialer Hiatushernie waren die Ergebnisse der Refluxprüfung mittels pH-Metrie und Endoskopie signifikant verschieden. Die Sensitivität der angewendeten Untersuchungsmethoden (%-Satz Gesunder mit negativem Test) erreichte mit 100 % für die endoskopische Untersuchung den höchsten Wert bei einer Sensitivität von nur 48 % (Tabelle 2). Kranke mit und ohne RB unabhängig von der Grunderkrankung unterschieden sich signifikant hinsichtlich des röntgenologisch, pH-metrisch und endoskopisch nachgewiesenen Refluxes (Tabelle 1).

Beim Vergleich der Methoden zeigten sich hochsignifikante qualitative und quantitative Zusammenhänge zwischen den angewandten Untersuchungsverfahren. Bei der Diskriminanzanalyse zur Trennung der Patienten mit und ohne RB erwies sich die Ösophagoskopie als beste Methode, gefolgt von der pH-Messung bei Refluxprovokation, der Bestimmung des Acid-Clearing-End-pH und der Manometrie.

Die Ergebnisse zeigen, daß zur Objektivierung eines GÖR die intraösophageale pH-Messung in besonderem Maße geeignet ist.

Tabelle 1. Refluxnachweis bei verschiedenen Patientengruppen mit und ohne Refluxbeschwerden (RB)

| Gruppe | | Alter (Jahre) | % | Röntgen | | Endoskopie | | intraösophag. pH-Messung | | Acid-Clearing-End-pH | | 3-P-Manometrie | |
|---|---|---|---|---|---|---|---|---|---|---|---|---|---|
| 1 | Kontrollgruppen | 37,9 | 41,7 | 0/12 | 0 % | 0/12 | 0 % | 2/12 | 16,7% | 12/12 | 16,7% | 1/12 | 8,3% |
| 2 | Hiatushernie ohne RB | 49,8 | 60,7 | 5/56 | 8,9% | 3/37 | 8,1% | 25/50 | 50 % | 7/40 | 17,5% | 17/46 | 37 % |
| 3 | Hiatushernie mit RB | 51,2 | 49,2 | 11/59 | 18,6% | 21/43 | 48,8% | 39/54 | 72,2% | 18/43 | 41,9% | 23/53 | 43,4% |
| 4 | Gesamtkrankengut ohne RB | 48,4 | 57,7 | 7/138 | 5,1% | 16/66 | 24,2% | 35/105 | 33,3% | 17/92 | 18,5% | 25/98 | 25,5% |
| 5 | Gesamtkrankengut mit RB | 48,5 | 53,8 | 24/145 | 16,6% | 47/93 | 50,5% | 69/120 | 57,5% | 42/99 | 42,2% | 38/113 | 44,9% |

| Gruppen | Gruppenvergleich ($\chi^2$-Test) | | | | |
|---|---|---|---|---|---|
| 1 - 2 | ns | ns | ns | ns | ns |
| 1 - 3 | ns | $p < 0,01$ | $p < 0,005$ | ns | ns |
| 2 - 3 | ns | $p < 0,0005$ | $p < 0,005$ | $p < 0,05$ | ns |
| 4 - 5 | $p < 0,005$ | $p < 0,005$ | $p < 0,005$ | $p < 0,001$ | ns |

Tabelle 2. Sensitivität und Spezifität der Untersuchungsmethoden (Kontrollgruppen-Patienten mit RB bei axialer Hiatushernie)

| Refluxnachweis | Sensitivität | Spezifität | $\chi^2$ | p |
|---|---|---|---|---|
| röntgenologisch | 18,6 % | 100 % | 1,415 | ns |
| endoskopisch | 48 % | 100 % | 6,856 | < 0,01 |
| intraösoph. pH-Messung | 72,2 % | 83,3 % | 10,625 | < 0,005 |
| Acid-Clearing-End-pH | 41,9 % | 83,3 % | 1,599 | ns |
| 3-Punkt-Manometrie | 43,4 % | 90,9 % | 3,227 | ns |

Dies stimmt mit den Ergebnissen anderer Untersucher überein, wenngleich in unserem Krankenkollektiv die Sensitivität der intraösophagealen pH-Messung geringer und die Spezifität höher als bei KREJS (3) war. Die Bestimmung der Schluckakte im Acid-Clearing-Test erwies sich als weniger brauchbar als der intraösophageale pH-Wert 6 min nach Testbeginn. Sollten sich diese ersten Ergebnisse bestätigen, würde dies eine erhebliche Verkürzung der Untersuchungszeit bedeuten. Bei unterschiedlicher Sensitivität korrelierten die positiven Resultate der einzelnen Untersuchungsmethoden in hohem Maße. Als bestgeeignetes Vorgehen zur Objektivierung bei gastroösophagealem Reflux empfiehlt sich die Kombination von Ösophagoskopie, intraösophagealer pH-Messung, Acid-Clearing-End-pH und Dreipunktmanometrie.

## Zusammenfassung

An der Chirurgischen Universitätsklinik Köln-Lindenthal wurden zwischen 1975 und 1976 bei 283 Patienten mit und ohne Refluxbeschwerden 5 verschiedene Methoden zur Beurteilung eines gastroösophagealen Refluxes angewendet. Unter Zugrundelegung der klinischen Symptomatik war ein gastroösophagealer Reflux in 72 % objektivierbar. Die höchste Sensitivität ergab sich für die intraösophageale pH-Messung unter Refluxprovokation, die gleichzeitig eine hohe Spezifität (83,3 %) aufwies. Nicht signifikant zwischen Patienten mit und ohne Refluxbeschwerden bei axialer Hiatushernie unterschieden die Röntgenuntersuchung und die Zählung der Schluckakte bei Acid-Clearing-Test. Als geeignete Methodenkombination zum Nachweis eines gastroösophagealen Refluxes ergab sich die Kombination von Ösophagoskopie, intraösophagealer pH-Messung und Bestimmung des Acid-Clearing-End-pH, deren Ergebnisse in hohem Maße untereinander korrelierten.

## Summary

At the University Surgical Clinic Köln-Lindenthal 5 different methods were employed for assessment of gastro-esophageal reflux between 1975 - 1976 in 283 patients with and without reflux disturbances. Clinically, a gastro-esophageal reflux was found in 72% of the cases. The measurement of intra-esophageal pH with reflux-provocation was the most sensitive, and at the same time the most specific (83,3%). Significant differentiation between patients with and without reflux who had an axial hiatushernia could not be made, using x-ray examination and counting of the number of times swallowed in the acid-clearing test. The most suitable procedure in proving the presence of gastro-esophageal reflux was esophagoscopy, intra-esophageal pH-measurement and acid-clearing-and-pH determination, in all of which the results correlated with each other to a high degree.

## Literatur


1. BOOTH, D.J., KEMMERER, W.T., SKIMMER, D.B.: Acid clearing from the distal esophagus. Arch. Surg. 96, 731 (1968).
2. FISHER, R.S., MALMUD, L.S., ROBERTS, G.S., LOBIS, I.F.: Gastroesophageal (GE) scintiscanning to detect and quantitate GE reflux. Gastroenterology 70, 301 (1976).
3. KREJS, G.J., SEEFELD, U., BRÄNDLI, H.H., BRON, B.A., CARO, G., SCHMID, P., BLUM, A.L.: Gastro-esophageal reflux disease: Correlation of subjective symptoms with 7 objective esophageal function tests. Acta hepato-Gastroent. 23, 130 - 140 (1976).
4. TUTLE, S.G., GROSSMANN, M.I.: Detection of gastroesophageal reflux by simultaneous measurements of intraluminal pressure and pH. Proc. Soc. exp. Biol. (N.Y.) 98, 225 (1958).


Dr. Th. Junginger, Chirurgische Universitätsklinik Köln-Lindenthal, Joseph-Stelzmann-Straße 9, D-5000 Köln 41

# 2. Reflux und Refluxverhütung im operierten Magen

V. Schumpelick, F. Begemann, D. Grossner, M. Schwoy und A. Garbrecht

Aus der Abteilung für Allgemeinchirurgie (Direktor: Prof. Dr. H.W. Schreiber) der Chirurgischen Klinik und Poliklinik und der I. Medizinischen Klinik (Direktor: Prof. Dr. H. Bartelheimer) des Universitäts-Krankenhauses Hamburg-Eppendorf

Magenresektionen oder Pyloroplastiken opfern den Pylorus als Refluxbarriere und fördern damit einen ungehemmten Rückfluß von Duodenalsaft (3). Chronischer Reflux von Gallensäuren und Lysolecithin destruiert die Magenschleimhaut und führt zur Atrophie des Drüsenkörpers (1, 4, 5). Beziehungen zwischen Reflux und Stumpfcarcinom werden zunehmend diskutiert (2).

In diesem Zusammenhang interessieren folgende Fragestellungen:

1. Wie groß ist der Reflux von Gallensäuren und Lysolecithin nach verschiedenen Formen der B-I bzw. B-II Magenresektion und der Vagotomie mit und ohne Pyloroplastik?
2. Wie läßt sich der duodenogastrale Reflux nach Magenresektion verhindern?
a) durch Änderung der Anastomosenformen (B-I),
b) durch Jejunuminterposition oder Y-Roux-Anastomosen.

## Methodik

1. Patientengut. 59 Patienten mit Magenoperationen wegen eines Gastroduodenalulcus wurden 1 - 8 Jahre postoperativ untersucht. Es waren dies 72 Patienten mit einem B-I (39 terminoterminal, 19 terminolateral, 14 supraduodenal-terminolateral), 40 mit einem B-II Magen (21 retrocolisch ohne Braun, 19 antecolisch mit Braunscher Enteroanastomose), 32 Patienten mit STV und Pyloroplastik (16 HEINEKE-MICULICZ, 16 JABOULAY) und 15 mit einer SPV ohne Pyloroplastik. Als Kontrollgruppe dienten 37 magengesunde Probanden. Zum Vergleich wurden 20 Patienten mit einer isoperistaltischen Jejunuminterposition nach B-I Magenresektion herangezogen.

2. Versuchstiere und Operation. Verwendung von 48 Hausschweinen mit einem mittleren Gewicht von 20,5 ± 3,7 kg. In leichter Stressnil-Hypnodil-Intubationsnarkose wurde unter sterilen Kautelen eine distale stufenförmige Hemigastrektomie mit proximaler Vagotomie durchgeführt. Das Ausmaß der Magenresektion standardisierten wir durch Einhaltung vorgegebener Resektionsmaße an der gros-

sen und kleinen Kurvatur. Die Magen-Darm-Kontinuität wurde unter Verwendung von resorbierbarem Nahtmaterial (Vicryl, 3-0) über verschiedene Formen der direkten und indirekten Gastroduodenostomie wiederhergestellt. In randomisierten Gruppen von je 6 Tieren untersuchten wir folgende Anastomosen-Varianten:

Als Formen der direkten Gastroduodenostomie legten wir an:

1. termino-terminale, 2. termino-laterale, 3. contrapapilläre supraduodenale termino-laterale Anastomosen.

An indirekten Gastroduodenostomien wurden insgesamt 4 verschiedene Verfahren bei randomisierten Gruppen von je 6 Tieren erprobt. So wurde die Kontinuität der Magen-Darm-Passage nach stufenförmiger Hemigastrektomie mit proximaler Vagotomie wiederhergestellt durch:

1. isoperistaltische Jejunuminterposition von 15 cm, 2. isoperistaltische Jejunuminterposition von 25 cm, 3. isoperistaltische Jejunuminterposition von 12 cm mit isoperistaltischem Invaginationsventil und 4. eine Roux-en-Y-Gastrojejunostomie.

Als Kontrollgruppe dienten 6 scheinoperierte Tiere.

3. Refluxparameter. Als Parameter des Refluxes wurden die abgesogenen Mengen an Gallensäuren und Phospholipiden pro Zeiteinheit angesehen, die in leichter Stressnil-Sedierung über eine röntgenologisch plazierte und kontrollierte Magensonde gewonnen worden waren. Über zwei Stunden wurde in 15-Minuten Abständen Magensaft aspiriert und in eisgekühlten Thermogefäßen aufgefangen. Aus den FOLCH-Chloroform-Metanol-Extrakten (2:1, v/v) von Aliquoten des homogenisierten Magensaftes wurden enzymatisch die Gallensäuren bestimmt. Nach Phasentrennung des restlichen Extraktes mittels 0,2 Vol 0,02 % $CaCl_2$ erfolgte die dünnschichtchromatographische Auftrennung der Phospholipide aus der Unterphase auf Kieselgel (0,25 mm) in Chloroform: Methanol: $H_2O$ = 75:25:4. Nach Rhodamin-Anfärbung identifizierte man die spezifischen Phosphoglyceridbanden anhand ihrer Rf-Werte. Zur Überprüfung der Lysolecithin-Werte fand eine Hämolyse-Probe im Blut-Agar statt. Nach Methanol-Eluation erfolgte die Lipidphosphorbestimmung colorimetrisch. Die Recovery wurde mit 80 $\pm$ 1,3% für Lysolecithin und 73 $\pm$ 7% für Lecithin bestimmt. Die pH-Werte wurden im homogenisierten Magensaft mittels ionen-sensitiver Elektrode (Orion) gemessen. Die statistische Analyse stützte sich auf den Mann-Whitney-U-Test, die Angaben beziehen sich auf Mittelwerte und SEM.

## Ergebnisse

1. Die höchsten duodenogastralen Refluxwerte fanden sich nach retrocolischem B-II Magen ohne Braunsche Anastomose. Die intragastralen Lysolecithin-Konzentrationen waren mit 0,689 $\pm$ 0,137 im Nüchternsekret und 0,725 $\pm$ 0,149 nach Pentagastrin-Stimulation (µmol/ml) auf über das 20-fache der Norm gesteigert (Abb. 1). Gleichsinnig verhielten sich die Gallensäuren. Dem gegenüber hatten Patienten mit antecolischer Anastomose und Braunscher Enteroanastomose nur halb so hohe Werte (0,331 $\pm$ 0,081 bzw. 0,361

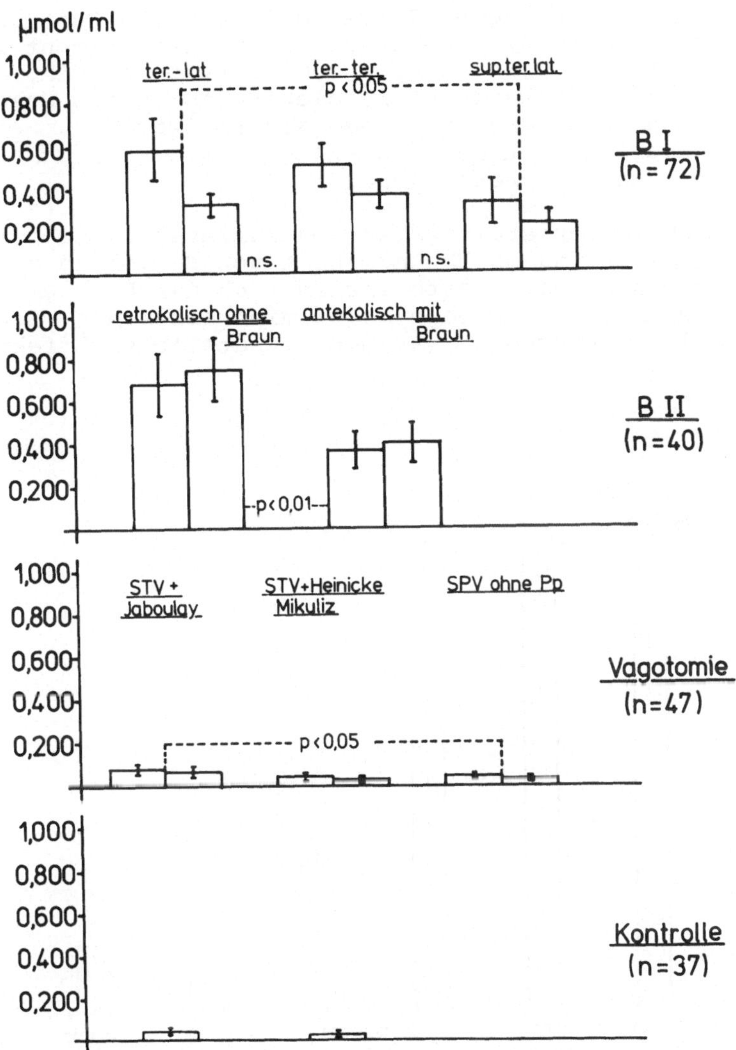


*Abb. 1. Lysolecithin-Konzentrationen im Magensaft von Patienten mit verschiedenen Operationsverfahren bei Gastroduodenal-Ulcus, nüchtern und nach Pentagastrin-Stimulation. Mittelwerte ± SEM, Signifikanzen wie angegeben*

± 0,104), der Unterschied war mit $p < 0,01$ signifikant. Im B-I Magen lagen die Lysolecithin-Werte mit im Durchschnitt 0,450 ± 0,121 bzw. 0,275 ± 0,068 µmol/ml in der gleichen Größenordnung, wobei die terminolateralen Anastomosen die höchsten Werte hatten (Abb. 1). Nach Vagotomie und Pyloroplastik lagen die Refluxwerte signifikant niedriger als nach allen Resektionsformen, die Jaboulay-Pyloroplastik hatte mit 0,081 ± 0,012 den signifikant höchsten Reflux-Wert ($p < 0,05$) der Vagotomiegruppe, waren aber um das 4-fache niedriger als die günstigsten Resektionsformen.

2. Nach verschiedenen Formen der direkten Gastroduodenostomie (alle B-I Formen) fanden sich im Tierexperiment signifikant gesteigerte Refluxwerte ($p < 0,05$). Lysolecithin, Gallensäuren und der relative Anteil des Lysolecithins an den Gesamtglycerophosphatiden waren gegenüber den Kontrollwerten um ein Mehrfaches gesteigert. Unter den einzelnen Anastomosenformen bestanden keine signifikanten Unterschiede.

3. Nach isoperistaltischer Jejunuminterposition fand sich eine Refluxminderung in Abhängigkeit von der Länge des Interponats. Annähernd normale Werte ließen sich durch 25 cm lange Interponate oder Roux-en-Y-Gastrojejunostomien erreichen. Ein Invaginationsventil im Interponat war ohne zusätzlichen Effekt (Abb. 2).

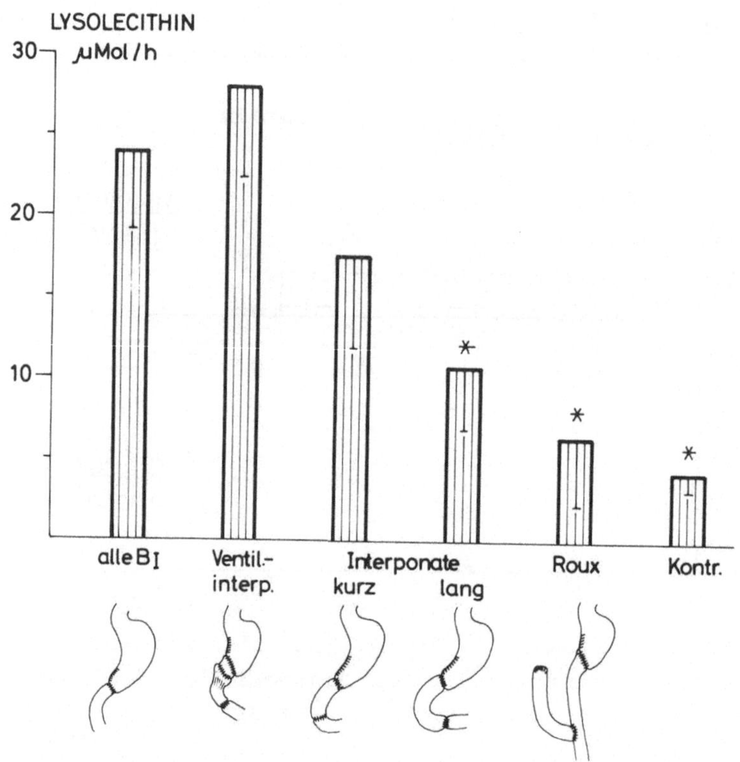


*Abb. 2. Intragastrale Lysolecithinmengen bei verschiedenen Formen refluxverhütender Verfahren und Kontrolltieren im Vergleich zur direkten Gastroduodenostomie (Mittelwerte aller Billroth-I-Anastomosen). Mittelwerte ± SEM* $* = p < 0,05$

4. Patienten mit Jejunuminterponaten bei Gastroduodenostomie zeigten eine hochsignifikante Refluxminderung mit annähernd normalen Lysolecithin-Werten im Magen ($0,031 \pm 0,018$ µmol/ml).

## Zusammenfassung

1. Nach Magenresektion oder Vagotomie mit Pyloroplastik findet sich ein gesteigerter Reflux von Gallensäuren und Lysolecithin in den Magen.

2. Die höchsten Reflux-Werte bestehen beim retrocolischen B-II (short loop), etwa gleich große beim B-I (ohne wesentlichen Unterschied in den einzelnen Anastomosen-Formen) und beim antecolischen B-II mit Braunscher Enterostomie. Auch hier sind die Reflux-Werte noch etwa 6 - 10-fach so hoch wie im Normal-Magen. Deutlich weniger Reflux haben die Vagotomien auch mit Pyloroplastik, die selektiv proximale Vagotomie hat keinen Reflux.

3. Isoperistaltische Jejunuminterponate reduzieren den Reflux in Abhängigkeit von der Länge des Interponats. Gleich wirkt eine Roux-en-Y-Gastrojejunostomie.

4. Nach Hemigastrektomie und Interposition von 25 cm isoperistaltischem Jejunum zwischen Magen und Duodenum finden sich im Tierexperiment und beim Patienten normale Reflux-Werte im Resektions-Magen.

## Summary

1. After gastrectomy or vagotomy with pyloroplasty the reflux of bile acids and lysolecithin increased.

2. The highest values of reflux were observed in the retrocolic (short loop) B-II anastomosis. The different types of B-I antrectomy and the antecolic B-II with Braun's enterostomy have each the same reflux, which is significantly lower than the retrocolic B-II. Even these types of gastrectomy have 6 - 10-fold elevated reflux values compared to the controls. After vagotomy with pyloroplasty the reflux was reduced to two or three times normal. After selective proximal vagotomy without pyloroplasty no reflux was observed.

3. After an isoperistaltic jejunal transposition, the reflux was reduced, the reduction depending on the length of the transposed segment. The same result was obtained with a ROUX-en-Y-gastroenterostomy.

4. After hemigastrectomy and isoperistaltic transposition of 25 cm of jejunum, more reflux could be observed under experimental and clinical conditions.

## Literatur

1. BANDOMER, G., BEGEMANN, F., SCHUMPELICK, V.: Die Rolle verschiedener Gallenbestandteile im resezierten Magen. 32. Tagung der Deutschen Gesellschaft für Verdauungs- und Stoffwechselkrankheiten, Göttingen, 22.-24.9.1977. Z. Gastroent. Kongressband 1977, S. 64.

2. CLEMENÇON, G., BÜRGI, W., KAUFMANN, H.: Lysolecithin im Mageninhalt. Z. Gastroent. 13, 1 - 4 (1975).
3. KEIGHLEY, M.R.B., ASQUITH, P., ALEXANDER-WILLIAMS, J.: Duodenogastric reflux. Gut 16, 28 - 32 (1975).
4. ORCHARD, R., REYNOLDS, K., FOX, B., ANDREWS, A., PARKINS, R.A., JOHNSON, A.G.: Effect of lysolecithin on gastric mucosa structure and potential different. Z. Gut 18, 457 - 461 (1977).
5. SCHUMPELICK, V., PETERHOF, G., BEGEMANN, F.: Refluxgastritis im Billroth-I-Magen. Erscheint im Kongressbereicht: 144. Tagung Niederrheinischer Westfälischer Chirurgen, Essen, 6.-8.10.1977 (Chirurgie aktuell 1977, im Druck).

Dr. V. Schumpelick, Abteilung für Allgemeinchirurgie des Universitätskrankenhauses Eppendorf, Martinistraße 52, D-2000 Hamburg 20

# 3. Tierexperimentelle Untersuchungen des Entleerungs- und Refluxverhaltens der terminolateralen Gastroduodenostomie*

H. Peters, P. Baltus und D. Pirnay

Abteilung Chirurgie (Vorstand: o.Prof. Dr. M. Reifferscheid), Abteilung Radiologie (Vorstand: o.Prof. Dr. W. Frik) der Medizinischen Fakultät an der RWTH Aachen

1922 stellte von HABERER zur Indikationserweiterung der B I-Anastomose die terminolaterale Variante der terminoterminalen Gastroduodenostomie vor. Die End-zu-Seit-Anastomose stellt nach den klinischen Beobachtungen verschiedener Autoren eine wirksame Barriere gegen den Reflux von alkalischem Duodenalinhalt dar. Der Reflux von Pankreassaft, Duodenalsekret und Galle ist überzufällig häufig mit atrophischer Gastritis, Ulcus ventriculi und Magencarcinom vergesellschaftet. Deshalb sollten bei der Wiederherstellung der gastrointestinalen Kontinuität nach Resektion, sofern möglich, nur Verfahren angewendet werden, bei denen kein oder nur minimaler Reflux in den Restmagen erfolgen kann.

## Zielsetzung

Tierexperimentell sollte untersucht werden, ob die termino-laterale Anastomose in ihrem Entleerungsverhalten der gastroduodenalen Übergangszone des nichtoperierten Magens qualitativ und quantitativ vergleichbar ist und außerdem einen duodenalen Reflux in den Restmagen wirksam verhindern kann.

## Methodik

Bei 8 männlichen, 15 - 20 kg schweren Mischrassehunden wurde nach 2/3-Resektion eine termino-laterale Gastroduodenostomie angelegt. Frühestens 8 Wochen nach den vorbereitenden Operationen wurde das Entleerungsverhalten des Restmagens tonometrisch und röntgenkinematographisch untersucht. Da Kontraktion der zirku-

* Mit Unterstützung des Ministers für Wissenschaft und Forschung NRW.

lären Muskelfasern eine Zunahme des intraluminären Drucks bedingt, erlaubt deren Messung Rückschlüsse auf die motorische Aktivität des Magens bzw. Darms. Zur Ermittlung eines Druckgradienten wurden die Messungen simultan proximal und distal der Anastomose vorgenommen. Die Drücke wurden mit Subminiaturdruckaufnehmern abgeleitet und nach Verstärkung auf einem Direktschreiber kurvenmäßig sowie als Absolutwerte fortlaufend registriert. Das intraluminäre Druckniveau wurde nach intravenöser Applikation der Gastrointestinalhormone Pentagastrin (6 µg/kg KG) und Glucagon (100 µg/kg KG) bestimmt. Da die Entleerungsgeschwindigkeit des nichtoperierten Magens von der Konzentration des Mageninhalts abhängt, d.h. umso langsamer verläuft, je höher der osmotische Druck der Ingesta ist, wurden außerdem Druckmessungen nach intragastraler Instillation von 50 - 100 ml 50%iger Glucoselösung durchgeführt. Die Röntgenuntersuchungen erfolgten ebenfalls in getrennten Versuchsanordnungen nach Instillation von 700 ml Bariumbrei, 500 ml Bariumbrei + 500 ml 50%iger Glucoselösung bzw. 500 ml Bariumbrei + intravenöser Applikation von Pentagastrin (6 µg/kg KG). Als Kontrollgruppe dienten 8 nichtoperierte vergleichbare Tiere.

## Ergebnisse

### Druckmessung, Pentagastrininjektion

Restmagen. Druckanstieg mit Erhöhung des Druckniveaus, der Kontraktionsamplitude und der Motilitätsfrequenz nach 25 - 50 sec.

Proximales Duodenum. Deutlich höherer Druckanstieg als im Restmagen mit Erhöhung des Druckniveaus, der Kontraktionsamplitude und der Motilitätsfrequenz nach 15 - 20 sec. Die Wirkung tritt hier früher (5 - 10 sec) ein als im Restmagen, die Druckerhöhung ist größer und dauert länger an.

### Glucagoninjektion

Restmagen. Verminderung des Druckniveaus, Verkleinerung der Druckamplitude bei gleicher Motilitätsfrequenz.

Proximales Duodenum. Gleiche Kontraktionsabläufe wie im Restmagen, der Wirkungseintritt ist jedoch früher (12 - 20 sec), die Wirkung stärker als im Restmagen.

Glucoseinstillation. Die Druckgradienten von Restmagen und proximalem Duodenum deuten zunächst auf eine sofortige Entleerung des Restmagens hin. Nach 4 - 7 min kommt es als Ausdruck der jetzt verlangsamten Restmagenentleerung zu Kontraktionen im proximalen Duodenum. An Restmagen sowie "Blindsack" (seitlich fixierter, blindverschlossener Duodenalstumpf) sind weder Druckanstieg noch Erhöhung der Amplitude objektivierbar.

Magen und proximales Duodenum der nichtoperierten Kontrolltiere verhielten sich in allen drei Versuchsanordnungen gleichsinnig wie Magenrest und proximales Duodenum bei End-zu-Seit-Gastroduodenostomie.

## Röntgenkinematographische Untersuchungen, Barium

Unmittelbar nach Instillation der Kontrastlösung entleert sich der Restmagen koordiniert mit aufeinanderfolgenden Kontraktionen von Magenrest, "Blindsack" und Duodenum ohne Refluxzeichen, wobei das die Magenentleerung regulierende Duodenalsegment unmittelbar distal der Anastomose zu beobachten ist.

## Barium und Pentagastrin

Nach anfänglicher Blockierung der Magenentleerung durch Kontraktionen im Duodenum entleert sich der Mageninhalt schnell in den oberen Dünndarm.

## Barium und Glucose 50%

Der Magenrest entleert die hyperosmolare Versuchslösung anfangs schnell in den Dünndarm. Einzelne Koordinationsstörungen der Kontraktionen von Magenrest, "Blindsack" und Duodenum mit vereinzelten Refluxzeichen werden sichtbar. Die Magenentleerung scheint jedoch im weiteren Verlauf durch Druckanstieg im Duodenum verzögert. Der Magenrest bleibt stark gefüllt und überdehnt.

Die röntgenkinematographischen Untersuchungen des Entleerungsverhaltens der intakten Mägen zeigten eine sehr viel trägere Entleerung vor allem zu Beginn der Instillationen von Barium. Nach Pentagastrininjektion sowie Instillation von 50%iger Glucoselösung war auch hier regelmäßig eine deutlich verzögerte Magenentleerung durch Duodenalkontraktionen festzustellen.

## Diskussion

Die portionierte Entleerung des intakten Magens beruht auf koordinierten Kontraktionen von distalem Magencorpus, Antrum und proximalem Duodenum, die eine funktionelle Einheit bilden. Dem Pylorus kommt nicht die magenentleerungsregulierende Rolle eines mechanischen Sphincters zu; er steht häufig offen. Die Geschwindigkeit der Magenentleerung hängt ausschließlich vom gastroduodenalen Druckgefälle ab. Eine schnelle Magenentleerung setzt deshalb eine hohe antro-pylorische und eine geringe duodenale Aktivität voraus mit Druckerhöhung bzw. -verminderung in diesen Bereichen und umgekehrt. Das gastroduodenale Druckgefälle unterliegt hormonellen und nervalen Einflüssen, die über die in der Duodenalschleimhaut liegenden pH-, Osmo- und Fettreceptoren reguliert werden. Die Erregung der Receptoren durch physikalische und chemische Eigenschaften des Chymus hemmt die motorische Aktivität des Magens. Da der Magen nicht mehr regelrecht entleert, wenn das Duodenum aus der Passage ausgeschaltet wird, ist die Wiederherstellung der orthograden Ingestapassage nach 2/3-Resektion entscheidend. Daß resezierter Magen mit termino-lateraler Gastroduodenostomie und intakter Magen nach Instillation hochprozentiger Glucoselösung ein qualitativ identisches Entleerungsverhalten aufweisen, ist durch die Wiedereinschaltung der Osmoreceptoren zu erklären. Ebenso scheinen die gastrointestinalen Hormone Pentagastrin und Glucagon auch die Entleerung des operierten Magens zu steuern. Das röntgenologisch als "Pseudopylorus" regelmäßig unmittelbar distal der Anastomose objektivierbare Duodenalsegment bestimmt an der Übergangszone zwischen Restmagen und proximalem Duodenum durch Druckänderung die Entleerungsgeschwindigkeit des Restmagens. Das Segment stellt zudem eine wirksame Refluxbarriere dar, wie sich an Hand der Röntgenkinematographie eindeutig nachweisen läßt. In Analogie zur terminalen Speiseröhre könnte man von einer duodenalen Hochdruckzone sprechen.

## Zusammenfassung

Die termino-laterale Gastroduodenostomie nach 2/3-Resektion des Magens sollte tierexperimentell an Hunden auf ihr Entleerungs- und Refluxverhalten untersucht werden. Die Druckmessungen in Restmagen und proximalem Duodenum sowie röntgenkinematographische Untersuchungen der Anastomose zeigten, daß sich der Restmagen mit End-zu-Seit-Anastomose bei der Entleerung qualitativ gleichsinnig wie der intakte Magen verhält. Das die Entleerungsgeschwindigkeit regulierende Duodenalsegment verhindert durch Druckanstieg einen Reflux in den Restmagen.

## Summary

The reflux and emptying mechanisms of the terminolateral gastroduodenostomy after two-thirds gastrectomy was examined in dogs. Intraluminal pressure in the gastric remnant and proximal duodenum as well as cineradiographic examinations showed that the anastomosis behaves like the intact stomach. The duodenal segment which regulates gastric emptying prevents reflux into the gastric remnant by means of rising pressure.

## Literatur

1. EDWARDS, D.A., ROWLANDS, E.N.: Physiology of the gastroduodenal junction. In: Handbook of Physiology, Sect. 6: Alimentary Canal. Ed. by C.F. Code. Baltimore: Williams & Wilkins Comp. 1968.

2. FAHRTMANN, E.: Indikation und Technik der termino-lateralen Gastroduodenostomie. Langenbecks Arch. Chir. 339, 725 (1975).
3. HUNT, J.N., KNOX, M.T.: Regulation of gastric emptying. In: Handbook of Physiology, Sect. 6: Alimentary Canal. Baltimore: Williams & Wilkins Comp. 1968.
4. PETERS, H., WINKLER, H., SCHUBERT, H.J.: Das Entleerungsverhalten des Restmagens nach verschiedenen Anastomosenverfahren. Langenbecks Arch. Chir. 341, 11 (1976).
5. SCHREIBER, H.W., FAHRTMANN, E., EICHFUSS,H.P., KORTMANN, N.: Terminolaterale Gastroduodenostomie. Formen - Technik - Indikationen. Langenbecks Arch. Chir. 336, 269 (1974).
6. WEISBRODT, N.W., WILEY, J.N., OVERHOLT, B.F., BASS, P.: A relation between gastroduodenal muscle contractions and gastric emptying. Gut 10, 543 (1969).

Priv. Doz. Dr. H. Peters, Abteilung Chirurgie der Medizinischen Fakultät an der RWTH Aachen, Goethestraße 27/29, D-5100 Aachen

# 4. Säurereduktion und Ulcusheilung durch Vagotomie: Ist eine Hemmung der Histaminfreisetzung hierfür eine wesentliche Ursache?

H. Troidl, W. Lorenz, H. Rohde und H. Hamelmann

Chirurgische Klinik und Abteilung für Experimentelle Chirurgie und Pathologische Biochemie an der Chirurgischen Klinik der Universität Marburg (Lahn)

Patienten mit chronischem Ulcus duodeni speichern signifikant weniger Histamin in der Corpusschleimhaut als magengesunde Kontrollpersonen (4). Nach Vagotomie dagegen steigt der Histamingehalt in der Magenschleimhaut beträchtlich an und erreicht sogar einen Mittelwert, der signifikant über dem von Normalpersonen liegt (5). Diese Wirkung der Vagotomie wird als Hemmung der Histaminfreisetzung gedeutet. Sollte sie eine ursächliche Beziehung zur Säurereduktion und Ulcusheilung nach dieser Operation haben, müßte man Korrelationen zwischen diesen Größen erwarten.

## Methodik

In einer prospektiven konsekutiven Studie wurden der Histamingehalt der Corpusschleimhaut und die Säuresekretion unter basalen Bedingungen und nach Stimulierung mit Pentagastrin bei 15 männlichen Patienten mit Vagotomie wegen chronischem unkompliziertem Ulcus duodeni (22 - 68 Jahre, 47 - 104 kg) verglichen. Die Studie bestand aus 2 Konzepten: 1. Synchron wurden 8 Patienten mit selektiv-gastrischer Vagotomie plus Heinecke-Miculicz Pyloroplastik mit 17 Ulcus-duodeni-Patienten und 22 Kontrollpersonen verglichen (Bedingungen s. TROIDL et al. (5)). 2. Alle sieben Patienten, die von den 17 Ulcuspatienten in Konzept (1) operiert wurden, wurden 1 Jahr nach der Operation nachuntersucht. Der klinische Gesamteindruck einschließlich Ausschluß oder Nachweis eines chronischen Ulcus duodeni oder eines Ulcusrezidivs wurde in einer systematischen Kontrolluntersuchung vor und 1 Jahr nach der selektiv-gastrischen Vagotomie ermittelt (Technik s. (3 - 5)).

Der Histamingehalt der Corpusschleimhaut wurde in 3 Biopsieproben ermittelt, die während der Endoskopie gewonnen wurden (4). Die Bedingungen der Probenahme und der fluorometrischen Bestimmung des Histamins entsprachen denen nach LORENZ et al. (2). Der Histamingehalt wurde in µg Histamindihydrochlorid/g Frischgewicht angegeben und als arithmetrischer Mittelwert von 3 Biopsien errechnet.

Die basale und maximal stimulierte Säuresekretion wurde anhand von wenigstens 6 Sekretionstesten/Patient ermittelt (6, 12, 15 μg/kg Pentagastrin i.m., zweimal jede Dosis, ein Test pro Tag (1)). Für Lage- und Streuungskenngrößen wurde das Median-Percentilsystem und das Mittelwert-S.D.-System verwendet, für die Bestimmung der Korrelation und der Regressionsgeraden der Korrelationskoeffizient nach Pearson-Bravais (Olivettiprogramm Nr. 201 am Tischkomputer Programma 102).

## Ergebnisse

In Konzept (1) wiesen 5 Patienten eine komplette Vagotomie auf und zeigten kein Rezidivulcus (Tabelle 1). 3 Patienten hatten ein Rezidiv, einer von ihnen eine inkomplette Vagotomie. Der Histamingehalt in der Magenschleimhaut bei den 5 erfolgreich Operierten lag mit 51,6 μg/g ($\tilde{x}$) signifikant ($p < 0.05$, Mann-Whitney-Test) über dem der Kontrollpersonen (42,6 μg/g) und dem der nicht operierten Ulcuskranken (30,5 μg/g) ($p < 0.002$), während die 3 Patienten mit Rezidiv mit 35 μg/g einen Histamingehalt wie Patienten ohne Operation aufwiesen. Entsprechend geringer war auch die Reduktion der maximalen Säuresekretion bei diesen Kranken (Tabelle 1).

Tabelle 1. Histamingehalt der Corpusschleimhaut und Magensaftsekretion bei Ulcus-duodeni-Patienten nach selektiv-gastrischer Vagotomie (Konzept 1). 8 - 10 Teste für Magensaftsekretion (einschließlich Insulintesten). Dosis-Wirkungskurve mit Pentagastrin (s. Methodik)

| Patient | | Säuresekretion (mMol/h) | | Säurereduktion (%) | | Histamingehalt (μg/g) |
|---|---|---|---|---|---|---|
| No | Name | Basal | Pentagastrin | Basal | Pentagastrin | |
| 1 | Kl.M. | 1.4 | 13.5 | 62 | 39 | 47.9 |
| 2 | Sch.J. | 0.5 | 14.9 | 91 | 51 | 49.7 |
| 3 | Kl.K. | 1.4 | 14.1 | 69 | 59 | 51.6 |
| 4 | Eb.K. | 0 | 8.6 | 100 | 81 | 63.5 |
| 5 | Tr.A. | 0 | 5.6 | 100 | 86 | 68.8 |
| Median | | 0.5 | 13.5 | 91 | 59 | 51.6 |
| 6 | Gu.G. | 1.6 | 43.7 | 78 | 31 | 32.0 |
| 7 | Pi.E. | 2.6 | 31.5 | 74 | 43 | 35.0 |
| 8 | Be.H. | 3.8 | 37.2 | 60 | 20 | 37.0 |
| Median | | 2.6 | 37.2 | 74 | 31 | 35.0 |

Bei den 7 Patienten, die vor und nach der Operation auf ihren Histamingehalt untersucht wurden (Tabelle 2), kam es nach der Vagotomie zu einem Anstieg des Histamins in der Schleimhaut um 56% ($p < 0.01$, Wilcoxon-Test für gepaarte Daten). Die Reduktion der maximalen Säuresekretion verlief dabei weitgehend parallel dem Anstieg des Histamingehaltes.

Tabelle 2. Histamingehalt der Corpusschleimhaut und Magensaftsekretion bei Ulcus-duodeni-Patienten nach selektiv-gastrischer Vagotomie (Konzept 2). S. Legende von Tabelle 1

| Patient | Säuresekretion (mMol/h) | | Säurereduktion (%) | | Histamingehalt Zunahme |
|---|---|---|---|---|---|
| Name | Basal | Pentagastrin | Basal | Pentagastrin | (%) |
| Kr.K. | 2.9 | 32.0 | 73 | 45 | 17 |
| Ho.E. | 3.5 | 34.7 | 40 | 38 | 44 |
| De.K. | 1.1 | 30.9 | 78 | 44 | 52 |
| Oh.P. | 3.0 | 13.9 | 0 | 40 | 56 |
| Kl.E. | 1.4 | 14.1 | 69 | 59 | 57 |
| No.C. | 0 | 15.6 | 100 | 65 | 106 |
| De.H. | 0.1 | 8.0 | 97 | 85 | 109 |
| Median | 1.4 | 30.9 | 73 | 45 | 56 |

Dies ließ sich noch mehr verdeutlichen, wenn die Säurereduktion nach Vagotomie mit dem Anstieg der Histamingehalte der Corpusschleimhaut korreliert wurde (Abb. 1). Die Zunahme des Histamin-

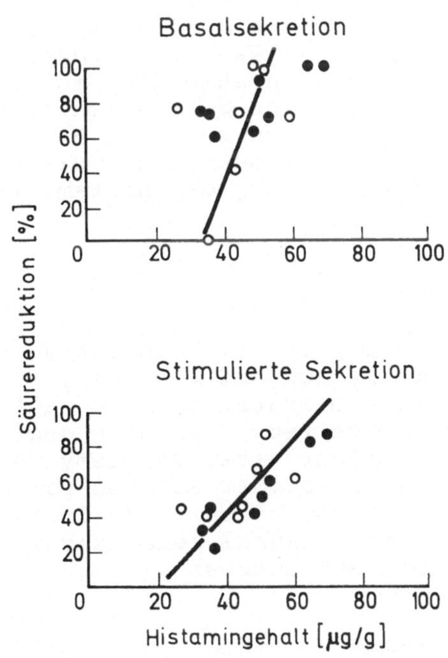


*Abb. 1. Korrelation zwischen Säurereduktion und Histamingehalt bei Ulcus-duodeni-Patienten nach Vagotomie. Einzelwerte s. Tabelle 1 und 2, Korrelationskoeffizient im Text*

gehaltes sowie die Höhe des Histamingehaltes in Absolutwerten war direkt proportional der Reduktion der maximalen Säuresekretion ($r = 0.80$, $p < 0.001$), nicht aber signifikant korreliert mit der Reduktion der Basalsekretion ($r = 0.48$, $p < 0.1$).

## Diskussion

Bisherige Hypothesen über die Wirkungsmechanismen der verschiedenen Vagotomie-Formen beim chronischen Ulcus duodeni umfassen den Wegfall der cholinergen Stimulierung und Sensibilitätsverlust der Belegzelle, Wegfall der potenzierenden Wirkung des Vagus gegenüber Gastrin, Wegfall der cholinergen Stimulierung der Hauptzelle und den Wegfall der vagal-antralen Gastrinfreisetzung bei truncülärer und selektiver Vagotomie. Nachdem aber Cimetidin, ein spezifischer Histamin-$H_2$-Receptorenantagonist, das chronische Ulcus duodeni abheilt, stellten sich die Fragen nach Veränderungen der Histaminspeicherung bei dieser Krankheit und einem Einfluß der Vagotomie auf diese Veränderungen. Nach unseren Befunden müssen beide Fragen bejaht werden: Die Beziehungen zwischen Histamingehalt, Ulcusrezidiv und Reduktion der Säuresekretion weisen auf eine ursächliche Beziehung zwischen Hemmung der Histaminfreisetzung und Vagotomieerfolg hin.

## Zusammenfassung

In einer prospektiven konsekutiven Studie wurden Histamingehalt der Corpusschleimhaut und Säuresekretion unter basalen Bedingungen und nach maximaler Stimulierung mit Pentagastrin bei Patienten mit Vagotomie wegen chronischem Ulcus duodeni untersucht. Eine Zunahme des Histamingehaltes nach Vagotomie war einer Reduktion der maximalen Säuresekretion direkt proportional. Die Beziehungen zwischen Histamingehalt, Ulcusrezidiv und Reduktion der Säuresekretion weisen auf eine ursächliche Beziehung zwischen Hemmung der Histaminfreisetzung und Vagotomieerfolg hin.

## Summary

In a prospective, consecutive study the histamine content of corpus mucosa and the basal and maximally stimulated acid output were measured in male patients who had had selective vagotomy to correct a chronic duodenal ulcer. The increase in histamine content after vagotomy was directly proportional to a decrease in maximum acid output. The relationships between histamine content, recurrent ulcer, and reduction in acid output point to a causal relationship between inhibition of histamine release and successful vagotomy.

## Literatur

1. LORENZ, W., TROIDL, H., ROHDE, H., ACKER, G., SEIDEL, W.: Brit. J. Surg. 60, 915 (1973).

2. LORENZ, W., TROIDL, H., ROHDE, H.: Excerpta Medica Amsterdam (in press).
3. ROHDE, H., TROIDL, H., LORENZ, W.: Klin. Wschr. 55, 925 (1977).
4. TROIDL, H., LORENZ, W., ROHDE, H., HÄFNER, G., RONZHEIMER, M.: Klin. Wschr. 54, 947 (1976).
5. TROIDL, H., ROHDE, H., LORENZ, W., HÄFNER, G., HAMELMANN, H.: Brit. J. Surg. (in press).

Dr. med. H. Troidl, Abteilung für experimentelle Chirurgie und pathologische Biochemie der Chirurgischen Universitätsklinik, Robert-Koch-Straße 8, D-3550 Marburg(Lahn)

# 5. Der Einfluß der selektiv-proximalen Vagotomie auf die Serumspiegel von Gastrin, GIP und Insulin bei Ulcus-duodeni-Patienten

H. W. Börger, A. Schafmayer und H. D. Becker

Klinik und Poliklinik für Allgemeinchirurgie der Universität Göttingen

Der Einfluß der verschiedenen Formen der Vagotomie auf die Freisetzung gastrointestinaler Hormone ist noch weitgehend unbekannt (1, 2, 3).

In den vorliegenden Untersuchungen haben wir bei Patienten mit chronischem Ulcus duodeni das Verhalten der Serumspiegel von Gastrin, Gastric Inhibitory Polypeptide (GIP) und Insulin vor und nach selektiv-proximaler Vagotomie ohne Drainageoperation untersucht.

## Methodik

Nach einer Nüchternperiode von 12 Stunden erhielten 30 Patienten mit endoskopisch gesicherten chronischen Ulcera duodeni 500 ml eines hochkalorischen flüssigen Testmahles. Blutproben zur radioimmunologischen Bestimmung von Gastrin, GIP und Insulin * sowie der Blutglucosekonzentration wurden in 15-minütigen Abständen vor und nach Einnahme der Mahlzeiten entnommen (4, 5). Die Untersuchungen wurden sowohl präoperativ als auch 6 Monate postoperativ durchgeführt.

Bei einer 2. Patientengruppe wurde derselbe Test präoperativ 3 Monate, 1 Jahr, 2 Jahre, 3 Jahre, 4 Jahre und 5 Jahre nach selektiv-proximaler Vagotomie unter alleiniger Berücksichtigung des Verhaltens der Serumgastrinspiegel vorgenommen.

## Ergebnisse

### Gastrin

Die basale Serumgastrinkonzentration betrug präoperativ 28 ± 2 pg/ml und stieg postoperativ auf signifikant höhere 81 ± 7 pg/ml

---

* Wir danken Prof. CREUTZFELDT, Medizinische Universitäts-Klinik Göttingen für die radioimmunologische Bestimmung des Insulins.

an (p < 0,01) (Abb. 1). Die integrierte postprandiale Gastrinausschüttung, die präoperativ 8,362 ng x 180 min/ml betrug, wurde durch die selektiv-proximale Vagotomie auf signifikant höhere 13,433 ng x 180 min/ml gesteigert (p < 0,01). Diese Befunde entsprechen früheren von uns mitgeteilten Untersuchungen.

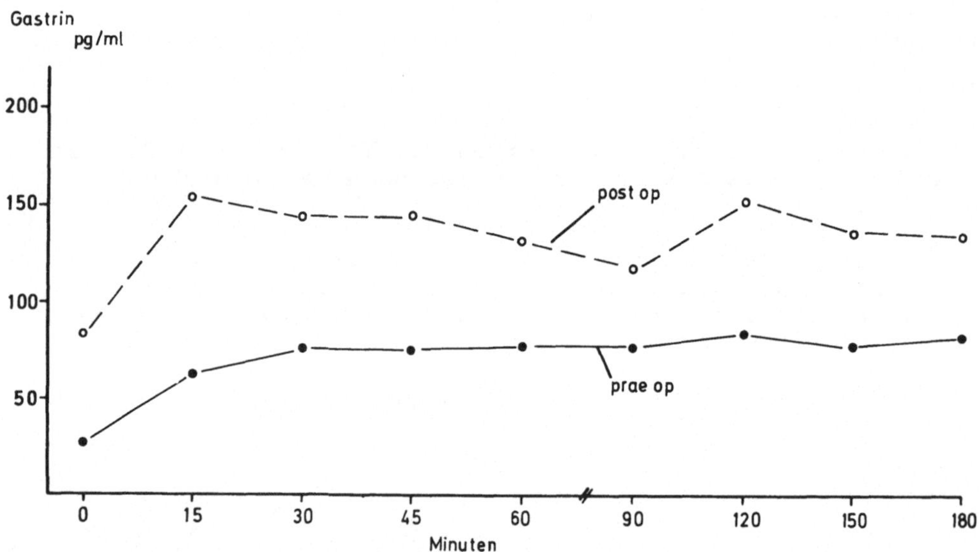


*Abb. 1. Basale und postprandiale Gastrinspiegel bei 30 Ulcus-duodeni - Patienten vor und nach SPV*

Bei der Langzeituntersuchung über 5 Jahre stellten wir innerhalb des 1. Jahres nach der Operation einen geringgradigen Abfall der Serumgastrinspiegel fest (Tabelle 1), nach 5 Jahren waren die Verhältnisse denen von 1 Jahr postoperativ gleichzusetzen.

Tabelle 1. Langzeitverhalten der Serumgastrinspiegel nach selektiv-proximaler Vagotomie (SPV)

| | | nach SPV | | | | | |
|---|---|---|---|---|---|---|---|
| | Präop. | 3 Mon. | 1 Ja. | 2 Ja. | 3 Ja. | 4 Ja. | 5 Ja. |
| Basale Serum-gastrinkonzent. pg/ml | 30,8 | 71,9[a] | 58,5[a] | 55,7[a] | 46,7[a] | 50,1[a] | 62,9[a] |
| Postprand. Gastrinausschüt. ng x 180 min/ml | 5,65 | 7,83[a] | 8,48[a] | 7,31[a] | 6,99[a] | 7,05[a] | 7,89[a] |

[a] = signifikant höher als vor der SPV.

Gastric Inhibitory Polypeptide (GIP)

Die basalen Serum- GIP - Spiegel betrugen präoperativ 350 ± 49 pg/ml; nach Nahrungsaufnahme wurde ein Maximum von 3,881 ± 44 pg/ml nach 60 min erreicht, um danach geringgradig wieder abzufallen. Die Serum - GIP - Spiegel blieben jedoch für den gesamten Untersuchungszeitraum von 180 min deutlich erhöht. Nach selektiv-proximaler Vagotomie kam es zu einem signifikanten Anstieg der basalen Serum - GIP - Spiegel auf 806 ± 95 pg/ml ($p < 0{,}01$).

Der Anstieg der postprandialen Serum - GIP - Konzentrationen erfolgte nach selektiv-proximaler Vagotomie deutlich schneller, so daß das Maximum bereits nach 30 min erreicht war. Danach war das Verhalten identisch zu den präoperativen Serum - GIP - Spiegeln. Die integrierte postprandiale Serum - GIP - Ausschüttung betrug präoperativ 462,1 ng x 180 min/ml und wurde durch die selektiv-proximale Vagotomie nicht signifikant verändert (Abb. 2).

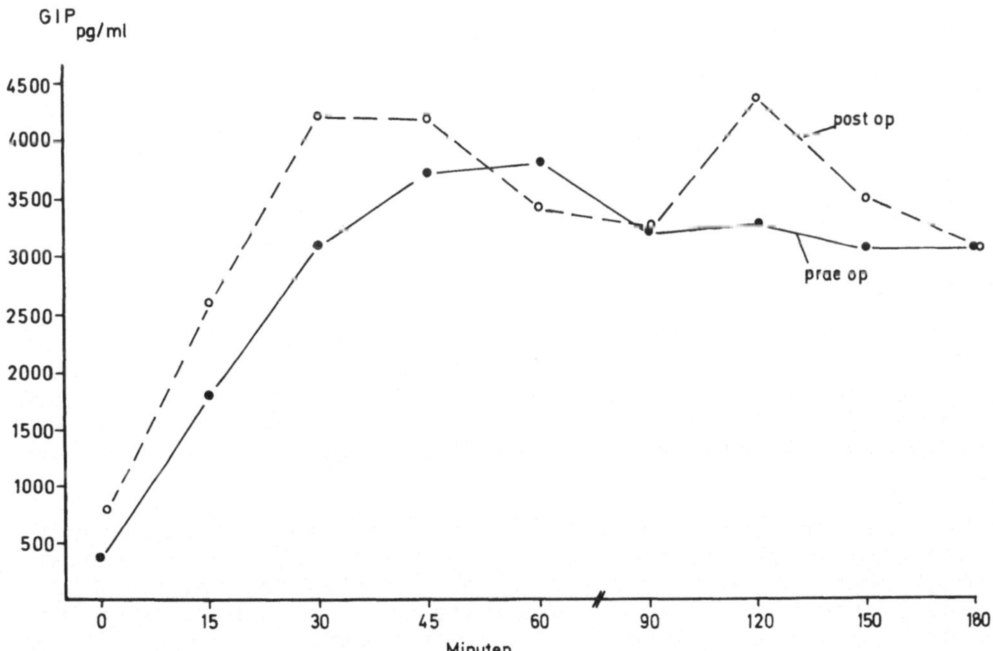


*Abb. 2. Verhalten der basalen und postprandialen Serum - GIP - Spiegel nach SPV (n = 30 Ulcus duodeni-Patienten)*

Seruminsulin

Die basalen Serum - Insulin - Konzentrationen unterscheiden sich postoperativ nicht von den präoperativen Werten. Auch im weiteren Verlauf unterschieden sich beide Kurven nicht signifikant. Gleichfalls zeigte die postprandiale integrierte Insulinausschüttung keine signifikanten Veränderungen nach selektiv-proximaler Vagotomie (Abb. 3).

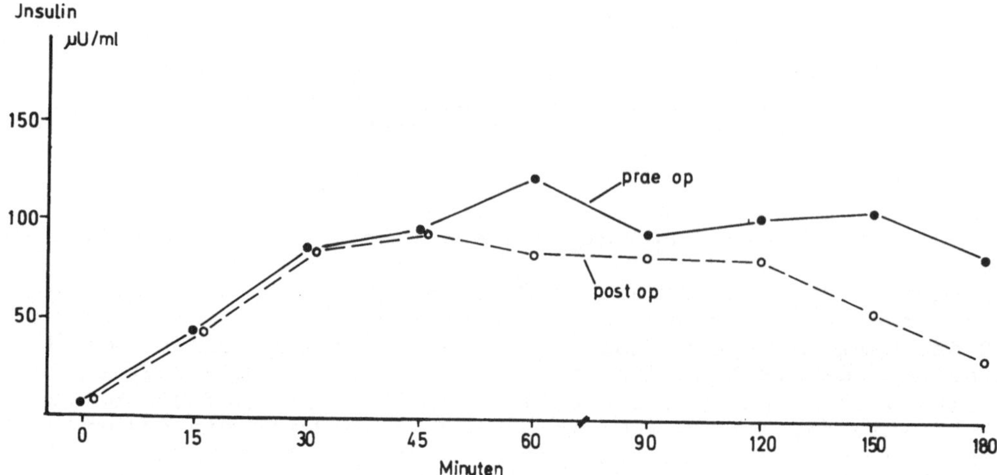


*Abb. 3. Serum-Insulin vor und nach SPV bei 30 Ulcus duodeni Patienten*

## Blutglucose

Die basalen Blutglucosespiegel waren prä- und postoperativ identisch. Nach selektiv-proximaler Vagotomie kam es zu keiner Änderung der postprandialen Blutglucosekurve.

## Zusammenfassung

1. Nach selektiv-proximaler Vagotomie kommt es bei Ulcus duodeni Patienten zu einem Anstieg der basalen Serumgastrinkonzentration sowie der postprandialen Gastrinausschüttung. Eine Normalisierung der Hypergastrinämie ist auch nach Ablauf von 5 Jahren nicht zu beobachten.

2. Nach selektiv-proximaler Vagotomie kommt es zu einem signifikanten Anstieg der basalen Serum - GIP - Spiegel. Postprandial erfolgt zwar ein deutlich schnellerer Anstieg der Serum - GIP - Spiegel, jedoch ist die postprandiale GIP - Ausschüttung durch die selektiv-proximale Vagotomie nicht verändert.

3. Die Seruminsulinspiegel zeigten wie ein Blutglucosespiegel sowohl basal als auch postprandial nach selektiv-proximaler Vagotomie keinen signifikanten Unterschied zu den präoperativen Werten.

## Summary

1. In duodenal ulcer patients SPV results in an increase of basal and postprandial serum gastrin levels. There is no decrease of hypergastrinemia even five years after SPV.

2. After SPV there is a significant increase in basal serum GIP levels; postprandial GIP concentrations show a faster increase after food intake.

3. Serum insulin and blood glucose concentrations are not altered by SPV.

## Literatur


1. STADIL, F.: Gastrin response to food in duodenal ulcer patients before and after selective highly selective vagotomy. Brit. J. Surg. 61, 884 - 888 (1975).
2. THOMFORD, N.R.: Gastric inhibitory polypeptide response to oral glucose after vagotomy and pyloroplasty. Arch. Surg. 109, 177 - 182 (1974).
3. KLEMPA, J., BECKER, H.D.: Vagus, Gastrin, Magensekretion. Stuttgart: Thieme 1977.
4. KUZIO, M., DRYBURGH, J.R., MALLOY, K.M., BROWN, J.C.: Radioimmunoassay for gastric inhibitory polypeptide. Gastroenterology 66, 357 (1974).
5. MAYER, G., ARNOLD, R., FEUERLE, G., FUCHS, K., KETTERER, H., TRACK, N.S., CREUTZFELDT, W.: Influence of feeding and sham feeding upon serum gastrin and gastric acid secretion in control subjects and duodenal ulcer patients. Scand. I. Gastroent. 9, 703 - 717 (1974).


Dr. H.W. Börger, Klinik und Poliklinik für Allgemeinchirurgie der Universität Göttingen, Goßlerstraße 10, D-3400 Göttingen

# 6. Die Magenmotorik nach selektiv gastraler Vagotomie: Korrelation von Röntgenkontrastuntersuchung und Elektromyographie am wachen Hund

M. M. Linder, E. G. Lack, T. Schmidt und W. Kist

Chirurgische Universitätsklinik Mannheim (Direktor: Prof. Dr. M. Trede)

## Einleitung

Eine Verzögerung der Magenentleerung nach verschiedenen Formen der Vagotomie ist in der postoperativen Phase bekannt (4). Spezifische Veränderungen der elektrischen Magenwanderregung lassen die postoperative Entleerungsverzögerung nach selektiv proximaler Vagotomie (SPV) im Experiment erklären (1). Durch fortlaufende Registrierung der elektrischen Magenaktivität und gleichzeitiger Untersuchung der Magenmotorik nach Röntgenkontrastmittelgabe am wachen Hund sollen in dieser Arbeit Art und elektrische Grundlage der verzögerten Magenentleerung nach selektiv gastraler Vagotomie (SGV) aufgezeigt werden.

## Material und Methode

Untersuchung an 10 Beagle Hunden mit mittlerem Körpergewicht von 10.9 kg. Selektiv gastrale Vagotomie in SPV-Technik mit submucöser Pyloroplastik und gleichzeitige Implantation von bipolaren Stahlelektroden in Corpus- und Antrumwand bei 6 Tieren (SGV + PP - Tiere), bei 4 Hunden lediglich Elektrodenimplantation (Normale Tiere). Lockere Umschlingung des Pylorus mit einem Dehnungsmeßschlauch. Vom 3. - 16. Tag postoperativ fortlaufende Registrierung der Summenpotentialschwankungen der Magenwand, der Spannungsschwankungen des Dehnungsmeßschlauches über Vorverstärker und des antralen Ballondruckes über ein Statham P 23 Db auf Physioskript (Schwarzer) am wachen Hund. Ableitung über jeweils 30 min im Nüchternzustand und an verschiedenen Tagen nach Gabe einer Hundenahrung (200 g, Chappy) oder Amidotrizoat (150 ml, Gastrografin) per os, hier unter Bildwandlerdurchleuchtung. Insgesamt 84 Einzelableitungen.

## Ergebnisse

Bei den normalen Tieren (n = 4) wird in 17 Einzelableitungen an jeweils getrennten Tagen die normale elektrische Aktivität von Corpus und Antrum des Magens registriert. Die Hundenahrung wird 9mal und das Kontrastmittel 3mal per os verabreicht. Die Grund-

und Aktionspotentiale entsprechen in Amplitude, Frequenz und Propagation über den Magen den bekannten Werten der eigenen Arbeitsgruppe und denen der Literatur (3). Synchronisation zwischen Corpus- und Antrumerregung ist gegeben. - Fressen senkt die Frequenz der Potentialeinheiten im Mittel von 4.8 auf 4.5/min. Mit zunehmendem Auftreten von aufgepfropften Aktionspotentialspikes steigt der Aktionspotentialindex (API = Anzahl der Aktionspotentialeinheiten/Gesamtzahl der Potentialeinheiten) signifikant von 0.52 auf 0.95. Daraus resultiert eine Zunahme der motorischen Aktivität mit rhythmischen intragastralen Druckanstiegen. Die Potentiale in Corpus und Antrum sind durch elektrische Leitung zeitlich verschoben, aber synchron! - Die Gabe des Kontrastmittels ergibt gleichartige elektrische Veränderungen, ermöglicht aber zusätzlich bei Durchleuchtung die ursächliche Zuordnung der Elektrik zur Motorik. Das geschluckte Kontrastmittel bleibt zunächst im Corpus liegen, innerhalb der ersten 4 min treten im Corpus zum Antrum übergeleitete Aktionspotentialeinheiten auf, die eine Magenperistaltik auslösen. Nach durchschnittlich 4 min ist der erste Kontrastmittelübertritt in das Duodenum nachweisbar. Jede Aktionspotentialeinheit erzeugt eine Peristaltikwelle, ist aber nicht jeweils von einem Kontrastmittelübertritt in das Duodenum gefolgt. Ausschläge des verwandten Dehnungsmeßschlauches lassen nicht sicher zwischen Übertritt und Retroperistaltik unterscheiden.

Die elektrische Aktivität nach SGV + PP (n = 6) wird 30mal abgeleitet:

Die Frequenz der Potentialeinheiten entspricht den Werten vor SGV, die einzelnen Einheiten sind allerdings unterschiedlich lang (Abb. 1). Die Erregung des Corpus und Antrum sind nicht synchro-

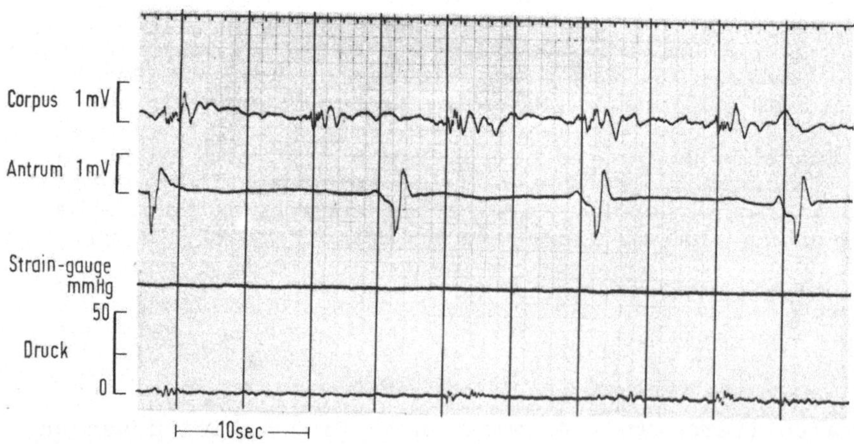


*Abb. 1. Originalaufzeichnung von Elektromyogramm im Corpus und Antrum, Dehnung im Pylorus und antralem Druck beim nüchternen Hund nach selektiv gastraler Vagotomie und Pyloroplastik. Die verschiedene Frequenz der Potentialeinheiten in Corpus und Antrum ist erkennbar (Desynchronisation)*

nisiert, es treten zusätzlich hochfrequente (15 - 20/min), atypische Entladungen auf, die 20 - 55 % der Ableitungszeit einnehmen und keine mechanische Aktivität hervorrufen (Abb. 2). Die Phasen werden im Mittel alle 8 min durch ein neues Aktivitätsmuster, sogenannte Aktionspotentialsalven in Corpus und Antrum abgelöst (2). Die Salven bewirken einen starken intragastralen Druckanstieg (Abb. 3). Fressen reduziert in 17 Einzelableitungen

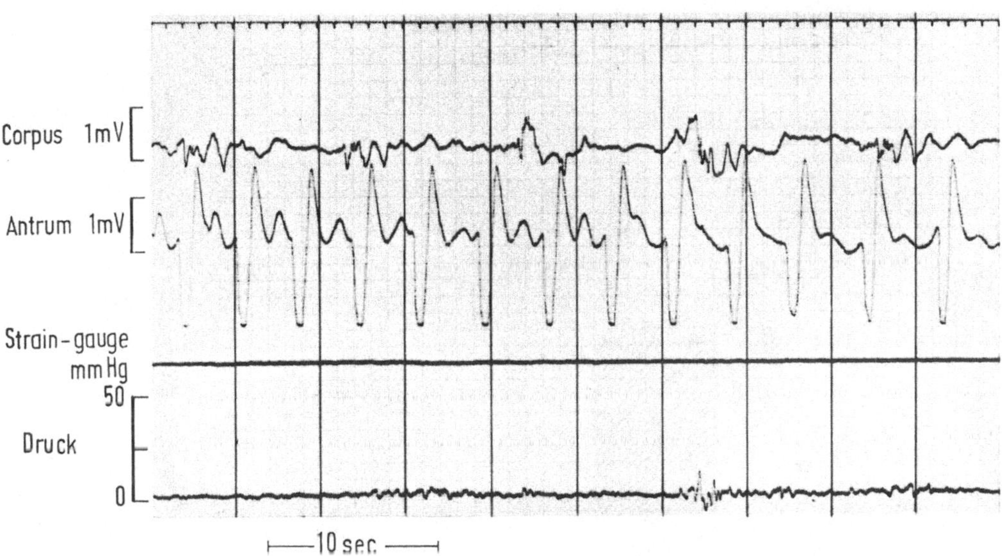


*Abb. 2. Gleichartige Originalregistrierung wie in Abb. 1 nach SGV + PP im Nüchternzustand. Schnelle Wellen im Antrum erzeugen keine antralen Druckanstiege*

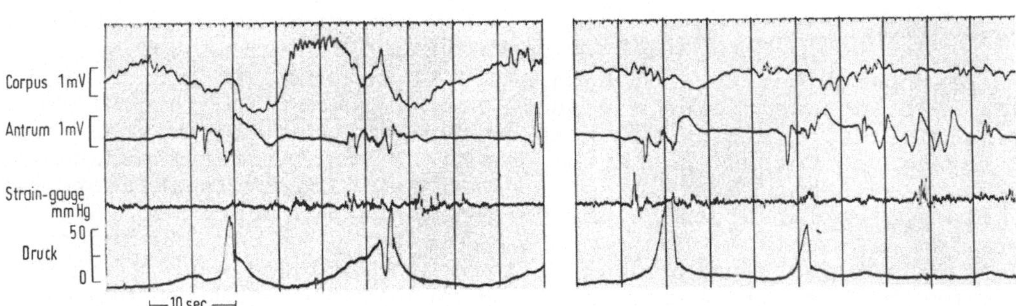


*Abb. 3. Originalregistrierung 8 min nach Nahrungsaufnahme am 16. Tag nach SGV + PP: desynchrone Aktionspotentiale in Corpus und Antrum (Aktionspotentialsalve) mit antralem Druckanstieg, beobachteter Peristaltik und Kontrastmittelübertritt in das Duodenum. Gegen Ende Auftreten von schnellen Wellen im Antrum*

auch nach SGV + PP die Frequenz der Potentialeinheiten. Im Mittel treten alle 4 min Aktionspotentialsalven mit entsprechender Magenaktivität auf, eine Synchronisation von Corpus und Antrum wird aber nicht erreicht. Das Kontrastmittel erzeugt gleichartige elektrische Veränderungen wie Fressen (8 Einzelableitungen). Den hochfrequenten Entladungen entspricht eine Atonie der Magenwand ohne peristaltische Aktivität. Nur auftretende Aktionspotentialsalven produzieren Peristaltik und Übertritt in das Duodenum. Der erste Übertritt läßt sich erst durchschnittlich 10 min nach Kontrastmittelgabe nachweisen (Abb. 4).

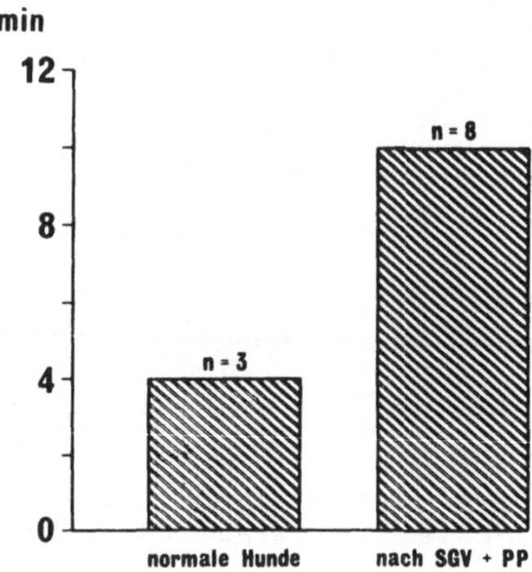


*Abb.4. Beginn des Kontrastmittelübertritts bei normalen Tieren und nach SGV + PP*

## Diskussion

Im postoperativen Verlauf nach SGV + PP entsteht in bis zu 55 % der Ableitungszeit eine atypische hochfrequente elektrische Magenaktivität, die eine Magenatonie bewirkt. Die elektrische Erregung von Corpus und Antrum geschieht voneinander unabhängig. Nahrungsaufnahme läßt die sonst im Mittel alle 8 min auftretenden Aktionspotentialsalven in 4minütigen Abständen auftreten. Sie stellen ein neues elektrisches Aktivitätsmuster dar und bedingen Peristaltik und Nahrungsübertritt in das Duodenum nach SGV + PP. Der erste Übertritt geschieht im Gegensatz zum normalen Hund erst 10 min nach Nahrungsaufnahme.

Ähnliche elektrische Veränderungen sind nach trunkulärer und auch selektiv proximaler Vagotomie bekannt (1, 2, 3, 4). Die koordinierende und programmierende Wirkung der Vagusnerven geht aus diesen elektrischen Veränderungen nach Vagotomie hervor. Auch ohne Vagusinnervation ist der Magen allerdings in der Lage, verzögert und weniger abgestimmt auf den Dünndarm die motorischen Aufgaben zu erfüllen.

## Zusammenfassung

Durch gleichzeitige fortlaufende Registrierung der elektrischen Magenaktivität und Durchleuchtung nach Kontrastmittelgabe läßt sich am wachen Hund die nach selektiv gastraler Vagotomie beobachtete Magenentleerungsstörung den speziellen Veränderungen der elektrischen Erregung des Magens zuordnen: 1. Die elektrischen Potentialeinheiten werden in Amplitude und Frequenz unregelmäßig; 2. Die Antrumerregung ist mit der Erregung des Corpus nicht mehr synchronisiert; 3. Hochfrequente Antrumentladungen mit einhergehender Magenatonie treten gehäuft auf; 4. Peristaltik und Entleerung des Magens sind an das Neuauftreten von Aktionspotentialsalven gebunden.


## Summary

Electrical gastric activity in the alert dog was continuously registered by bipolar steel electrodes simultaneously with contrast x-ray studies. Delayed gastric emptying in the postoperative period following selective gastric vagotomy and pyloroplasty can be attributed to specific changes of electrical activity: 1. Electrical potential units become irregular in amplitude and frequency; 2. electrical activity of antrum is no longer synchronized with the corpus; 3. appearance of high frequency, atypical electrical activity in the antrum is associated with gastric motor inactivity; 4. peristalsis and emptying are linked to the de novo appearance of action-potential bursts.


## Literatur


1. LACK, E.G., BUSSMANN, J.F., LEIST, A., LINDER, M.M.: Elektromyographische Untersuchungen des Magens nach selektiv proximaler Vagotomie am wachen Hund. Langenbecks Arch. Chir. Suppl. Chir. Forum 1977, 207 - 211.
2. NELSON, T.S., EIGENBRODT, E.H., KEOSHIN, L.A., BUNKER, C., JOHNSON, L.: Alterations in muscular and electrical activity of the stomach following vagotomy. Arch. Surg. 94, 821 - 835 (1967).
3. VOGT, G.M.: Elektromyographische Ableitungen und intragastrale Druckmessungen am wachen Hund bei Gabe von Carbachol, Pentagastrin, Alt-Insulin und unter Nahrungsaufnahme vor und nach Vagotomie. Inauguraldissertation, Heidelberg 1975.
4. WILBUR, B.C., KELLY, K.A.: Effect of proximal gastric, complete gastric and truncal vagotomy on canine gastric electric activity, motility and emptying. Ann. Surg. 178, 295 - 303 (1973).


PD Dr. med. M.M. Linder, Chirurgische Universitätsklinik Mannheim, Theodor Kutzer-Ufer, D-6800 Mannheim 1

# 7. Der Einfluß von Vagus und Sympathicus auf die Durchblutung des Ferkelmagens*

Ch. Hottenrott, R. M. Seufert, H. Becker und A. Encke

Chirurgische Universitätsklinik Heidelberg (Direktor: Prof. Dr. F. Linder) und Department of Surgery, University of California, Los Angeles (Prof. Dr. J.V. Maloney, Jr.)

Experimentelle Untersuchungen zur Pathogenese von akuten und chronischen Magen-Darm-Ulcera zeigen zunehmend die primäre Bedeutung eines ischämiebedingten Energie-Defizits der Schleimhaut auch für peptische Läsionen (1, 2). Die Kenntnis der Physiologie und Pathophysiologie der Durchblutung des Gastrointestinaltraktes sollte daher bei unseren Bemühungen zur Prophylaxe und Therapie dieser Erkrankungen besondere Berücksichtigung finden. Entscheidend ist der Einfluß von Vagus und Sympathicus auf die Durchblutung des Gastrointestinaltraktes, zumal in diesen Regelkreis operativ eingegriffen wird.

## Methodik

8 Yorkshire-Hampshire-Ferkel wurden mit Pentobarbital intraperitoneal narkotisiert und maschinell ($N_2O + O_2$) beatmet. Nach Einlegen von Gefäßkathetern für Druckregulierung, Medikamentenapplikation und Probenentnahme wurden beide Nervi vagi und splanchnici major et minor präpariert und mit Ring-Elektroden versehen. Der Nüchternmagen wurde durch nasogastrale Sonde drainiert, das Extremitäten-EKG fortlaufend registriert.

Der mittlere arterielle Blutdruck wurde mittels eines arteriellen Druckreservoirs konstant auf 100 mm Hg gehalten. Der globale und regionale, gastrale Blutfluß sowie das Herz-Zeit-Volumen (HZV) wurden mittels 8 µ großer, radioaktiver, systemisch applizierter Mikrospheres unter folgenden Bedingungen gemessen:

1. Präpariertes Tier vor Beginn der Stimulation = Kontrolle (n = 8).
2. Splanchnicusstimulation (Grass Stimulator: 10 Volt, 1 msec, 10 Hz für 2 aufeinanderfolgende Stimulationszeiträume von 10 min) (n = 8).
3. Vagusstimulation (20 Mikrovolt-Sinus, 0,08 msec, 1 Hz, für insgesamt 5 min) ( n = 8).

* Mit Unterstützung der Deutschen Forschungsgemeinschaft.

4. 60 min nach trunculärer Vagotomie (n = 8).
5. Bei 5 zusätzlichen Tieren erfolgte 14 Tage vor Bestimmung des gastralen Blutflusses die gastrale Sympathektomie durch beiderseitige Splanchnicusdurchtrennung.

## Ergebnisse

Signifikante Veränderungen (Steigerung) des Aortendruckes, der Herzfrequenz und des HZV traten nur nach Splanchnicusstimulation (Tabelle 1) auf und dürften für die Änderung des globalen gastralen Blutflusses, nicht aber für regionale Umverteilungen verantwortlich sein. Während sich der gesamte gastrale Blutfluß (16 $\pm$ 4 ml x 100 $g^{-1}$ x $min^{-1}$) durch die Vagusstimulation und Vagotomie nicht ($p > 0,05$) und nach Splanchnicotomie nur gering ($p < 0,05$) signifikant änderte, waren regionale Durchblutungsänderungen vornehmlich von Corpus- und Antrumschleimhaut zueinander und gegenüber den Kontrollen zum Teil hochsignifikant. Sympathektomie und Vagusstimulation zeigten dabei gleichsinnige, regionale Durchblutungsänderungen am Magen mit drastischem Anstieg der Schleimhautdurchblutung des Corpus gegenüber der des Antrums. Hierzu gegenläufige, regionale Durchblutungsänderungen mit Anstieg der Antrumschleimhautdurchblutung und Abfall der Durchblutung der Corpusschleimhaut fanden sich bei Splanchnicusstimulation ebenso wie nach Vagotomie.

## Diskussion

Die säure- und motilitätssteigernde Wirkung des Vagus ist hinreichend bekannt. Diese Studie zeigt, daß seine Stimulation die Durchblutung der säureproduzierenden Areale des Magens steigert, seine Durchtrennung deren Durchblutung reduziert. Umgekehrt senkt die Stimulation des Sympathicus die Durchblutung drastisch, während seine Durchtrennung eine starke Durchblutungsverbesserung zur Folge hat. Das gegenläufige Verhalten der Durchblutung der Antrumschleimhaut zu der der Corpus- und Fundusschleimhaut ist durch Messung der Gesamtmagendurchblutung nicht erkennbar, da diese keine signifikante Änderung zeigt.

Die Beobachtungen lassen vermuten, daß die deutlich besseren Ergebnisse der selektiven gegenüber der trunculären Vagotomie zum Teil auf einer unterschiedlichen Beeinflussung der Durchblutung des Magens beruhen, da bei der selektiven Vagotomie zugleich eine Sympathektomie des Magens, also eine völlige Denervierung vorgenommen wird. Nach trunculärer Vagotomie resultiert hingegen ein Überwiegen des Sympathicus mit vermehrter Ischämiegefährdung.
Die Ergebnisse machen ebenso verständlich, daß die Sympathektomie des Magens (bilaterale Splanchnicotomie) im Tierexperiment eine ideale Prophylaxe ischämiebedingter, sogenannter Streßulcera darstellt (3, 4).

## Zusammenfassung

Durchblutungsuntersuchungen am Ferkelmagen nach elektrischer Stimulation des Nervus vagus und der Nervi splanchnici, sowie nach trunculärer Vagotomie und Durchtrennung der Nervi splanch-

Tabelle 1

| | Kontrolle n = 8 | Gastrale Sympathicus-stimulation n = 8 | Vagus-stimulation n = 8 | Trunculäre Vagotomie n = 8 | Gastrale Sympathektomie n = 5 |
|---|---|---|---|---|---|
| Herzfrequenz/min | 126 ± 12 | 154 ± 17$^{++}$ | 121 ± 14$^{n.s.}$ | 123 ± 12$^{n.s.}$ | 126 ± 13$^{n.s.}$ |
| Δ Aortendruck (mm Hg) | 100 | 114 ± 11 | 100 | 100 | 100 |
| HZV/kg KG (ml/min) | 65 ± 7 | 81 ± 8$^{++}$ | 64 ± 8$^{n.s.}$ | 66 ± 7$^{n.s.}$ | 64 ± 9$^{n.s.}$ |
| Gastraler Blutfluß[a] | 16 ± 4 | 7 ± 2$^{++}$ | 23 ± 8$^{n.s.}$ | 13 ± 4$^{n.s.}$ | 30 ± 11$^{+}$ |
| Gesamt-Mucosa | 21 ± 4 | 10 ± 2$^{++}$ | 32 ± 9$^{+}$ | 17 ± 5$^{+}$ | 43 ± 12$^{++}$ |
| Gesamt-Muscularis | 4 ± 1 | 3 ± 1$^{n.s.}$ | 4 ± 1$^{n.s.}$ | 4 ± 1$^{n.s.}$ | 4 ± 1$^{n.s.}$ |
| Antrum-Mucosa | 12 ± 3 | 26 ± 7$^{++}$ | 13 ± 5$^{n.s.}$ | 18 ± 5$^{+}$ | 22 ± 7$^{+}$ |
| Corpus-Mucosa | 35 ± 7 | 9 ± 4$^{++}$ | 53 ± 10$^{++}$ | 17 ± 5$^{+}$ | 85 ± 24$^{++}$ |
| Fundus-Mucosa | 27 ± 6 | 7 ± 4$^{++}$ | 34 ± 7$^{+}$ | 19 ± 6$^{+}$ | 39 ± 5$^{++}$ |

[a] Werte in ml x 100 $g^{-1}$ x $min^{-1}$ ± SD; n.s. nicht signifikant; $^{+}$ $p < 0{,}05$; $^{++}$ $p < 0{,}005$.

nici zeigen signifikante, regionale Durchblutungsänderungen, die sich in der Messung der Gesamtdurchblutung gegenseitig aufheben können. Vagus und Sympathicus wirken antagonistisch, wobei sich die Corpus- und Fundusschleimhautdurchblutung entgegengesetzt zur Antrumschleimhautdurchblutung verhalten kann.

## Summary

Porcine gastric blood flow (radioactive microspheres) was studied (aortic blood pressure controlled) under five conditions: control (n = 8), electric stimulation of the splanchnic nerves (n = 8) and the vagus nerves (n = 8), truncal vagotomy (n = 8), and gastric sympathectomy (splanchnicotomy, n = 5).

Highly significant increase in corpus mucosa flow after vagal stimulation or gastric sympathectomy is antagonistic to changes after splanchnic stimulation and truncal vagotomyand is often contrary to changes of the antrum mucosa. This might be an explanation fir ischemic gastric lesions (stress ulcer) after stress-induced high sympathetic tone (1, 2) and stress ulcer prophylaxis by gastric sympathectomy (3, 4).

## Literatur

1. HOTTENROTT, C., SEUFERT, R., BECKER, H., v. GERSTENBERGK, L.: Surg. Gyn. and Obst., in press.
2. MENGUY, R., MASTERS, Y.F.: Gastroenterology 66, 1169 (1974).
3. HOTTENROTT, C., SEUFERT, R., KÜHNE, F.W., BÜSING, M.: Annals of Surgery, in press.
4. HOTTENROTT, C., SEUFERT, R., KÜHNE, F.W., v. GERSTENBERGK, L.: Langenbecks Archiv Suppl. Chir. Forum 1977, 221 - 224.

PD Dr. med. Ch. Hottenrott, Chirurg. Univ.-Klinik Heidelberg, Im Neuenheimer Feld 110, D-6900 Heidelberg 1

# 8. Energiestoffwechsel in der Darmwand bei Ileus

U. Uekermann, B. Schorn und W. Isselhard

Institut für Experimentelle Medizin der Universität zu Köln
(Direktor: Prof. Dr. W. Isselhard)

Die Letalität nach Darmverschluß ist auch heute noch erschreckend hoch (ZIEROTT et al., 1977) und belastet nicht selten als Komplikation den Erfolg bauch-chirurgischer Wahleingriffe. Während die Spätfolgen einer Darmpassagestörung in der Ileuskrankheit als relativ klar umrissenes Krankheitsbild erscheinen, sind die primär zugrundeliegenden lokalen Funktionsstörungen in der aufgedehnten Ileusdarmwand trotz zahlreicher experimenteller Ansätze pathophysiologisch nicht einheitlich interpretierbar (ÖHMANN, 1975): Wichtig scheint ein frühzeitig einsetzender Verlust der Autoregulationsfähigkeit in der gedehnten Darmwand zu sein (UEKERMANN et al., 1977). Störungen der Organleistung treten bei eingeschränkter Bildung oder Verwertbarkeit energiereicher Verbindungen auf. Der Einfluß des Ileus auf den Energiestoffwechsel der betroffenen Darmwand wurde bisher nicht untersucht. Die bisher tierexperimentell an Hunden gebräuchliche einfache Dünndarmligatur ist keine geeignete Methode zur Erzeugung eines Ileus, der dem Krankheitsbild am Menschen ähnelt, da die kräftigere Darmmuskulatur den anflutenden Inhalt immer wieder zurückbefördert, zu Erbrechen führt und so eine wirksame Dehnung verhindert. Deshalb wurde eine neuartige Methode zur Ileusinduktion entwickelt.

## Methodik

Bastardhunde von 7 - 12 kg Körpergewicht wurden nach Prämedikation mit Morphin (1 mg/kg) und Atropin (0,025 mg/kg) in Nembutalnarkose und unter Beatmung mit einem $N_2O$-$O_2$-Gemisch laparotomiert. Während der Operation wurden Blutgase, Säure-Basenstatus, endexspiratorischer $CO_2$, rectale Temperatur und Blutdruck (a. femoralis) gemessen; exogene Wärmezufuhr erfolgte über ein Heizkissen. Ringerlösung wurde in einer Menge von 50 ml/kg intravenös infundiert. Mittels einer in flüssigem $O_2$ gekühlten Metallbackenzange (Gefrierstoptechnik nach WOLLENBERGER) wurden Kontroll-Segmentproben von Dick- und Dünndarm entnommen. An das verbliebene Colon ascendens wurde ein Dünndarmsegment von doppelter Arkadenlänge isoperistaltisch end-zu-end anastomosiert und dessen Ende durch Tabaksbeutelnaht blind verschlossen. Die durch diese Segmenttransposition unterbrochene Dünndarmpassage wurde durch End-zu-End-Anastomose wieder hergestellt (Abb. 1).

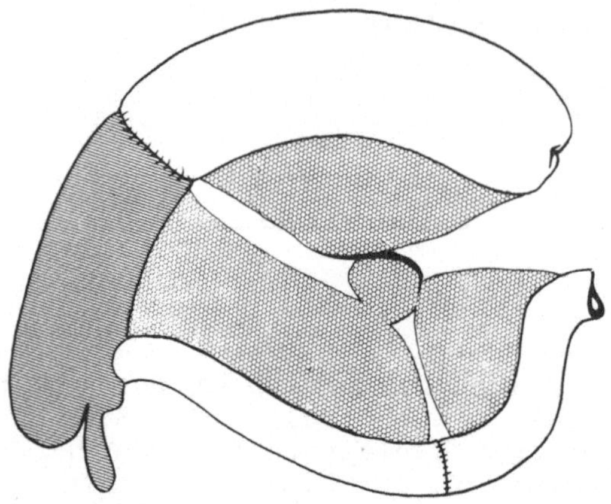

*Abb. 1. Induktion eines isolierten Ileus im Colon ascendens und isoperistaltisch transponierten, endständig verschlossenen Dünndarmsegment*

Eine Woche später wurden die Tiere erneut laparotomiert, Durchmesser und Innendruck im nun geblähten Colon ascendens und Dünndarmtransponat gemessen und diese Darmabschnitte im Zustand eines lokal begrenzten Ileus als Proben gewonnen.

Die tiefgefrorenen Darmstücke wurden unter flüssigem $O_2$ mit einem Dental-Bohrinstrumentarium in Muskulatur und Schleimhaut aufgetrennt. Die Bestimmung der energiereichen Phosphate des Adenylsäure-Phosphokreatin-Systems sowie des Glykogens und der Glucose erfolgte nach ISSELHARD und MERGUET (1962). Die Gewebsgehalte sind in µMol/g Trockengewebe angegeben. Die Ergebnisse wurden varianzanalytisch auf Signifikanz geprüft.

## Ergebnisse

Durch die Transposition des blind verschlossenen Dünndarmsegmentes an das Colon ascendens ließ sich eine dem menschlichen Ileus aspektmäßig sehr ähnliche Zustandsänderung der Darmwand erreichen und zwar isoliert nur hinter der Ileocoecalklappe unter gleichartigen Bedingungen im Dünndarm- und Dickdarmsegment, während der präcoecal verbliebene Dünndarm durch die Sperrfunktion der Ileocoecalklappe vor Dehnung geschützt wurde. Damit war das Allgemeinbefinden der Versuchstiere wesentlich weniger beeinträchtigt als nach einer Dünndarmligatur. Der intraluminale Druck in den Ileussegmenten lag zwischen 7 und 25 Torr, der Durchmesser hatte sich im Mittel verdreifacht. Die Ergebnisse der Analyse des Energiestoffwechsels von nicht gedehnten Kontrollabschnitten sind in Tabelle 1 zusammengefaßt: Signifikante Unterschiede ($p < 0{,}01$) zwischen Muskulatur und Schleimhaut fanden sich im Dünndarm bei ATP, ADP, SAN, ECP, PKr, GKr und PKr/GKr, am Dickdarm nur bei PKr, FKr und GKr. Die Gewebsgehalte der energiereichen Phosphate des Adenylsäure-Systems sind am Dünndarm in der Schleimhaut, diejenigen des Phosphokreatin-Systems in der

Tabelle 1. Gewebsgehalte (μMol/g Trockengewebe) der Energiestoffwechselparameter in Dünn- und Dickdarmschleimhaut und -muskel unter Kontrollbedingungen. $\bar{x} \pm s_x$; * $p < 0{,}01$. SAN = ATP + ADP + AMP; ECP = energy charge potential = (ATP + 1/2 ADP)/SAN; $\overline{PKr}$ = Phosphokreatin; FKr = freies Kreatin; GKr = Gesamtkreatin; Gkyk = Glykogen; Gluc = Glucagon

| μMOL / g TG | Dünndarm (n = 12) | | Dickdarm (n = 5) | |
|---|---|---|---|---|
| | Muskulatur | Schleimhaut | Muskulatur | Schleimhaut |
| ATP | 8.36 ± 0.96 | 11.15 ± 1.50 * | 8.99 ± 0.80 | 8.13 ± 1.58 |
| ADP | 2.19 ± 0.31 | 1.90 ± 0.61 * | 2.53 ± 0.11 | 3.34 ± 0.74 |
| AMP | 0.38 ± 0.16 | 0.33 ± 0.27 | 0.57 ± 0.09 | 1.10 ± 0.70 |
| SAN | 10.92 ± 0.95 | 13.37 ± 1.35 * | 12.19 ± 0.92 | 12.56 ± 1.43 |
| ECP | 0.8650 ± 0.0227 | 0.9040 ± 0.0399 * | 0.8454 ± 0.0098 | 0.7801 ± 0.0807 |
| PKr | 16.32 ± 3.42 | 9.64 ± 2.72 * | 17.23 ± 3.53 | 7.56 ± 3.83 * |
| FKr | 8.28 ± 2.62 | 8.93 ± 3.09 | 13.36 ± 3.28 | 8.41 ± 3.40 * |
| GKr | 24.59 ± 4.78 | 18.58 ± 4.06 * | 31.09 ± 6.39 | 15.96 ± 4.62 * |
| PKr/GKr | 0.6644 ± 0.0802 | 0.5231 ± 0.1124* | 0.5548 ± 0.0367 | 0.5231 ± 0.1124 |
| Glyk | 16.93 ± 11.79 | 13.61 ± 11.07 | 22.54 ± 16.07 | 26.92 ± 7.18 |
| Gluc | 13.56 ± 3.17 | 15.05 ± 3.53 | 11.99 ± 1.98 | 11.84 ± 2.75 |

Muskulatur höher; am Dickdarm hatte nur die Muskulatur höhere Metabolitgehalte des Phosphokreatin-Systems. Die insgesamt hohen energy-charge-Potentiale weisen auf eine adäquate Probengewinnung hin (BRONK und LEESE, 1973). Am Ileusdarm sind nach einer Woche (Tabelle 2) signifikante Verschiebungen und Verluste ($p < 0.05$)

Tabelle 2. Prozentuale Veränderungen der Energiestoffwechselparameter in der Ileusdarmwand im Vergleich zu Kontrollbedingungen; $p < 0.05$

| | Dünndarm (n = 9) | | Dickdarm (n = 4) | |
|---|---|---|---|---|
| | Muskel | Schleimhaut | Muskel | Schleimhaut |
| ATP | = | 68% ↓ | = | = |
| ADP | 35% ↑ | = | 25% ↑ | = |
| AMP | = | 151% ↑ | 41% ↓ | = |
| SAN | = | 53% ↓ | = | 22% ↓ |
| ECP | 4% ↓ | 25% ↓ | = | = |
| PKr | = | 66% ↓ | = | = |
| FKr | 146% ↑ | = | 85% ↑ | 111% ↑ |
| GKr | 43% ↑ | 26% ↓ | 34% ↑ | = |
| PKr/GKr | 35% ↓ | 62% ↓ | = | 63% ↓ |
| Glyk | 190% ↑ | = | 151% ↑ | = |
| Gluc | = | 37% ↓ | = | = |

der Adeninnucleotide an der Schleimhaut des Dünndarm am ausgeprägtesten; in der Dickdarmschleimhaut sind diese Verluste kaum halb so groß. In der Muskulatur von Dick- und Dünndarm traten nur irrelevante Verschiebungen auf. Auch im Phosphokreatin-System verliert die Dünndarmschleimhaut energiereiche Verbindungen im Gegensatz zur Dickdarmschleimhaut. In der Muskulatur beider stieg offenbar als Ausdruck erhöhter Spannungsentwicklung während des Ileums der Gewebsgehalt an FKr, GKr und Glykogen an.

## Zusammenfassung

Durch isoperistaltische Anastomosierung eines blindverschlossenen Dünndarmsegmentes mit dem Colon ascendens konnte am Hund wegen der retrograden Sperrfunktion der Ileocoecalklappe eine dem Bild des menschlichen Ileums ähnliche lokale Situation geschaffen werden, ohne daß das Allgemeinbefinden der Versuchstiere wesentlich beeinträchtigt wurde. Die Veränderungen der Energiestoffwechsel-Metabolite des Adenylsäure-Phosphokreatin-Systems zeigten infolge des Ileus nach einer Woche deutliche Schäden in der Dünndarmschleimhaut, geringere in der Dickdarmschleimhaut und keine in der Darmmuskulatur. Die Befunde sind als Ausdruck unterschiedlicher Durchblutungsstörungen, Energiebedürfnisse und Anpassungsmöglichkeiten zwischen den einzelnen Darmwandanteilen zu deuten.

Summary

In dogs, a segment of an aborrally occluded small intestine was anastomosed to the right colic flexure; thus, distal to the trapping ileocecal valve a local intestinal obstruction developed within a week in the small and large intestines, which locally stimulates the ileus situation in man. Disturbances of the energy metabolism, as demonstrated by significant changes in the adenylic acid and phosphocreatine system, were more intensive in the mucosal layers of the small intestine than in those of the large intestine, whereas the smooth muscle layers were unaffected. The results reflect different disturbances of blood flow, energy needs, and adaptability of intestinal mucosa and musculature.
Key-words: intestinal obstruction, energy metabolism

Literatur

1. BRONK, J.R., LEESE, H.J.: Changes in the adenine nucleotide content of preparations of the rat small intestine in vitro. J. Physiol. (Lond.) 235, 183 (1976).
2. ISSELHARD, W., MERGUET, H.: Metabolite des Glykolyse-Cyclus und des Adeninsäure-Phosphokreatin-Systems im schlagenden und durchbluteten Warmblüterherzen unter verschiedenen Versuchsbedingungen. Pflügers Arch. ges. Physiol. 276, 211 (1962).
3. ÖHMANN, U.: Studies on small intestinal obstruction. Acta chir. scand. Suppl. 452 (1975).
4. UEKERMANN, U., SCHORN, B., ISSELHARD, W.: Störungen der Hämodynamik in der gedehnten Darmwand. Chir. akt. (im Druck).
5. ZIEROTT, G., DRLTZ, E., MAATZ, E.: Was leistet die herkömmliche Ileusdiagnostik? Med. Welt (Stuttg.) 28/10, 474 (1977).

Dr. U. Uekermann, Institut für Experimentelle Medizin der Universität zu Köln, Robert-Koch-Straße 10, D-5000 Köln 41

# 9. Experimentelle Untersuchung der enzymatischen Aktivität des Dickdarms

S. v. Bary, H. Kortmann und A. Billing

Aus der Chirurgischen Klinik der Universität München (Direktor: Prof. Dr. G. Heberer)

Druckmessungen an Enterotomien des Rattencolons zeigen, daß die Darmnaht unmittelbar postoperativ dicht für Flüssigkeit und Gase ist. Am 3. p.op. Tag kommt es zu einem Einbruch der Berstungsdruckkurve als Zeichen zunehmender Instabilität. Für den sog. Katabolismus im Wundfeld mit verminderter reparativer Leistung werden neben der Fibrinolyse kollagenolytische Aktivitäten des Dickdarms verantwortlich gemacht (1). Die Festigkeit von Darmnähten korreliert mit der Quantität und Qualität des Kollagens der Submucosa. Der Verminderung des Kollagengehaltes bis zum 3. p.op. Tag nach Wundsetzung entspricht ein Anstieg der Kollagenaseaktivität (2). Ziel der vorliegenden Untersuchung ist es, einen Zusammenhang zwischen den enzymatischen Aktivitäten des Dickdarms und dem postoperativen Kollagenabbau zu finden.

## Methodik

### 1. Kallikreinnachweis

Menschliche Colonschleimhaut wird homogenisiert und ultrazentrifugiert. Aus dem Überstand erhält man bei 60%iger Ammoniumsulfatsättigung und 4°C ein kallikreinhaltiges Präcipitat. Durch Gelchromatographie mit Sephadex G-100 wird das Enzym für die weiteren Untersuchungen isoliert. Die Molekulargewichtsbestimmung erfolgt chromatographisch mit Sephadex G-200. Die esterolytische Aktivität des isolierten Darmkallikreins wird im photometrischen Test mit dem Substrat Benzoyl-L-argininäthylester nachgewiesen. Die Hemmung der esterolytischen Aktivität des isolierten Dickdarmenzyms nach Inkubation mit 11 verschiedenen Proteinaseninhibitoren läßt sich photometrisch und mit dem Autotitrator bestimmen. Das erhaltene Hemmspektrum wird mit dem des Human-Serum-Kallikreins verglichen. Die biologische Kallikreinaktivität - das Freisetzen von Bradykinin aus HMW-Kiniogen - wird in einem standardisierten Test am isolierten Rattenuterus nachgewiesen: die Kontraktionsamplitude des Rattenuterus ist direkt proportional der gesuchten Kallikreinaktivität. Die Reinheit des isolierten Enzyms läßt sich im photometrischen Test an Substraten (BzArg $NHN_p$, Trypsinogen, Suphepa) prüfen, die nur für potentielle Begleitproteinasen (Trypsin, Enteropeptidase, Chymotrypsin) spezifisch sind. Die Identifizierung des Enzyms auf Organ- oder Serumkallikrein erfolgt durch den Immundiffusionstest nach Ouchterlony, mit IgG Antikörper vom Kaninchen, die spezifisch gegen HSK gerichtet und frei von Kallikreininhibitoren sind; außerdem wird die enzymatische Aktivität des isolierten Colonenzyms nach Inkubation mit HSK-Antikörpern bestimmt.

2. Kollagenolyse

a) Radioassay. Die kollagenolytische Aktivität eines weiteren aus dem menschlichen Dickdarm extrahierten Enzyms wird im Radioassay mit 1-$^{14}$C-acetyliertem Kalbshautkollagen bestimmt. EDTA und der polyvalente Proteinaseninhibitor BPTI werden auf ihre spezifische Hemmwirkung untersucht (3).

b) Hydroxyprolintest. Im Hydroxyprolintest nach WOESSNER (5) wird im zentrifugierten Überstand vom homogenisierten Rattencolon (13 mg Feuchtgewicht) der prä- und postoperative (3. p.op. Tag) Hydroxyprolingehalt bestimmt. Eine Zunahme des Hydroxyprolins bedeutete einen erhöhten Kollagenabbau. Eine Steigerung der enzymatisch-kollagenolytischen Aktivität wird durch kurze Inkubation mit 50 µg Trypsin (3 min, 37°C) versucht.

## Ergebnisse

1. Kallikrein

Das Molekulargewicht des isolierten Enzyms liegt bei 70.000. Die spezifische Aktivität gegenüber BzArgOEt beträgt 392 mU/mg Protein. Eine Identität mit anderen BzArgOEt spaltenden Proteasen (Trypsin, Plasmin, Thrombin, Elastase, Proteasen aus lysosomalen Granula) kann über das Hemmspektrum ausgeschlossen werden. Das dargelegte Hemmspektrum unterscheidet sich eindeutig von dem des Humanserum-Kallikreins (Tabelle 1). Das isolierte

Tabelle 1. Hemmspektrum des Darmkallikreins und Humanserumkallikrein (HSK)

| Hemmstoff (eingesetzte Menge: 100 µg) | Hemmung von 10 mU des Enzyms in % | Hemmung von HSK in % |
|---|---|---|
| DFP | 96 | 97 |
| TLCK | 0 | + |
| NPGB | 84 | |
| EDTA | 0 | |
| Benzamidin | 30 | 90 |
| Trasylol | 92 | 95 |
| HUSI I und II | 0 | 0 |
| SBTI | 37 | 92 |
| LBTI | 0 | 0 |
| $\alpha_1$-Antitrypsin | 0 | + |
| $\alpha_2$- Makroglobulin | 38 | + |

Colonenzym wird nur von Proteinaseninhibitoren inaktiviert, die als wirksame Organkallikrein-Inhibitoren bekannt sind (DFP, Trasylol, NPGB). Die spezifischen Substrate von Enteropeptidase und Chymotrypsin werden vom isolierten Enzym nicht gespalten. Im Immundiffusionstest nach Ouchterlony zeigt sich keine Agglutination mit HSK-Antikörpern (Abb. 1). Die enzymatische Aktivität wird durch HSK-Antikörper nicht beeinträchtigt.

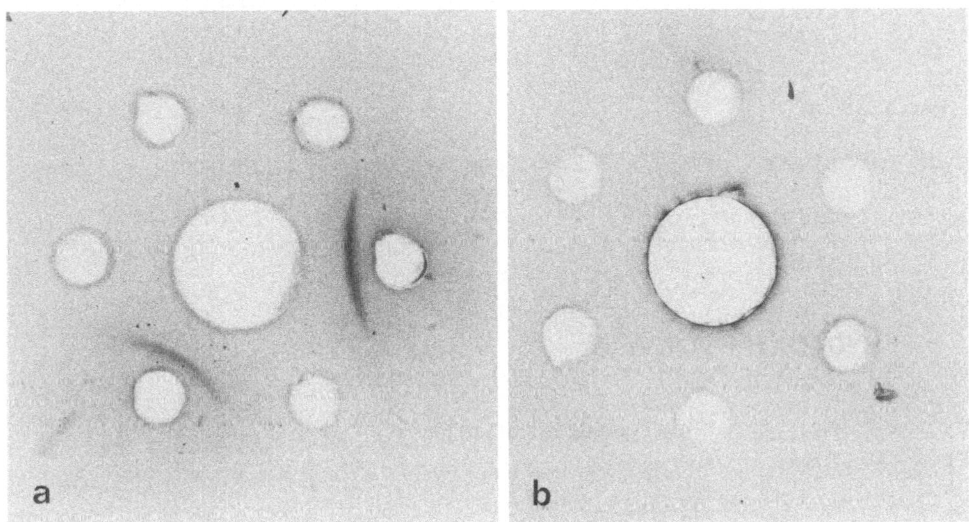


*Abb. 1. Immundiffusionstest nach Ouchterlony. Diffusion von 5.5 mU HSK (zentral) gegen HSK - Ak (a) und 0.45 - 9.3 mU Darmkallikrein (zentral) gegen HSK - Ak (b)*

2. Kollagenolyse

a) Das extrahierte Enzym spaltet im Radioassay natives Kollagen bei neutralem pH. Mit zunehmender Inkubationsdauer nehmen die radioaktiv markierten Kollagenabbauprodukte zu. Mit EDTA läßt sich eine 72%ige Hemmung erzielen, BPTI ist unwirksam (Tabelle 2).
b) Der HO-Prolingehalt der Abbauprodukte liegt beim enterotomierten Colon (3. p.op. Tag) höher als präoperativ. Durch Kurzinkubation mit Trypsin kann die kollagenolytische Aktivität beim intakten und operierten Darm gesteigert werden (Abb. 2).

Diskussion

Der Nachweis eines kollagenolytischen Enzyms im Dickdarmgewebe erklärt die gewebseigene Fähigkeit zum Kollagenabbau, nicht jedoch die erhöhte kollagenolytische Aktivität im postoperativen Wundheilungsverlauf. Im Hydroxyprolintest kann nach kurzer In-

Tabelle 2. Kollagenolytische Aktivität im menschlichen Colon (Radioassay)

| | Inkubation (37°C) h | Aktivität cpm | Hemmung % |
|---|---|---|---|
| Gesamtaktivität pro Probe | 24 | 6399 | |
| Colonextrakt | 3 | 203 | |
| | 6 | 528 | |
| | 14 | 1045 | |
| | 24 | 3003 | |
| + 6 µmol EDTA | 24 | 848 | 72 |
| + 50 µg Aprotinin | 24 | 2998 | < 1 |
| Trypsinkontrolle (50 µg) | 24 | 254 | |

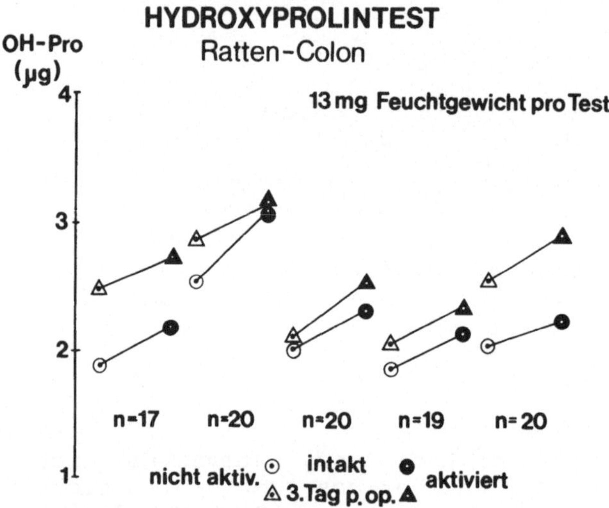


*Abb. 2. Hydroxyprolingehalt des intakten und enterotomierten Rattencolon vor und nach Aktivierung mit Trypsin*

kubation mit Trypsin die Aktivität des kollagenolytischen Enzyms gesteigert werden - ein Hinweis, daß die Colonkollagenase ähnlich wie andere gewebsspezifische Kollagenasen in einer latenten Form gespeichert wird. Die Aktivierung der latenten Kollagenase ist, wie am Knochen nachgewiesen werden konnte (4), neben Trypsin auch durch Kallikrein möglich. Die Kallikreinkonzentration ist in Wund- und Entzündungsgebieten stets erhöht. Aus der Dickdarmschleimhaut kann ein Organkallikrein isoliert werden.

## Zusammenfassung

1. Aus dem menschlichen Dickdarmgewebe wird ein Organkallikrein isoliert.
2. Im gleichen Darmgewebe ist ein Enzym mit kollagenolytischer Aktivität nachweisbar.
3. Eine Steigerung des Kollagenabbaus in der postoperativen Phase (3. p.op. Tag) kann am Rattencolon demonstriert werden.


## Summary

1. A kallikrein is isolated from the human colon.
2. A collagenolytic enzyme is detectable in this tissue.
3. On day 3 after surgery on the colon of the rat, an enhanced collagenolytic activity is demonstrated.


## Abkürzungen

| | |
|---|---|
| AK | Antikörper |
| BzArgNHNp | Benzoyl-DL-Arginin-p-nitranilid |
| BzArgOEt | Benzoyl-L-argininmethylester |
| DFP | Diisopropylfluorophosphat |
| EDTA | Äthylendiamintetraessigsäure |
| HMW | high molecular weight |
| HUSI | Human Seminal Plasma Inhibitor |
| LBTI | Limabohnentrypsin - Inhibitor |
| NPGB | Para-nitrophenyl-p-guanidinbenzoat |
| SBI | Sojabohnentrypsin - Inhibitor |
| Suphepa | Succinyl-phenyl-p-nitranilid |
| TLCK | N-Tosyl-L-chlormethanhydrochlorid |
| U | enzymatische Einheit |

## Literatur


1. BARY, S.v., KORTMANN, H.: Die Wundheilung des Dickdarms - klinische und experimentelle Ergebnisse. Vortrag 54. Tgg. Vergg. Bayer. Chir., Bern 1977.
2. HAWLEY, P.R.: Causes and prevention of colonic anastomotic breakdown. Dis. Col. & Rect. 16, 272 (1973).
3. KORTMANN, H., BARY, S.v.: Demonstration of a collagenolytic enzyme in postmortal human colon tissue. J. Clin. Chem. Biochem. 15, 359 (1977).
4. VAES, G., BECKHOUT, Y.: The percursor of bone collagenase and its activation. Prot. Biol. Fluids 22, 391 (1975).
5. WEEKS, J.G., HALME, J., WOESSNER, J.F.: Extraction of collagenase from the involuting rat uterus. Biochem. Biophys. Acta 445, 205 (1976).



Dr. S.v. Bary, Klinikum Großhadern, Chirurgische Klinik, Marchioninistraße 15, D-8000 München 70

# 10. Zur Funktion des unteren Ösophagussphinkters im Säuglingsalter

A. Koch und J. Rüggeberg

Klinik und Poliklinik für Allgemeinchirurgie Göttingen (Direktor: Prof. Dr. H.-J. Peiper) und Kinderchirurgische Klinik Bremen (Direktoren: Dr. D. Booss und PD Dr. G. v. d. Oelsnitz)

Frühere manometrische Untersuchungen der kindlichen Speiseröhre, die eine ausgeprägte Hypotonie des unteren Ösophagussphinkters (UOS) vorwiegend in den ersten Lebenswochen (1) und -monaten (2) nachwiesen, stützten die Vorstellung von einer allmählichen Ausbildung einer ösophago-gastralen Hochdruckzone. Neuere, verbesserte manometrische Verfahren mit hinreichender Erprobung am Erwachsenen stellen diese Ergebnisse in Frage (3, 4).

Es erschien daher dringlich, an einer umfangreichen Patientenzahl die basalen Druckwerte sowie das schluckreflektorische Verhalten des UOS während der ersten Lebensmonate zu überprüfen.

## Methodik

Die manometrische Untersuchung betraf 115 Säuglinge im Alter von 6 Stunden bis 6 Monaten, von denen 28 durch postprandiales Erbrechen und Regurgitieren auffällig waren. Alle übrigen waren ohne Hinweis auf einen gastro-ösophagealen Reflux.

Die Messungen erfolgten 1 - 2 Std nach der Nahrungsaufnahme ohne Sedierung mit einem dauerperfundierten Dreisondensystem. Als Druckaufnahmer diente eine seitlich in die PVC-Sonde eingebrachte, um jeweils 3 cm versetzte Öffnung mit einem Durchmesser von 0,6 mm. Die Registrierung erfolgte nach Anschluß an einen Druckwandler (Statham P 23) auf einen 6-Kanal-Schreiber. Die Perfusionsrate betrug 0,5 ml/min und Sonde. Wegen der deutlich registrierten Atemschwankungen konnte eine gesonderte Schreibung der Atemkurve entbehrt werden.

Nach transnasaler Einführung in den Magen wurde das Sondensystem in Abständen von 0,5 cm in die Speiseröhre zurückgezogen. Nachdem die mittlere Sondenöffnung die Hochdruckzone erreicht hatte, wurde durch manuelle Kompression der intragastrale Druck um durchschnittlich 10 mm Hg erhöht. Dabei wurde der UOS als suffizient erachtet, wenn wiederholt die kompressionsbedingte Druckzunahme größer als der Fundusdruck war. Hingegen wurde der UOS insuffizient genannt, wenn die Fundusdruckwelle in den distalen Ösophagus fortgeleitet wurde. Zur Erfassung des maximalen Ruhedruckes wurde ein manueller Durchzug mit inkonstanter Geschwindigkeit angeschlossen. Hierdurch konnte eine Veränderung der Basiswerte durch schluckreflektorische Erschlaffung und nachfolgende Übertonisierung vermieden werden. In den Fällen, in denen der Reiz durch Verschieben der Sonde einen Durchzug nicht erlaubte, wurde ein während der Punktionsmanometrie über mindestens 30 sec anhaltendes Druckplateau als Basalwert benutzt.

Ausgewertet wurden für die nach Wochen und Monaten unterteilten Altersgruppen der Ruhedruck, das schluckreflektorische und kompressionsabhängige Verhalten des UOS sowie die Länge der Hochdruckzone. Zur statistischen Analyse wurde der Student t-Test verwandt.

## Ergebnisse

Bei allen Säuglingen war eine dem UOS entsprechende Hochdruckzone mit durchschnittlichen Ruhedruckwerten von 26,2 ± 0,9 mm Hg ($\bar{x}$ ± SE) nachweisbar. Der entsprechende Wert für Erwachsene beträgt in unserem Labor 19,4 ± 1,6 mm Hg. Beim Vergleich der Ruhedruckwerte der einzelnen Altersgruppen (Abb. 1) war ein signifikanter Unterschied nicht vorhanden ($P > 0{,}05$). Ebenfalls unterschied sich mit 24,6 ± 1,8 mm Hg der durchschnittliche Basisdruck des Kollektivs erbrechender Kinder nicht signifikant ($P > 0{,}05$) von dem ösophagusgesunder (Abb. 2).

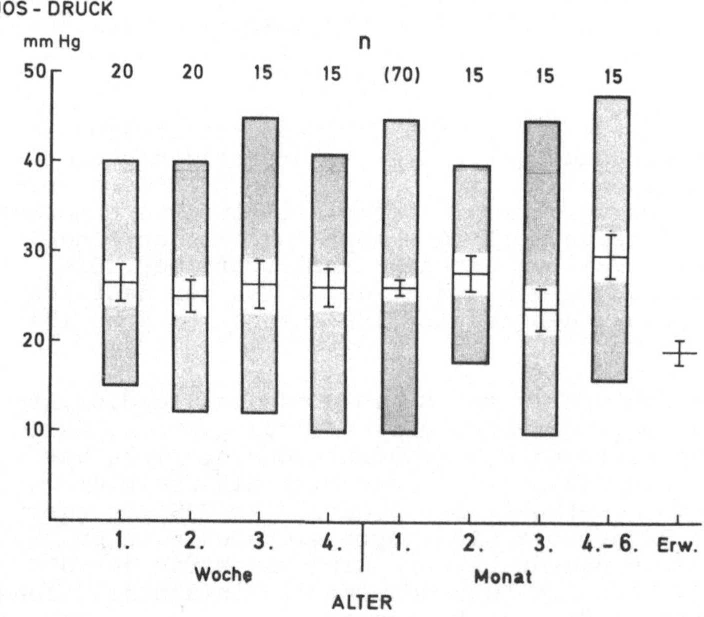


*Abb. 1. Ruhedruckwerte des UOS verschiedener Altersstufen während der ersten 6 Lebensmonate. Die Mittelwerte der einzelnen Kollektive ($\bar{x}$ ±SE) zeigen keinen signifikanten Unterschied ($P > 0{,}05$)*

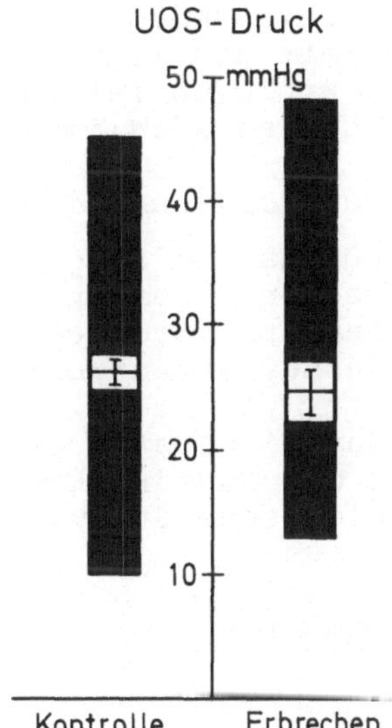


*Abb. 2. Der Vergleich der mittleren Ruhedruckwerte ($\bar{x}$ ± SE) von gesunden und erbrechenden Säuglingen ergibt keinen signifikanten Unterschied (P > 0,05)*

Eine dem Schluckakt folgende Erschlaffung des UOS mit nachfolgender Übertonisierung wurde vom ersten Lebenstag in allen Fällen beobachtet. Nach abdominaler Kompression konnte eine den Fundusdruck übertreffende Druckzunahme des UOS in 75 % der Fälle nachgewiesen werden. Jedoch muß angenommen werden, daß das Ausbleiben der Druckzunahme in den übrigen Fällen auf eine kompressionsbedingte Verschiebung der Sondenöffnung innerhalb der kurzen Hochdruckzone zurückzuführen ist. Eine durch intragastrale Drucksteigerung provozierte Sphinkterinsuffizienz ergab sich in 13 % der Fälle. Dabei konnte eine Korrelation zwischen niedrigem Sphinkterruhedruck und Insuffizienz nicht hergestellt werden. Hingegen überwogen die kompressionsabhängigen Insuffizienzen bei den erbrechenden Säuglingen mit 7 von 28 gegenüber 7 von 87 bei den gesunden.

Die Länge des UOS lag durchschnittlich zwischen 0,5 und 1 cm. Eine Längenzunahme nach dem 3. Lebensmonat auf Werte zwischen 1 - 1,5 cm war dabei nachweisbar. Eine exakte Längenbestimmung sowie eine Unterteilung der Hochdruckzone in einen infra- und supradiaphragmalen Anteil mit Hilfe des respiratorischen Umkehrpunktes war wegen des nicht auslösbaren Atemstillstandes und des nicht erreichbaren kontinuierlichen Durchzugs nicht möglich.

## Diskussion

Entgegen früheren mit unperfundierten Kathetern gewonnenen Ergebnissen anderer Autoren zeigen unsere Untersuchungen, daß bei Verwendung ausreichend sensibler Meßverfahren und unter Verzicht auf jede Art von Sedierung bereits in den ersten Lebenstagen ein Ruhedruck des UOS nachweisbar ist, der den beim Erwachsenen gefundenen Wert übertrifft. Das schluckreflektorische Verhalten entspricht bereits zu diesem frühen Zeitpunkt exakt dem des Erwachsenen. Die durch abdominale Kompression ausgelöste Fundusdruckerhöhung führt mehrheitlich auch beim Neugeborenen zu einer überschießenden Tonisierung des UOS. Hypotone Sphinkterwerte sind mit dem klinischen Befund des Erbrechens nicht korrelierbar. Hingegen ist der manometrisch auslösbare Reflux bei erbrechenden Säuglingen häufiger nachweisbar.

Hieraus ergeben sich zwei Schlußfolgerungen:

1. Für das im Säuglingsalter vermehrt beobachtete postprandiale Erbrechen scheinen andere Faktoren als die bislang angeschuldigte Sphinkterhypotonie oder muskuläre Unreife des kardialen Verschlusses verantwortlich zu sein.

2. Zur Diagnostik einer Insuffizienz des UOS müssen weitere, über den Ruhedruckwert hinausreichende Parameter, wie etwa pharmakologische Stimulationsteste und pH-Messung aufgeboten werden.

## Zusammenfassung

Ruhedruckwerte und schluckreflektorisches Verhalten des unteren Ösophagussphinkters wurden bei 115 Säuglingen im Alter von 6 Stunden bis 6 Monaten durch Punktmanometrie bei Dauerperfusion ermittelt. Dabei ergaben sich vor allem in den ersten Lebenswochen und -monaten höhere Druckwerte als im Erwachsenenalter. Schluckreflektorisches und kompressionsabhängiges Verhalten waren dem des Erwachsenen gleichartig. Ein signifikanter Unterschied der Ruhedruckwerte von erbrechenden und gesunden Säuglingen war nicht nachweisbar.

Diese Ergebnisse lassen vermuten, daß das im Säuglingsalter gehäuft beobachtete Erbrechen auf anderen Ursachen beruht als auf der bislang angeschuldigten Hypotonie oder neuromuskulären Unreife des UOS.

## Summary

Main basal pressures and the deglutition-induced behavior of the lower esophageal sphincter (LES) in 115 infants between the ages of 6 hr and 6 mo were evaluated by continuous perfusion manometry. In comparison to the adult, higher pressures were found, especially in the first weeks and months of life. The relaxation stimulated by the deglutition reflex and the pressure increase following abdominal compression were similar to the responses observed in adults. Significant differences between vomiting and nonvomiting infants could not be determined. From these results we conclude that the vomiting often observed in early infancy results from factors other than the previously proposed hypotonia or neuromuscular underdevelopment of the LES.

## Literatur

1. GRYBOSKI, J.D., THAYER, W.R., jr., SPIRO, H.M.: Esophageal motility in infants and children. Pediatrics 31, 382 - 395 (1963).

2. WILLICH, E.: Ösophagusmanometrie im Kindesalter vor und nach Operation der Hiatushernie. Z. Kinderchir. 10, 333 - 344 (1971).
3. KEHRER, B.: pers. Mitteilung.
4. MOROZ, S.P., ESPINOZA, J., CUMMING, W.A., DIAMANT, N.E.: Lower esophageal sphincter function in children with and without gastro-esophageal reflux. Gastroenterology 71, 236 - 241 (1976).

Dr. A. Koch, Klinik und Poliklinik für Allgemeinchirurgie der Universität Göttingen, Gosslerstraße 10, D-3400 Göttingen

# 11. Kardiafunktion nach Magenresektion vom Typ Billroth I und Billroth II (Untersuchungen zur Bedeutung der Duodenalpassage für die Kardiafunktion

G. Lepsien, G. Schattenmann und R. Siewert

Klinik und Poliklinik für Allgemeinchirurgie, Universität Göttingen

## Einleitung

Nach Instillation einer Peptonlösung direkt in das Duodenum kommt es beim Hund zu einem signifikanten und langanhaltenden Druckanstieg im UOS (1). Dem Duodenum könnte somit bei der Regulation des unteren Oesophagussphincters (UOS) eine Bedeutung zukommen. Ob die Duodenalpassage auch beim Menschen für die Cardiafunktion von Wichtigkeit ist, soll an Patienten mit einer Magenresektion vom Typ B I bzw. B II sowie an Patienten vor bzw. nach einer Umwandlungsoperation von B II in B I untersucht werden.

## Krankengut und Methodik

Untersucht wurden folgende Patientengruppen:

1. 9 beschwerdefreie Patienten (7 männl., Durchschnittsalter 54,6 ± 6,8 J; 2 weibl., Durchschnittsalter 42 ± 5 Jahre), bei denen wegen eines Ulcus ventriculi eine distale Magenresektion vom Typ B I wenigstens 12 Monate vor der Untersuchung durchgeführt worden war.

2. 10 beschwerdefreie Patienten (8 männl., Durchschnittsalter 52,4 ± 14,4 J; 2 weibl., Durchschnittsalter 71,0 ± 0 J.), bei denen wegen rezidivierender Ulcera duodeni wenigstens 12 Monate vor der Untersuchung eine distale Magenresektion vom Typ B II vorgenommen war.

3. 8 Patienten (6 männl., Durchschnittsalter 41,7 ± 9,4 J., 2 weibl., Durchschnittsalter 50,5 ± 0,5 Jahre), bei denen mindestens 12 Monate vor der Untersuchung wegen rezidivierender Ulcera duodeni eine distale Magenresektion vom Typ B II durchgeführt worden war, bei denen jedoch wegen eines schweren Postgastrektomie-Syndroms (galliges Erbrechen, Früh-Dumping-Syndrom, Gewichtsverlust etc.) die Indikation zu einer Umwandlungsoperation gestellt worden war.

4. Die unter 3 genannte Gruppe wurde 3 Monate nach durchgeführter Umwandlungsoperation (Gastrojejunoduodenostomie terminolateralis isoperistaltica nach SOUPAULT) erneut untersucht.

5. Als Kontrollgruppe dienten 12 freiwillige, magengesunde Probanden, (7 männl., Durchschnittsalter 22,4 ± 3,1 J.; 5 weibl., Durchschnittsalter 20,7 ± 5,2 J.).

Die Drucke im UOS wurden mittels Durchzugmanometrie bestimmt (2). Der Außendurchmesser des Katheters betrug 4 mm. Zur kontinuierlichen Perfusion (0,5 ml/min) wurde eine hydropneumatische Pumpe benutzt (3). Nach Ermittlung des UOS-Ruhedruckes aus 10 Einzelmessungen ($\bar{x}$) erhielten alle Patienten/Probanden einen Beutel Vivasorb (81 g) gelöst in 300 ml $H_2O$ per os (4). Danach wurden die Drucke im UOS bis zur 15. Minute in 5-Minutenabständen und anschließend bis zur 90. Minute alle 15 Minuten jeweils 2mal registriert. Zu den selben Zeitpunkten wurden Blutproben zur Bestimmung des Serumgastrinspiegels entnommen. Die Bestimmung des immunologisch reagierenden Gastrins (IRG) im Blutserum wurde radioimmunologisch durchgeführt* . Zur Auswertung kamen die Mittelwerte ($\bar{x}$ ± SE), zur Errechnung der Signifikanzen wurde der Student-t-Test herangezogen.

## Ergebnisse

Die Ergebnisse der Kontrollgruppe sind in Abb. 1 und 2 wiedergegeben. Der Druck im UOS steigt 5 min nach Gabe von 300 ml der Testmahlzeit von 13,5 ± 1,5 mm Hg auf 21,7 ± 3,8 mm Hg ($p < 0,01$) Dieser Druckanstieg ist nach Applikation von 300 ml $H_2O$ nicht zu beobachten (4).

Ähnlich ist das Verhalten des UOS bei den nach B I resezierten Patienten. Die Ruhedrucke liegen nicht unter denen der Kontrollgruppe. Nach 10 min kommt es auch hier zu einem Druckanstieg auf maximal 21,9 ± 4,8 mm Hg. Bei den beschwerdefreien B II - Patienten dagegen kommt es nach der Testmahlzeit zu keinem Druckanstieg, nach 30 min fällt der Druck im UOS sogar von 17,5 ± 1,3 mm Hg auf 10,8 ± 1,5 mm Hg ab, um dann langsam wieder anzusteigen (12,8 ± 2,9 mm Hg nach 60 min; 14,3 ± 1,5 mm Hg nach 90 min) (Abb. 1a). Signifikant niedriger ($p \leq 0,01$) liegen die Sphincterruhedrucke der B II - Patienten mit Postgastrektomiebeschwerden vor der Umwandlungsoperation (11,3 ± 1,5 mm Hg). Die Drucke fallen nach Applikation der Testmahlzeit auf 5,8 ± 1,5 mm Hg nach 30 min, 5,9 ± 1,2 mm Hg nach 60 min, 8,8 ± 1,2 mm Hg nach 90 min ab. Nach Umwandlungsoperation kommt es zu keiner Besserung der Drucke im UOS, auch nicht nach Stimulation mit der Testmahlzeit (Ruhedrucke 12,9 ± 1,5 mm Hg; 8,1 ± 1,5 mm Hg nach 30 min, 9,3 ± 2,2 mm Hg nach 60 min, 9,7 ± 1,2 mm Hg nach 90 min) (Abb. 1b). Die Serumgastrinspiegel steigen bei der Kontrollgruppe nach Gabe der Testmahlzeit von 34 ± 7 pg/ml auf maximal 104 ± 16 pg/ml (nach 15 min) an, wobei der Gastrinanstieg bis zur 45. min anhält. Vergleichbare Serumgastrinanstiege gibt es in den unter-

---

* Dr. ARNOLD, Med. Univ. Klinik Göttingen.

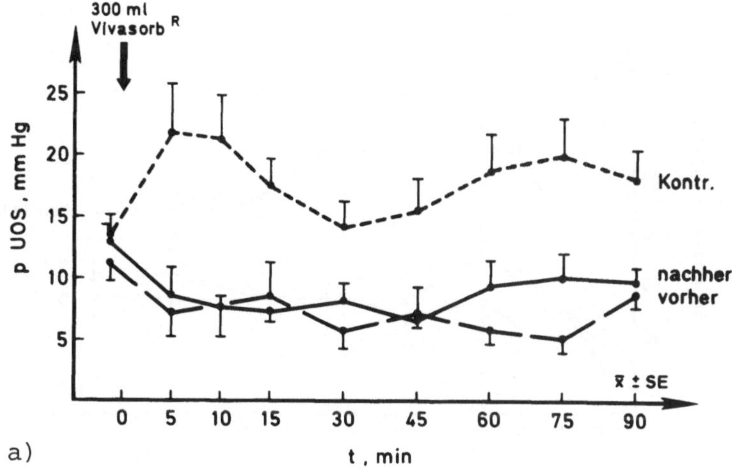


a)

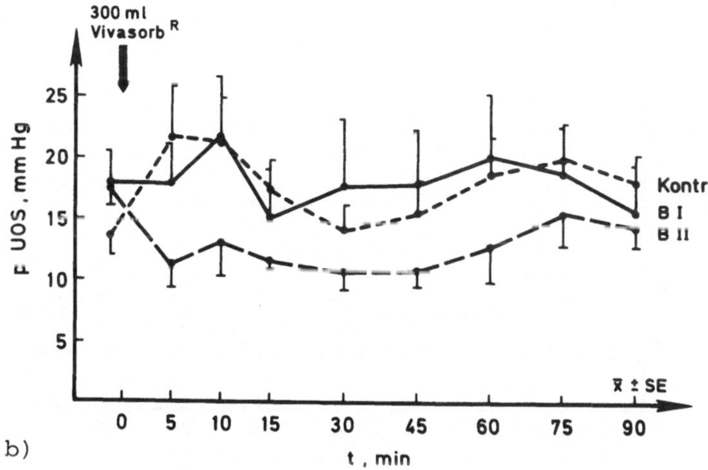


b)

*Abb. 1. (a) Druckverhalten des UOS vor und nach oraler Gabe von 300 ml der Testmahlzeit; Kontrollen n = 12, SE nach rechts dargestellt; B I = 9, SE nach links dargestellt; beschwerdefreie B II n = 10. (b) Druckverhalten des UOS vor und nach oraler Gabe von 300 ml der Testmahlzeit; Kontrollen n = 12, B II - Patienten mit Postgastrektomie-Syndrom vor und nach Umwandlung n = 8*

suchten Patientengruppen nach Antrektomie nicht mehr. Die Serumgastrinspiegel bei den B I - Patienten steigen nach der Testmahlzeit auf maximal 62 ± 13 pg/ml nach 15 min, bei den beschwerdefreien B II - Patienten auf 43,2 ± 15,5 pg/ml nach 15 min und auf maximal 47,3 ± 20,5 pg/ml nach 45 min (Abb. 2a). Bei den B II - Patienten mit Postgastrektomiebeschwerden kommt es weder vor noch nach der Umwandlungsoperation zu einer nennenswerten Gastrinfreisetzung (Abb. 2b).

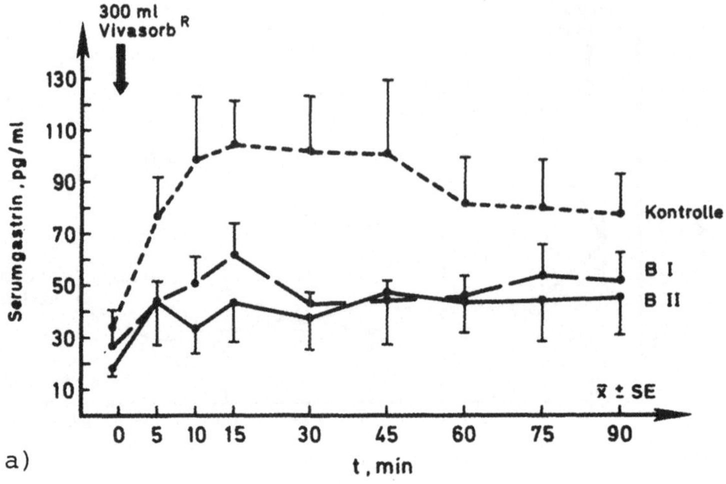


a)

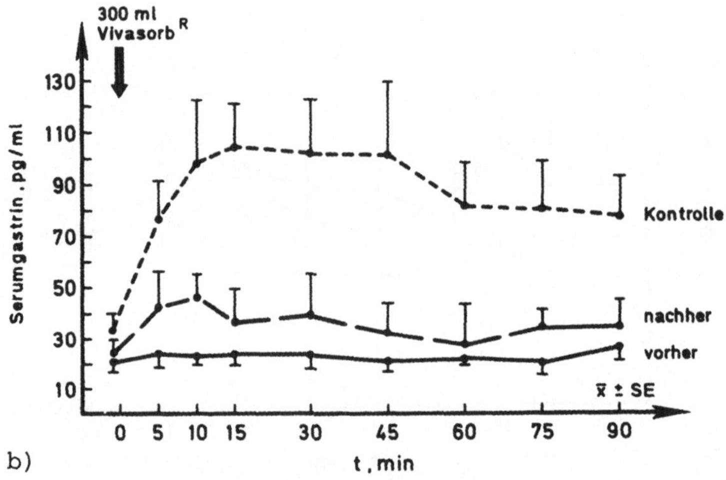


b)

*Abb. 2. (a) Serumgastrinspiegel (IRG) vor und nach oraler Gabe von 300 ml der Testmahlzeit; Kontrollen n = 12; B I n = 9, beschwerdefreie B II n = 10. (b) Serumgastrinspiegel (IRG) vor und nach oraler Gabe von 300 ml der Testmahlzeit; Kontrollen n = 10, B II - Patienten mit Postgastrektomie-Syndrom vor und nach Umwandlungs-OP n = 8*

## Diskussion

Aufgrund unserer tierexperimentellen Untersuchungen könnte dem Duodenum eine Bedeutung in der Regulation des UOS zukommen (1). Interessanterweise zeigen in den vorliegenden Ergebnissen auch Patienten mit einer B I-Resektion und somit erhaltener Duodenalpassage ein Druckverhalten im UOS, das dem gesunder Kontrollen entspricht. Dagegen ist dieses Druckverhalten bei Patienten mit distaler Magenresektion vom Typ B II, also ohne orthograde Duodenalpassage, nicht zu beobachten. Diese Ergebnisse erlauben die Interpretation, daß auch beim Menschen die Duodenalpassage für die Cardiafunktion von Bedeutung sein könnte. Bei den von B II nach B I umgewandelten Patienten unterscheiden sich die postoperativ ermittelten Drucke unter Ruhebedingungen und nach endogener Stimulation nicht von den präoperativ bestimmten. Offenbar ist es als Folge der Refluxkrankheit im Rahmen des Postgastrektomie-Syndroms zu einer myogenen Schädigung des Sphincterorganes gekommen, so daß auch durch eine Wiederherstellung der Duodenalpassage eine Verbesserung der Sphincterfunktion nicht mehr erreicht werden kann. Somit sprechen diese Befunde nicht gegen die Möglichkeit einer duodenalen Regulation.

Unbeantwortet bleiben muß zur Zeit noch die Frage, wie diese Regulation erfolgt. Hormonelle und nervale Mechanismen sind denkbar. In unseren Untersuchungen wurden lediglich die IRG-Spiegel bestimmt. Betrachtet man die Kontrollgruppe allein, so könnte eine bedeutung des Gastrins für den Druckzuwachs im UOS erörtert werden (4). Unter Berücksichtigung der IRG-Spiegel nach B I-Resektion muß diese Interpretation jedoch an Bedeutung verlieren, da trotz deutlich geringerer Gastrinausschüttung der Druckzuwachs dem der Kontrollgruppe entspricht.

## Zusammenfassung

Zur Abklärung der Frage, ob dem Duodenum eine Rolle in der Regulation der Kardiafunktion zukommt, wurden Patienten mit B I- und B II-Resektion manometrisch untersucht. Bei Patienten mit einer B I-Resektion läßt sich der UOS durch eine Testmahlzeit fast ebenso stimulieren wie bei gesunden Probanden. Beschwerdefreie Patienten mit einer distalen Magenresektion und Gastrojejunostomie (B II) zeigen dieses Druckverhalten nicht. Die Duodenalpassage könnte somit für die Kardiafunktion von Bedeutung sein. Welcher Art diese Regulation ist, muß zur Zeit noch offen bleiben. Die durch uns bestimmten IRG-Spiegel bieten keine Erklärung. Bei Patienten, bei denen wegen Postgastrektomiebeschwerden eine Umwandlungsoperation von B II in B I erforderlich geworden war, ist eine endogene Stimulation des UOS weder vor noch nach der Umwandlungsoperation zu erreichen.

## Summary

To clarify whether the duodenum is important to the regulation of cardia function, patients with B-I and B-II resections were investigated manometrically. A test meal can stimulate the LES in patients with a B-I resection almost to the same extent as that in healthy test persons. Symptom-free patients with distal stomach resection and gastrojejunostomy (B-II) do not show this pressure reaction.

Therefore, the duodenal passage could be of importance to cardia function. In patients with a transformation operation of B-II in B-I, because of postgastrectomy symptoms a stimulation of the LES cannot be achieved either before or after the transformation operation. We cannot presently clarify the type of the cardia regulation since the IRG levels measured do not explain this phenomenon.

Literatur

1. LEPSIEN, G., WEISER, H.F., SIEWERT, R., KOELZ, H.R., SÄUBERLI, H., LARGIADER, F., BLUM, A.L.: Die Rolle des Duodenums in der Regulation des unteren Oesophagussphinkters (UOS). Langenbecks Arch. Chir. Suppl. 77, 231 (1977).
2. WALDECK, F.: New procedure for functional analysis of the lower esophageal sphincter (LES). Europ. J. Physiol. 335, 74 (1972).
3. ARNDORFER, R.C., STEF, J.J., DODDS, W.J., LINEHAN, J.H., HOGAN, W.J.: Improved infusion system for intraluminal oesophageal manometry. Gastroenterology 73, 23 (1977).
4. SIEWERT, R., WEISER, H.F., LEPSIEN, G., JENNEWEIN, H.M., WALDECK, F., ARNOLD, R., CREUTZFELDT, W.: The Relationship between Serum IRG Levels and LES Pressure under Various Conditions. Digestion 15, 162 (1977).

Dr. G. Lepsien, Klinik und Poliklinik für Allgemeinchirurgie der Universität Göttingen, Gosslerstraße 10, D-3400 Göttingen

# 12. Methylprednisolon-induzierte Hemmung des sympathischen Vasomotorentonus im hämorrhagischen Schock

G. Horeyseck[1] und V. Thämer[2]

[1] Chir. Abtl. Bethesda Krankenhaus Duisburg (Chefarzt: Prof. Dr. H.D. Röher); [2] I. Physiolog. Institut der Univ. Düsseldorf (Direktor: Prof. Dr. Lochner)

Hochdosierte Glucocorticoide führen im Schock zu einer Abnahme des peripheren Widerstandes mit verbesserter Mikrozirkulation (3). Mittels Direktableitung sympathischer postganglionärer Fasern haben wir geprüft, ob dieser vasodilatorische Effekt durch eine Hemmung des Vasomotorentonus hervorgerufen wird.

## Methodik

An 16 mit Chloralose narkotisierten und z.T. künstlich beatmeten Katzen wurden einzelne Filamente mit postganglionären Fasern in einem Muskelnerven (N. gastrocnemius) und Nierennerven unter dem Mikroskop disseziert. Ihre Aktivität wurde mit einer Platinelektrode abgeleitet und verstärkt auf einem Speicheroszilloskop sowie auf einem Bandgerät gespeichert. Herzfrequenz und Blutdruck wurden kontinuierlich in der A. carotis registriert. Die Identifizierung der postganglionären sympathischen Fasern erfolgte nach elektrischer Reizung des lumbalen Grenzstranges bei L 4-5 nach bereits früher erarbeiteten Kriterien (1). Es wurden 3 Gruppen gebildet:

Gruppe I (n = 6) erhielt 40 mg/kg Methylprednisolon i.v. nach Blutentzug und Erreichen eines arteriellen Mitteldrucks von 50 mm Hg.

Gruppe II (n = 6) wurde 40 mg/kg Methylprednisolon in Normovolämie verabreicht.

Gruppe III (n = 4) wurde 40 mg/kg Methylprednisolon in Normovolämie, aber nach chirurgischer Deafferentierung der Presso- und Chemoreceptoren appliziert. Hierzu wurden beide Nn. depressores, beide Carotissinusnerven sowie beide Nn. vagi durchtrennt. In allen Gruppen waren Kontrollinjektionen mit Aqua destillata bzw. Ringerlösung wirkungslos.

## Ergebnisse

Spontanaktive postganglionäre sympathische Fasern im N. gastrocnemius sind funktionell als Vasoconstrictoren zu klassifizieren (1); hingegen sind postganglionäre sympathische Fasern im N. renalis keiner bestimmten Funktion zuzuordnen.

Gruppe I: Ein repräsentatives Beispiel des Verhaltens eines Vasoconstrictors in der frühen hypotonen Phase nach Blutentzug und Cortisonapplikation zeigt Abb. 1. Bereits während der langsamen intravenösen Injektion wird der Vasoconstrictor nahezu völlig gehemmt - begleitet von einer passageren leichten Blutdrucksenkung - und erreicht nach 15 min etwa 50 % seiner Ausgangsaktivität. Wie die Tabelle 1 ausweist, sinkt die Herzfrequenz im Mittel von zuvor 167 auf 140 bzw. 153 Aktionen pro Minute.

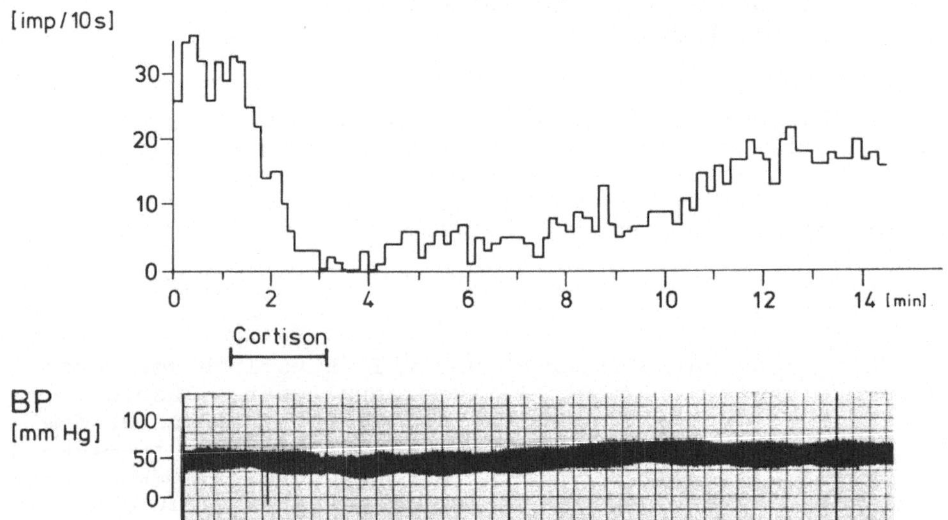


*Abb. 1. Impuls-Zeit-Histogramm eines Vasoconstrictors im N. gastrocnemius mit simultaner Blutdruckregistrierung nach Blutentzug. I.v. Injektion von 40 mg/kg Methylprednisolon*

Gruppe II: Deutlicher wird der blutdrucksenkende Effekt hoher Cortisondosen bei den normovolämischen Tieren, wie dies Abb. 2 demonstriert. Die simultane Registrierung einer einzelnen Faser im Nierensympathicus und des Blutdrucks zeigt eine 15 sec nach Injektionsende einsetzende Hemmung der Spontanaktivität mit gleichzeitiger Blutdrucksenkung bei vergrößerter Blutdruckamplitude. Im Mittel sinkt die Herzfrequenz von 156 auf 130 Aktionen pro Minute und erreicht nach 15 min wieder den Ausgangswert (Tabelle 1).

Gruppe III: Nach Deafferentierung der Presso- und Chemoreceptoren sowie beidseitiger Vagotomie kommt es zu einer drastischen Senkung des Blutdrucks, der Herzfrequenz und der sympathischen Aktivität, die am Ende der 15-minütigen Meßzeit noch 55 % des Ausgangswertes beträgt (Tabelle 1).

Tabelle 1. Mittelwerte der Parameter Blutdruck (BP), Herzfrequenz (HF) sowie Aktivität der Vasoconstrictoren vor bzw. 3 sowie 15 min nach i.v. Injektion von 40 mg/kg Methylprednisolon. Gruppe I: Nach Blutentzug. Gruppe II: In Normovolämie. Gruppe III: Nach Deafferentierung der Presso- und Chemoreceptoren und beidseitiger Vagotomie

| | Gruppe I (n = 6) | | | Gruppe II (n = 6) | | | Gruppe III (n = 4) | | |
|---|---|---|---|---|---|---|---|---|---|
| | Vor | 3 min nach Cortison | 15 min nach Cortison | vor | 3 min nach Cortison | 15 min nach Cortison | vor | 3 min nach Cortison | 15 min nach Cortison |
| BP mm Hg | 45 | 35 | 45 | 115 | 80 | 110 | 170 | 80 | 110 |
| HF / min | 167 | 140 | 153 | 156 | 130 | 155 | 190 | 127 | 136 |
| Aktivität der Vasokonstriktoren in % | 100 | 30 | 70 | 100 | 45 | 95 | 100 | 25 | 55 |

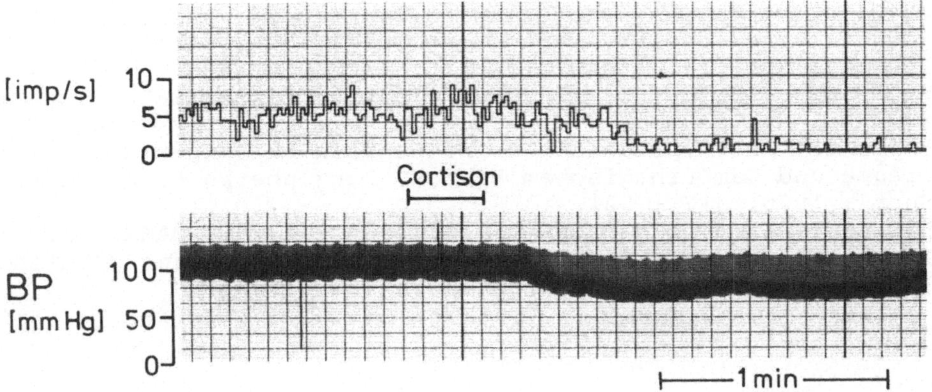


*Abb. 2. Impuls-Zeit-Histogramm einer einzelnen efferenten Faser im Nierensympathicus mit simultaner Blutdruckregistrierung in Normovolämie. I.v. Injektion von 40 mg/kg Methylprednisolon*

## Schlußfolgerungen

Die unter massiven Glucocorticoiddosen zu beobachtende Senkung des peripheren Widerstandes (2, 3) ist nach unseren Ergebnissen auf eine Hemmung des sympathischen Vasoconstrictorentonus zurückzuführen. Die ubiquitär und simultan auftretende Hemmung sympathischer Fasern im N. renalis und N. gastrocnemius sowie die Abnahme der Herzfrequenz, die auch nach Vagotomie bestehen bleibt, legen den Verdacht auf eine Inhibierung der tonischen Aktivität des "Vasomotorenzentrums" in der Medulla oblongata nahe. Eine alpha-Receptoren blockierende Wirkung ist unwahrscheinlich, da eine induzierte Abnahme des peripheren Widerstandes bei intakten Baroafferenzen zu einer Aktivierung der Vasoconstriction führt.

## Zusammenfassung

Methylprednisolon (40 mg/kg Körpergewicht) induziert bei narkotisierten Katzen eine Blutdrucksenkung mit Bradykardie, die sich auf eine Hemmung des sympathischen Vasomotorentonus zurückführen läßt.

## Summary

In anesthetized cats massive doses of methylprednisolon (40 mg/kg body wt.) induce a blood pressure decrease with bradycardia, which is not transmitted through vagal efferents. These effects are due to an inhibition of sympathetic outflow to heart and vessels.

## Literatur

1. HOREYSECK, G., JÄNIG, W., KIRCHNER, F., THÄMER, V.: Activation and inhibition of muscle and cutaneous postganglionic neurones to hindlimb during hypothalamically induced vasoconstriction and atropine-sensitive vasodilation. Pflügers Arch. ges. Physiol. 361, 231 - 240 (1976).
2. KLÖSS, Th., BLEYL, U., BRÜCKNER, U.B., LEINBERGER, H., METZKER, M., SAGGAU, W.W., SCHMIER, J.: Prophylaktische Therapie mit Methylprednisolon und Heparin bei experimentellem Trauma und hämorrhagischem Schock. Langenbecks Arch. Chir. Suppl. 1976, 317 - 321.
3. LILLEHEI, R.C., LINGERBEAM, J.K., BLOCK, J.H., MANAX, W.C.: The nature of irreversible shock: Experimental and clinical observations. Ann. Surg. 160, 682 - 689 (1964).

Dr. G. Horeyseck, Chirurgische Abteilung des Krankenhauses Bethesda, Heerstraße 219, D-4100 Duisburg

# 13. Prädiktiver Wert metabolischer Profile bei Polytraumen

H.-J. Oestern, O. Trentz, H. Kolbow, G. Hempelmann, O. A. Trentz und F. Donay

Unfallchirurgische Klinik (Direktor: Prof. Dr. H. Tscherne), Institut für Anaesthesiologie (Direktor: Prof. Dr. E. Kirchner) und Arbeitsgruppe Klinische Diätetik (Leiter: Prof. Dr. H. Canzler) der Medizinischen Hochschule Hannover

Bei Beherrschung kardia-pulmonaler Frühveränderungen nach Polytrauma wird eine Verlagerung der Komplikationen auf metabolische und insbesondere hepatische Bereiche beobachtet (1, 2, 3). Ziel dieser klinischen Studie an 50 Schwerverletzten war die Erfassung metabolischer Veränderungen und ihr prädiktiver Wert.

## Methodik

Um ein vergleichbares Krankengut zu gewinnen, wurden nur Patienten berücksichtigt, die innerhalb einer Stunde nach Unfall die Klinik erreichten und deren akuter Blutverlust 1,5 l überstieg. Neben standardisierter Schock-Behandlung unter erweitertem hämodynamischen und pulmonalen Monitoring (Swan-Ganz-Katheter) (4, 5) wurden nach Stabilisierung des Kreislaufs alle Patienten - davon 24 mindestens 7 Tage - entsprechend einheitlicher Gesichtspunkte zunächst parenteral ernährt: 1,0 g freie Aminosäuren und 40 Kcal. Kohlehydrate pro kg Körpergewicht und 24 Std. In der ersten Woche täglich, dann zweimal wöchentlich wurden Parameter des Säure-Basen-Haushaltes einschließlich Lactat und Pyruvat, freie Fettsäuren, Triglyceride und folgende Serum-Aminosäuren bestimmt: Asparaginsäure, Threonin, Serin, Glutaminsäure, Glycin, Alanin, Valin, Methionin, Isoleucin, Leucin, Tyrosin, Phenylalanin, Lysin, Histidin, Arginin und Ornithin. Die Blutabnahme für die Messung der Serum-Aminosäuren erfolgte stets morgens um 8.00 Uhr, genau 10 Std nach Infusionsende mit einer Aminosäurelösung. Die Bestimmung wurde säulenchromatographisch mit einem Beckmann Multichrom M durchgeführt. In den gleichen zeitlichen Abständen erfolgte die Bestimmung des Bilirubins und folgender Enzyme: SGOT, SGPT, CPK, CHE und LDH.

## Ergebnisse

Bei den Verletzten handelte es sich durchweg um 6- bis 7-fach Verletzte (Tabelle 1). Zur Stabilisierung der Kreislaufsituation wurden während des 1. Tages durchschnittlich 8 l Blut, Plasma und kolloidale Ersatzmittel benötigt. 22 Patienten verstarben. Diese wurden den 28 Überlebenden gegenübergestellt.

Tabelle 1. Verletzungsmuster bei 50 Polytraumatisierten

| | |
|---|---|
| Schädel/Gesicht | n = 25 (50 %) |
| Thorax (instabil) | n = 24 (48 %) |
| Thorax (sonstige Verl.) | n = 17 (34 %) |
| Abdomen | n = 22 (44 %) |
| Becken | n = 22 (44 %) |
| Extremitäten (Frakturen) | n = 40 (80 %) |
| Wirbelfrakturen | n = 4 ( 8 %) |
| Weichteile | n = 25 (50 %) |

## 1. Säure-Basenhaushalt

Der Base-Exzess der Patienten, die später verstarben, betrug bei Aufnahme - 7,6 ± 2,1 mval/l gegenüber - 5,5 ± 1,5 mval/l bei den Überlebenden. Der Lactat-Pyruvat-Quotient betrug zum gleichen Zeitpunkt bei den später Verstorbenen 69,26 gegenüber 27,64 bei den Überlebenden ($p < 0,05$).

Parallel dazu verlief der Gesamtsauerstoffverbrauch mit 139,6 ± 14,6 ml/min·$m^2$ gegenüber 112,3 ± 13,2 ml/min·$m^2$ sowie die Sauerstoffextraktion, die bei den Überlebenden 29,2 ± 1,9 % gegenüber 34,6 ± 2,9 % bei den Verstorbenen betrug.

## 2. Glucose und Lipide

Ab 12. Stunde ($p < 0,01$) waren die Glucosewerte im Verstorbenenkollektiv erheblich erhöht, die Triglyceride zeigten erst ab 9. Tag einen signifikanten Anstieg ($p < 0,02$) gegenüber der Gruppe der Überlebenden.

## 3. Serum-Aminosäuren

Die Verlaufskurven der einzelnen Aminosäuren verhielten sich sehr ähnlich, wobei zunächst die Überlebenden eine höhere Konzentration aufwiesen. Vom 1. bis zum 5. Tag boten beide Kollektive keine signifikanten Unterschiede. Ab dem 6. Meßtag traten beim Isoleucin und Leucin ($p < 0,05$) erstmals signifikante Unterschiede auf, die durch einen starken Konzentrationsabfall im Verstorbenenkollektiv verursacht waren. Ab 7. Meßtag war der Konzentrationsabfall so groß, daß sich Lysin ($p < 0{,}001$), Isoleucin, Leucin, Tyrosin ($p < 0{,}01$) sowie Arginin, Valin und Threonin ($p < 0{,}05$) signifikant in beiden Kollektiven unterschieden. Dieser statistische Unterschied bestand weiter am 8. Tag für Leucin und Glutaminsäure. Anschließend näherten sich die Aminosäurekonzentrationen in beiden Kollektiven so weit, besonders durch ein Ansteigen im Verstorbenenkollektiv, daß signifikante Unterschiede nicht mehr nachweisbar waren (Abb. 1, 2).

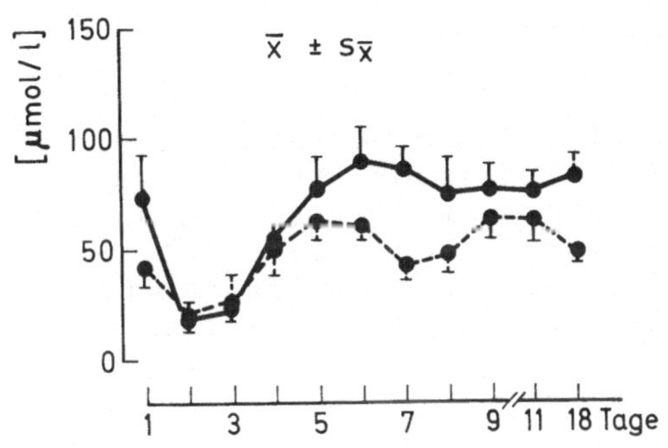


*Abb. 1. Isoleucin im Serum bei verstorbenen (n = 9) und überlebenden (n = 15) Polytraumatisierten; Überlebende ——, Verstorbene ----*

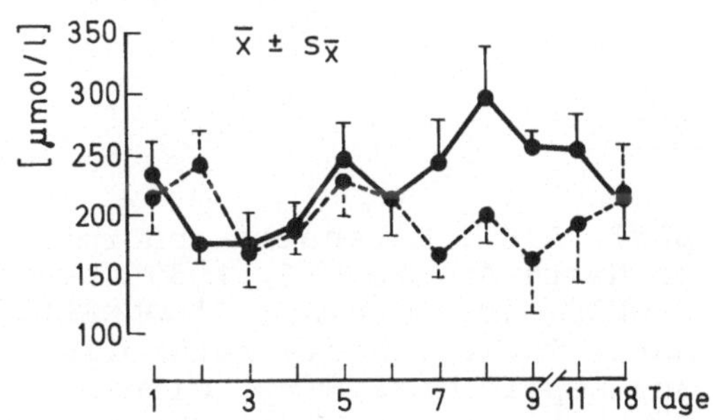


*Abb. 2. Glycin im Serum bei verstorbenen (n = 9) und überlebenden (n = 15) Polytraumatisierten; Überlebende ——, Verstorbene ----*

## 4. Enzymmuster

Parallel mit dem Abfall der Aminosäurekonzentration verlief ein deutlicher Anstieg der Transaminasenaktivität im Serum. Am 6. Tag betrug die SGOT 114 ± 57 U/l gegenüber 44 ± 5 U/l bei den Überlebenden, die SGPT 114 ± 74 U/l bei den Verstorbenen gegenüber 52 ± 11 U/l bei den Überlebenden. Die LDH war mit 853 ± 193 U/l gegenüber 492 ± 31 U/l ($p < 0{,}05$) signifikant unterschiedlich.

Am 7. Tag war die LDH ($p < 0{,}05$) mit Mittelwerten von 1.061 U/l bzw. 486 U/l für die beiden Kollektive signifikant verschieden. Ebenfalls eine deutliche Verschlechterung zeigte die CHE am 7. Tag bei den später verstorbenen Patienten. Die Bilirubinwerte waren bei allen Verletzten von Beginn an erhöht. Ab 7. Tag trat eine erhebliche Hyperbilirubinanämie bei den später Verstorbenen mit $68{,}8 \pm 10{,}9$ µmol/l gegenüber $39{,}5 \pm 7{,}4$ µmol/l bei den überlebenden Patienten ein ($p < 0{,}05$). Am 18. Tag war dieser Unterschied mit $20{,}3 \pm 5{,}3$ µmol bei den Überlebenden gegenüber $173{,}0 \pm 59{,}0$ µmol/l bei den Verstorbenen ($p < 0{,}001$) hochsignifikant.

## Zusammenfassung

Erhöhter Lactat-Pyruvat-Quotient, stark erhöhte Glucosewerte und erniedrigter Base-Exzess erlauben bereits kurz nach einem Polytrauma prädiktive Aussagen zur Überlebenswahrscheinlichkeit. Enzymmuster und Bilirubinwerte sowie Verlaufskurven der Serum-Aminosäuren lassen erst ab dem 6. Tag signifikante Unterschiede zwischen beiden Kollektiven erkennen.

## Summary

An increase in the lactate:pyruvate ratio as well as in serum glucose levels and a decrease in base excess values permit an early prediction of vital outcome in severely traumatized patients. Further laboratory data such as enzymes, bilirubin, and amino-acid concentrations, however, demonstrate significant differences between survivors and nonsurvivors at a later stage, i.e., from the 6th day on.

## Literatur

1. BAUE, A.E.: Metabolic abnormalities of shock. Surg. Clinics of North America 56, 1059 (1976).
2. CLOWES, jr., G.H.A., O'DONNELL, Th., F.O., BLACKBURN, G.L., MAKI, Th.N.: Energy metabolism and proteolysis in traumatized and septic man. Surg. Clinics of North America 56, 1169 (1976)
3. DÖLP, R., FEKL, W., AHNEFELD, F.W.: Free amino acids in plasma in the post-traumatic period. Infusionstherapie 2, 321 (1975).
4. HEMPELMANN, G., TRENTZ, O.A., TRENTZ, O., OESTERN, H.-J., PIEPENBROCK, S., STURM, J.: Monitoring kardiopulmonaler Parameter nach schwerem Polytrauma. Prakt. Anaesth. 12, 445 (1977).
4. OESTERN, H.-J., TRENTZ, O., HEMPELMANN, G., KOLBOW, H., STURM, J., TRENTZ, O.A., TSCHERNE, H.: Schockbedingte cardiorespiratorische und metabolische Frühveränderungen nach schwerem Polytrauma. Akt. Traumatol. 7, 351 (1977).

Dr. H.-J. Oestern, Unfallchirurgische Klinik, Medizinische Hochschule Hannover, Karl-Wiechert-Allee 9, D-3000 Hannover 61

# 14. Experimentelles Modell des protrahierten traumatisch-hämorrhagischen Schocks: I Organdurchblutung

H. E. Keller, U. B. Brückner, F. W. Kühne, U. Mittmann, A. Schwesinger und H. Victor

Abteilung für Experimentelle Chirurgie (Komm. Leiter: Prof. Dr. U. Mittmann) der Chirurgischen Universitätsklinik (Direktor: Prof. Dr. F. Linder) Heidelberg und Kreiskrankenhaus Neckarsulm

Ergebnisse experimenteller Schockforschung wurden überwiegend an akuten Modellen gewonnen, welche den klinischen Verlauf des traumatisch-hämorrhagischen Schocks ungenügend berücksichtigen.

Wir entwickelten daher ein tierexperimentelles Modell des protrahierten Schocks über 72 Std, um Langzeitveränderungen der allgemeinen Hämodynamik, der Mikrozirkulation und des Gerinnungssystems nach Trauma und Blutverlust untersuchen zu können.

## Methodik

20 Bastardhunden (mittleres Gewicht: 23,5 ± 3 kg) wurde 3 Wochen vor dem Schockversuch ein Katheter zur Injektion von Tracer-Microspheres in den linken Vorhof implantiert. Ein Katheter zur Messung des linksventrikulären Drucks (LVP) und der davon abgeleiteten sog. Kontraktilitätsparameter wurde in den linken Ventrikel implantiert. Um die beim Hund typischen schockbedingten Schleimhautblutungen des Darmes zu vermeiden, wurde nach der Methode von BOUNOUS et al. 1965 (1) der Pankreashauptgang 5 Tage vor dem Schockexperiment ligiert.

Zu Beginn des Schockversuchs wurden die Tiere nach Prämedikation mit 0,5 mg/kg Morphin und 0,02 mg/kg Propyolyl-Promazin, mit 15 mg/kg Pentobarbital narkotisiert und mit einem Sauerstoff-Lachgas-Gemisch (1:3) beatmet. Fortlaufend registriert wurden die Drücke in der Aorta (MAP) und in der A. pulmonalis (MPP). Das Herz-Zeit-Volumen (HZV) wurde mit der Thermodilutionsmethode bestimmt. Die Organdurchblutung (OBF) wurde mit der Tracer-Microsphere-Methode (7 - 15 µ) bestimmt (2, 3). Als Knochentrauma wurde nach der von ULMER und SAGGAU 1975 (4) angegebenen Methode eine beidseitige standardisierte Tibia-Osteotomie durchgeführt. Nach einer Stabilisierungsphase von 30 min wurde Blut (100 ml/5 min) bis zu einem arteriellen Mitteldruck von 40 mm Hg entzogen. Die Hypotoniephase (mittlere Dauer: 5,0 ± 1,8 Std) wurde solange aufrechterhalten, bis 20 % des maximal abgegebenen Blutvolumens spontan zurückgenommen waren, um einen MAP von 40 mm Hg aufrechtzuerhalten. Anschließend wurde das restliche entzogene Blut mit 100 ml/5 min reinfundiert.

In der darauf folgenden 72 stündigen Beobachtungsphase atmete die Hälfte der Tiere spontan, die andere Hälfte wurde mit Raumluft beatmet. Die Hunde wurden mit 0,1 mg/kg·Std Propyolyl-Promazin (Combelen) sediert und mit 0,2 mg/kg·Std Nefopam (Ajan) analgesiert. Der Säure-Basen-Haushalt wurde mit $NaHCO_3$ korrigiert und der Wasserhaushalt mit einer Basisinfusion von 25 ml/kg·Std einer isoosmolaren 1/3-Elektrolytlösung bilanziert. Ein Abfall des HZV unter 80 ml/kg·min wurde durch Infusion einer 5%igen Humanalbuminlösung verhindert.

## Ergebnisse

13 Hunde konnten ausgewertet werden. 4 Tiere überlebten die 72-stündige Beobachtungsphase, 9 Tiere verstarben nach im Mittel 32 Std. Es fanden sich keine Unterschiede zwischen beatmeten und nicht beatmeten Tieren, daher wurden die Ergebnisse in der folgenden Tabelle zusammengefaßt:

Tabelle 1. Herzfrequenz (HF), mittlerer Aortendruck (MAP), Herz-Zeit-Volumen (HZV) und mittlerer Pulmonalisdruck (MPP) vor Trauma und Blutentzug, in der Hypotonie und 12 und 30 Std nach Reinfusion des entzogenen Blutes. AW = Ausgangswert, HT = nach 2 Std Hypotonie, B = Beobachtungsphase

| | AW | HT | B = 12 Std | B = 30 Std |
|---|---|---|---|---|
| HF s/min | 119 ± 32 | 218 ± 23 | 166 ± 21 | 166 ± 16 |
| MAP mm Hg | 116 ± 12 | 42 ± 4 | 79 ± 10 | 80 ± 12 |
| HZV ml/kg·min | 119 ± 32 | 59 ± 21 | 99 ± 17 | 80 ± 12 |
| MPP mm Hg | 11 ± 3 | 6 ± 2 | 16 ± 5 | 14 ± 3 |
| | ⟵ Narkose ⟶ | ⟵ Sedierung | | ⟶ |

Die Herzfrequenz blieb über die gesamte Beobachtungsphase signifikant ($p < 0,001$) erhöht. Dagegen kehrten MAP, HZV und MPP wieder in den Normbereich zurück. Diese 3 Parameter blieben bei den überlebenden Tieren während der gesamten 72 Std nach Reinfusion nahezu konstant, fielen aber bei den frühzeitig versterbenden Tieren im Mittel nach 30 Std rasch ab. Zwischen dem Beginn dieser Verschlechterung und dem Tod der Tiere lagen im Mittel 2 Std. Das HZV der überlebenden Tiere lag bereits 6 Std nach Reinfusion mit 104 ± 18 ml/kg·min signifikant ($p < 0,025$) über dem der frühzeitig versterbenden Tiere mit 82 ± 12 ml/kg·min. Letztere erhielten durchschnittlich 27,1 ml/kg·24 Std Humanalbumin zur Stabilisierung des HZV, während die überlebenden Tiere kein Humanalbumin benötigten. Bei den überlebenden Tieren war die Gesamt-$O_2$-Aufnahme 6 Std nach Reinfusion mit 7,4 ± 0,9 ml/kg·min signifikant ($p < 0{,}001$) höher als bei den frühzeitig versterbenden Tieren mit 5,3 ± 0,6 ml/kg·min. Bei letzteren war auch die metabolische Acidose ausgeprägter. Sie benötigten mit 0,60 mval/kg·Std Natriumbicarbonat die 3,5-fache Menge der überlebenden Tiere, welche stündlich mit 0,17 mval/kg ausgeglichen werden mußten. Die Organdurchblutung zeigte 12 und 30 Std nach Reinfusion mit Ausnahme der Lungen- und Nierendurchblutung keine signifikanten Unterschiede zwischen überlebenden und früher sterbenden Tieren, so daß beide Gruppen in der Tabelle 2 zusammengefaßt wurden.

Tabelle 2. Regionale Organdurchblutung (ml/100 g·min)

| | AW | HT = 2 Std | | B = 12 Std | | B = 30 Std | |
|---|---|---|---|---|---|---|---|
| Organ | absolut | absolut | Δ % | absolut | Δ % | absolut | Δ % |
| Herz (gesamt) | 73 | 93[b] | + 27 | 77 | + 6 | 79 | + 8 |
| Lungen | 303 | 37[c] | - 88 | 258 | - 15 | 207 | - 32 |
| Nieren | 219 | 64[c] | - 71 | 168 | - 23 | 188 | - 14 |
| Leber | 35 | 24[a] | - 31 | 52[b] | + 49 | 47 | + 34 |
| Magen (gesamt) | 30 | 12[b] | - 60 | 15[a] | - 50 | 14[a] | - 53 |
| Milz | 115 | 14[c] | - 88 | 75[a] | - 35 | 82[a] | - 29 |

[a] $0{,}025 < p < 0{,}05$; [b] $0{,}01 < p < 0{,}025$; [c] $0{,}001 < p < 0{,}01$.
Abkürzungen siehe Tabelle 1.

Die Myokarddurchblutung nahm in der Hypotoniephase signifikant zu, im linken Ventrikel um 22 %, im Septum um 19 % und im rechten Ventrikel um 71 %. Die Steigerung der Herzdurchblutung ist im wesentlichen durch die auf das Doppelte angestiegene Herzfrequenz bei vermindertem extracoronarem Widerstand zu erklären. Sie blieb in der anschließenden Beobachtungsphase bis zum Tod der Tiere geringfügig über den Ausgangswerten. Das Verhältnis von Herzinnenschicht zu -außenschichtdurchblutung blieb während der gesamten Versuchsdauer nahezu konstant. Eine Ischämie der Innenschicht ließ sich daher ausschließen.

Die Lungendurchblutung nahm in der Hypotoniephase bei allen Tieren in allen Lungenarealen mit 88 % signifikant ab. Sie erreichte bei den überlebenden Tieren jedoch wieder den Ausgangswert, während sie bei den früher sterbenden Tieren signifikant unter dem Ausgangswert blieb ($p < 0{,}05$). 30 Std nach Reinfusion lag die Lungendurchblutung bei den Überlebern mit 286 ml/100 g·min höher ($p < 0{,}01$) als bei den früh sterbenden Tieren mit 154 ml/100 g ·min. Die Nierendurchblutung zeigte ähnliche Unterschiede. Während die Rindendurchblutung bei den Überlebern den Ausgangswert wieder erreichte, blieb sie bei den früher sterbenden Tieren signifikant unter dem Ausgangswert ($p < 0,05$). Die Magendurchblutung nahm während der Hypotonie um 60 % ab und blieb während der gesamten Beobachtungsphase signifikant ($p < 0,05$) unter dem Ausgangswert. Die Durchblutung von Duodenum und Pankreas verhielt sich analog. Die regionale Durchblutungsverteilung im Magen zeigte die stärkste Abnahme im Corpusbereich und jeweils eine geringere, aber dennoch signifikante ($p < 0,02$) Abnahme im Fundus- und Antrumbereich. In allen Arealen erfolgte die Durchblutungsminderung eindeutig zu Lasten der Schleimhautdurchblutung, die im Mittel von 48 ml/100 g·min auf 18 ml/100 g·min abnahm. Die Muscularisdurchblutung blieb mit 7 ml/100 g·min über die gesamte Versuchsdauer nahezu konstant.

Die Leberdurchblutung aller Tiere nahm während der Hypotoniephase deutlich ab, überstieg aber während der Beobachtungsphase die Ausgangswerte. Dieser Anstieg kann sowohl durch eine gesteigerte nutritive Durchblutung über die A. hepatica verursacht worden sein, als auch durch intestinale prähepatische AV-Shunts.

## Schlußfolgerung

Obwohl HZV und MAP bei den früher sterbenden Tieren bis auf die auffallend kurze Terminalphase im Normbereich lagen, weisen die metabolische Acidose und die verringerte Gesamt-$O_2$-Aufnahme auf eine anhaltende Mikrozirkulationsstörung hin. Vor allem die Minderdurchblutung der intestinalen Organe, die auch nach Reinfusion des entzogenen Blutes persistierte, rückt damit in den Vordergrund der pathogenetischen Vorgänge im protrahierten Schock.

## Zusammenfassung

Trauma und Blutverlust führten zu einer akuten Verschlechterung der Mikrozirkulation. Die Organdurchblutung fiel in der Hypotoniephase in allen Organen, außer im Herzen, signifikant ab. Während der anschließenden Beobachtungsphase kam es parallel zum HZV zu einem langanhaltenden Wiederanstieg der Organdurchblutung von Lunge, Leber und Niere. Dagegen blieb die Durchblutung des Magen-Darmtrakts, des Pankreas und der Milz signifikant erniedrigt. Die Organdurchblutung der Tiere, welche die 72-stündige Beobachtungsphase überlebten, unterschied sich von den Tieren mit einer mittleren Überlebenszeit von 32 Std während dieser Zeit durch die signifikant höhere Lungen- und Nierendurchblutung nach Reinfusion.

## Summary

Experimental trauma and hemorrhage acutely reduce capillary blood flow in all organs except the heart. After reinfusion of the withdrawn blood a long-lasting increase of pulmonary bronchial blood flow and hepatic and renal blood flow is observed parallel to a rise in cardiac output. However, blood flow in the intestines, pancreas, and spleen remains significantly reduced. Particularly, renal and pulmonary bronchial blood flow is significantly higher in animals surviving for 72 hr than in animals succumbing after an average of 32 hr.

## Literatur

1. BOUNOUS, G., BROWN, R.A., MULDER, D.S., HAMPSON, L.G., GURD, F.N.: Abolition of "Tryptic Enteritis" in the Shocked Dog. Arch. Surg. 91, 371 - 375 (1965).
2. RUDOLPH, A.M., HEYMANN, M.A.: The circulation of the fetus in utero. Methods for studying distribution of blood flow. Circulat. Res. 21, 163 - 184 (1967).
3. BUCKBERG, G.D., LUCK, J.C., PAYNE, D.B., HOFFMAN, J.I.E., ARCHIE, J.P., FIXLER, D.E.: Some sources of errors in measuring regional blood flow with radioactive microspheres. J. appl. Physiol. 31, 598 - 604 (1971).
4. ULMER, H.E., SAGGAU, W.W.: Pulmonale Mikroembolie: Pulmonale Hämodynamik nach Trauma und Blutentzug. Basic Res. Cardiol. 70, 406 - 419 (1975).

Dr. H.E. Keller, Abteilung für Experimentelle Chirurgie der Chirurgischen Universitätsklinik Heidelberg, Im Neuenheimer Feld 347, D-6900 Heidelberg

# 15. Experimenteller protrahierter Schock: II Blutgerinnung und histologische Veränderungen

H. Keller, U. Bleyl, U. B. Brückner, H. E. Keller, Th. Klöss und U. Mittmann

Abteilung für Experimentelle Chirurgie (Komm. Leiter: Prof. Dr. U. Mittmann) der Chirurgischen Universitätsklinik Heidelberg (Direktor: Prof. Dr. F. Linder) und Pathologisches Institut der Med. Fakultät Mannheim der Universität Heidelberg (Direktor: Prof. Dr. U. Bleyl)

Durch Langzeitbeobachtung der Blutgerinnung im experimentellen protrahierten Schock werden neben den akuten Gerinnungsstörungen Gerinnungsveränderungen der Spätphase untersucht, um Aufschluß über Pathogenese, Verlauf und Prognose zu erhalten.

## Methodik

20 Bastardhunde werden einem standardisierten traumatisch-hämorrhagischen Schock unterzogen und anschließend 72 Std lang beobachtet. Die allgemeine Versuchsmethodik wurde in der Arbeit von H.E. KELLER et al. (3) dargestellt. Die nutritive Durchströmung der Kreislaufperipherie wird anhand des Hämatokrits (HK), des arteriellen Blutlactatspiegels (LKT) und der Gesamt-Sauerstoffaufnahme ($O_2$-A) beurteilt. Aus arteriellen Blutproben werden die Thrombocytenzahl (PC), das Fibrinogen (FBG) nach CLAUSS, der Quickwert und die partielle Thromboplastinzeit (PTT) bestimmt. Fibrinogen-Fibrinmonomere als Zeichen intravasaler Gerinnung werden mit dem Äthanoltest (EGT) nach GODAL (2) nachgewiesen. Nach dem Tod werden die Tiere seziert und die Organe histologisch untersucht.

## Ergebnisse

13 Tiere können ausgewertet werden. 4 überleben die Beobachtungszeit von 72 Std, 9 Hunde sterben im Mittel nach 31 Std. Die hämodynamische Situation zeigt Abb. 1.

Der Hämatokrit bleibt während der Hypotonie praktisch unverändert. Bei den Tieren, die den Versuch nicht überleben, fällt er bis zum Tode deutlich ab. Der Lactatspiegel steigt bei allen Tieren durch Trauma und Hypotonie bis auf das 5-fache an. 12 Std nach Reinfusion ist er bei den Überlebern normal, bleibt aber bei den früh sterbenden Hunden erhöht und steigt präfinal wiederum an (Tabelle 1). Die $O_2$-Aufnahme der überlebenden Tiere ist

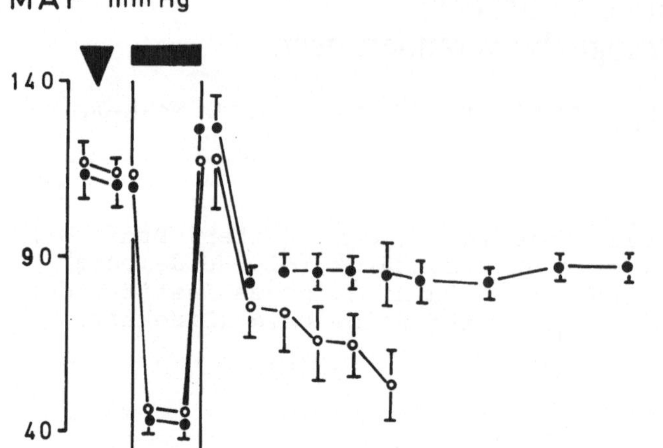


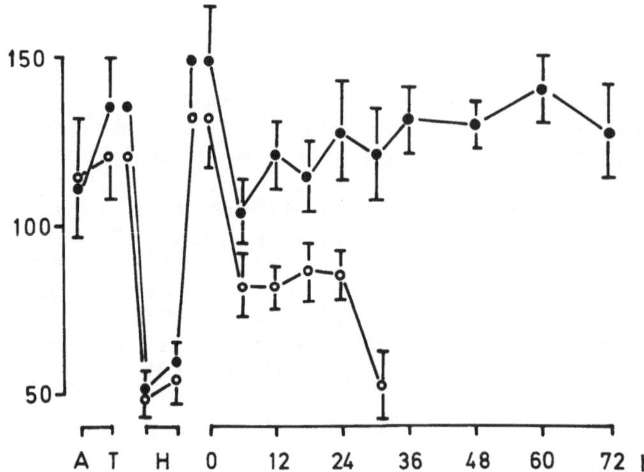


*Abb. 1. Mittelwerte und Standardabweichungen von mittlerem arteriellem Druck (MAP) und Herz-Zeit-Volumen (HZV) der überlebenden (●—●) und nichtüberlebenden Tiere (o—o). A = Ausgangswert, T = Wert nach Trauma (▼), H = Werte während Hypotonie (▬), 0, 12 → 72 = Werte nach entsprechender Beobachtungszeit.*

*Nach Reinfusion erreichen die Parameter wieder Ausgangswerte. 18 Std danach fällt der MAP der nichtüberlebenden Tiere kontinuierlich bis zum Tode ab. Das HZV der nichtüberlebenden Tiere ist bereits 6 Std nach Reinfusion signifikant niedriger als bei den Überlebern (p < 0,01). Es fällt im Gegensatz zum arteriellen Druck erst präfinal weiter ab*

kurz nach Reinfusion mit 7,4 ± 0,9 ml/kg·min deutlich höher als bei den nichtüberlebenden Tieren mit 5,3 ± 0,6 ml/kg·min (p < 0,001).

Tabelle 1. Mittelwerte und Standardabweichungen von Hämatokrit = HK (%), Blutlactatspiegel = LKT (mg/100 ml), Gesamtsauerstoffaufnahme = $O_2$-A (ml/kg·min), Thrombocytenzahl = PC ($x10^3/\mu l$), Fibrinogenspiegel = FBG (mg/100 ml), partielle Thromboplastinzeit = PTT (sec), Quickwert (%) und positivem Äthanoltest = EGT (%) der nichtüberlebenden Tiere (♰, n = 9) und der überlebenden Tiere (*, n = 4). A = Ausgangswert, T + H = Wert nach Trauma und Hypotonie, 12 → 72 = Werte nach entsprechender Beobachtungszeit. + = signifikanter Unterschied zum zeitlich korrelierenden Wert der Gruppe der nichtüberlebenden Tiere ($p < 0,05$)

| ♰ | A | T + H | 12 | 24 | 31 | |
|---|---|---|---|---|---|---|
| HK | 28 ± 4 | 30 ± 5 | 34 ± 8 | 29 ± 6 | 24 ± 10 | |
| LKT | 11 ± 6 | 55 ± 24 | 22 ± 13 | 23 ± 12 | 59 ± 35 | |
| $O_2$-A | 3,2 ± 0,8 | 5,3 ± 0,9 | 4,5 ± 1,1 | 4,5 ± 1,8 | 4,4 ± 1,9 | |
| PC | 165 ± 56 | 114 ± 37 | 61 ± 16 | 41 ± 19 | 27 ± 13 | |
| FBG | 264 ± 75 | 174 ± 57 | 195 ± 77 | 247 ± 144 | 194 ± 135 | |
| PTT | 12,9 ± 0,8 | 21,8 ± 5,4 | 24,0 ± 5,6 | 32,7 ± 7,0 | 50,3 ± 8,3 | |
| Quick | 73 ± 18 | 29 ± 14 | 30 ± 12 | 29 ± 10 | 22 ± 14 | |
| EGT | 11 | 100 | 63 | 63 | 50 | |
| ***** | **A** | **T + H** | **12** | **24** | **48** | **72** |
| HK | 31 ± 1 | 28 ± 9 | 34 ± 9 | 34 ± 5 | 30 ± 8 | 30 ± 5 |
| LKT | 8 ± 2 | 44 ± 12 | 9 ± 3+ | 8 ± 1+ | 12 ± 6 | 11 ± 2 |
| $O_2$-A | 3,9 ± 0,6 | 6,4 ± 0,7 | 5,7 ± 0,1 | 4,9 ± 1,5 | 4,6 ± 2,1 | 5,2 ± 1,0 |
| PC | 140 ± 39 | 132 ± 54 | 79 ± 30 | 76 ± 37+ | 46 ± 23 | 39 ± 16 |
| FBG | 243 ± 65 | 144 ± 60 | 228 ± 52 | 305 ± 50 | 453 ± 70 | 536 ± 13 |
| PTT | 13,9 ± 0,9 | 17,2 ± 1,3 | 15,8 ± 1,0+ | 17,0 ± 1,4+ | 20 ± 5 | 23,2 ± 6,9 |
| Quick | 88 ± 12 | 40 ± 14 | 46 ± 19 | 48 ± 20 | 44 ± 9 | 51 ± 27 |
| EGT | 0 | 75 | 25 | 75 | 75 | 100 |

Die Thrombocytenzahl verändert sich während der Hypotonie bei den überlebenden Tieren nicht wesentlich. 24 Std nach Reinfusion ist die Thrombopenie weniger stark ausgeprägt (Tabelle 1).

Das FBG fällt durch Trauma und Hypotonie deutlich ab. In der Beobachtungsphase findet sich ein reaktiver Anstieg auf übernormale Werte nur bei den überlebenden Tieren. Eine reaktive Hyperfibrinogenämie nach Blutverlust wurde von APPELGREEN et al. (1) beschrieben. Die PTT ist bei den überlebenden Tieren nach Reinfusion nur leicht erhöht, während sie bei den nichtüberlebenden Tieren kontinuierlich bis zum Tod der Tiere ansteigt (Abb. 2).

Der Quickwert fällt durch Trauma und Hypotonie drastisch ab. Bei den nichtüberlebenden Tieren bleibt er bis zum Tode deutlich vermindert, während er bei den Überlebern in der Beobachtungsphase

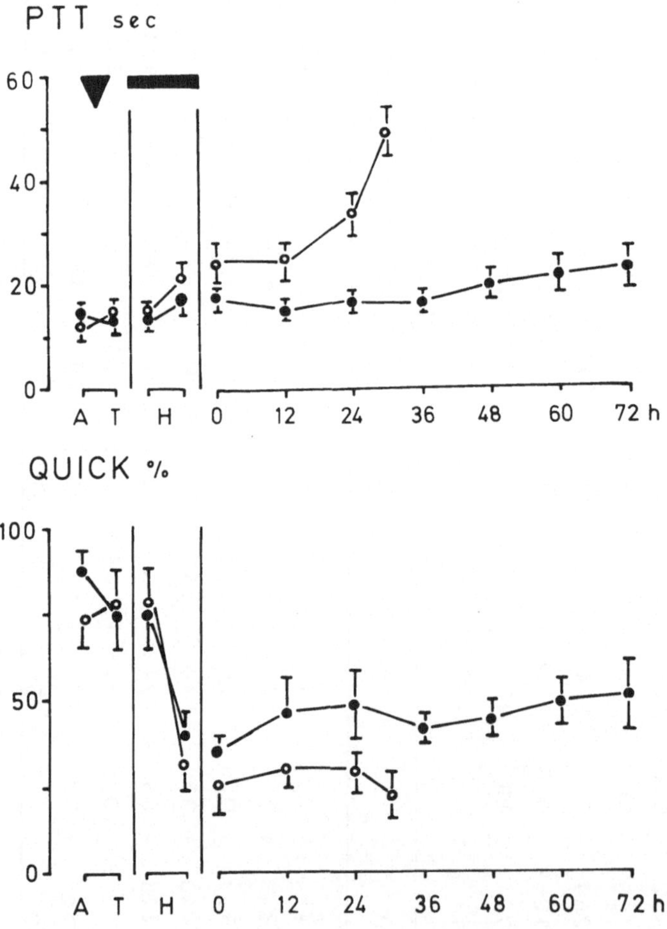


*Abb. 2. Mittelwerte und Standardabweichungen von partieller Thromboplastinzeit (PTT) und Quickwert. Zeichenerklärungen siehe Abb. 1. Auffallend ist der kontinuierliche Anstieg der PTT bei den nichtüberlebenden Tieren (o—o) sowie der drastische Quick-Abfall aller Hunde während Hypotonie*

wieder anzusteigen beginnt (Abb. 2). Bei fast allen Tieren wird der Äthanoltest als Zeichen einer aktivierten intravasculären Gerinnung durch Trauma und Hypotonie positiv. Im Gegensatz zu den früh sterbenden Tieren ist der Äthanoltest bei den Überlebern nach 12 Std nur noch schwach positiv. Er wird in der späten Beobachtungsphase erneut positiv, was jedoch nicht als Zeichen einer Aktivierung der intravasalen Gerinnung zu werten ist. Nach ZIELINSKY et al. (4) kommt dieser Effekt durch den reaktiv erhöhten Fibrinogenspiegel zustande.

Die histologische Untersuchung der intestinalen Organe ergibt folgendes Bild: In der Leber finden sich schwerste pathologische Veränderungen mit Mikrothromben und Fibrinpräcipitaten, neben Blutungen und ausgedehnten Nekrosen. Bei den überlebenden Tieren finden sich ebenfalls Zeichen der intravasalen Gerinnung, jedoch keine Blutungen und nur geringe läppchenzentrale Nekrosen. In der Milz treten nur bei den nichtüberlebenden Tieren Zeichen der intravasalen Gerinnung auf, neben Blutungen und Nekrosen der roten und weißen Pulpa. Die Milz der überlebenden Tiere ist dagegen unauffällig. Das histologische Bild des Darmes wird von Mikrothromben, Fibrinpräcipitaten und meist oberflächlichen Schleimhautnekrosen bestimmt. Der Darm der überlebenden Tiere ist nur gering verändert. Die Nieren der überlebenden und der gestorbenen Tiere zeigen neben Mikrothromben und Blutungen ausgedehnte Tubulusepithelienschwellungen und Tubulusnekrosen (Tabelle 2).

Tabelle 2. Prozentuale Häufigkeit der Organveränderungen bei histologischer Untersuchung der nichtüberlebenden (✝, n = 9) und überlebenden Tiere (*, n = 4). MT + FP = Mikrothromben und Fibrinpräcipitate; BL = Blutung, NK = Nekrose

| ✝ | MT + FP | BL | NK |
|---|---|---|---|
| Leber | 66 | 44 | 100 |
| Milz | 44 | 33 | 44 |
| Darm | 56 | 11 | 67 |
| Niere | 33 | 44 | 89 |
| * | MT + FP | BL | NK |
| Leber | 75 | 0 | 50 |
| Milz | 0 | 0 | 0 |
| Darm | 25 | 0 | 25 |
| Niere | 50 | 25 | 100 |

## Schlußfolgerungen

Bei den Tieren, die Trauma und protrahierten Schock nicht überleben, weisen erhöhter Blutlactatspiegel und verminderte Gesamt-$O_2$-Aufnahme frühzeitig auf eine anhaltende Störung der nutritiven Durchströmung der Kreislaufperipherie hin. Im Zusammenhang damit sind die Gerinnungsstörungen bei den nichtüberlebenden Tieren stärker ausgeprägt als bei den Überlebern. Steigende partielle

Thromboplastinzeit, anhaltende Erniedrigung des Quick-Wertes und ausgeprägtere Thrombopenie sind frühe Anzeichen für eine ungünstige Prognose.

Gerinnungsveränderungen und gestörte nutritive Organdurchblutung finden ihr Korrelat in ausgeprägten histologischen Veränderungen der parenchymatösen Organe.

## Zusammenfassung

20 Hunde werden einem standardisierten traumatisch-hämorrhagischen Schock unterzogen und anschließend 72 Std kontinuierlich beobachtet. Die Hunde, die nicht überleben, unterscheiden sich von den Überlebern in ihrer allgemeinen Hämodynamik, durch stärkere Gerinnungsveränderungen und ausgeprägtere histologische Veränderungen vor allem von Leber und Darm. Vor allem die verlängerte partielle Thromboplastinzeit und der anhaltende verminderte Quickwert sind frühe Anzeichen einer ungünstigen Prognose.

## Summary

Twenty mongrel dogs are subjected to a standardized traumatic hemorrhagic shock. After reinfusion of the dogs' own blood the animals are continuously observed for 72 hr. Deterioration of general hemodynamics and activation of intravascular coagulation is more pronounced in the nonsurviving animals. Correspondingly, histologic alterations particularly of the liver and intestine are more marked in the nonsurvivors. Increase of partial thromboplastin time and long-lasting increase of the prothrombin time (Quick) appear to be early signs of a fatal prognosis.

## Literatur

1. APPELGREEN, L., LEANDOER, L., BERGENTZ, S.E.: Fibrinogen in Blood and Lymph after Massive Hemorrhage in the Dog. Bull. Soc. Int. Chir. 27, 34 - 41 (1968).
2. GODAL, H.C., ABILGAARD, U.: Gelation of Soluble Fibrin in Plasma by Ethanol. Scand. J. Haemat. 3, 342 - 350 (1966).
3. KELLER, H.E., BRÜCKNER, U.B., KÜHNE, F.W., MITTMANN, U., SCHWESINGER, A., VICTOR, H.: Experimentelles Modell des protrahierten traumatisch-hämorrhagischen Schocks: I Organdurchblutung. Langenbecks Arch. Chir. Chir. Forum 1978, im Druck.
4. ZIELINSKY, A., ALTMAN, R., ROUZIER, J.: Comparison between a Modified Ethanol Gelation Test and Protamine Sulfate Test. Thromb. Haemostas. 36, 165 - 172 (1976).

cand. med. H. Keller, Abteilung für Experimentelle Chirurgie der Chirurgischen Universitätsklinik Heidelberg, Im Neuenheimer Feld 347, D-6900 Heidelberg

# 16. Die Durchblutung des Ferkelmagens im hämorrhagischen Schock*

R. M. Seufert, Ch. Hottenrott, H. Becker und L. v. Gerstenbergk

Chirurgische Universitätsklinik Heidelberg (Prof. Dr. F. Linder)

Als Beitrag zur Klärung der nicht seltenen gastrointestinalen Komplikation nach verschiedenen Schockzuständen in Form sogenannter "Stressulcera" war in Kenntnis der starken α-adrenergen Potenz der Organe des Splanchnicusgebietes (2) die Überprüfung der Magendurchblutung im hämorrhagischen Schock erforderlich.

## Methodik

10 nüchterne Göttinger Miniatur-Schweine (12 - 16 kg) wurden mit 20 mg/kg KG Natrium-Pentobarbital i.p. anaesthesiert, intubiert und maschinell beatmet. EKG und arterieller Blutdruck wurden fortlaufend registriert. Nach Kanülierung einer Pulmonalvene, der rechten A. carotis, beider Aa. und Vv. femorales erwachten die Tiere und atmeten unter leichter Sedierung spontan. Durch Injektion von 8 μ großen radioaktiven Microspheres wurde die Durchblutung bei einem mittleren Aortendruck von 100 mm Hg bestimmt. Anschließend wurden die Tiere bis zu einem mittleren Aortendruck von 40 mm Hg entblutet. Die Retransfusion des entzogenen Blutes beendete nach 3 Std den hypovolämisch-hypotensiven Zustand. Nach 180 min Schockdauer wurden mit einem anderen Isotop markierte Microspheres zur Durchblutungsmessung injiziert.

Danach wurden die Tiere getötet, die Organe entnommen und die festgehaltene Radioaktivität in einem Bohrlochscintillationszähler gemessen. Die Durchblutung des Magens wurde sowohl nach Arealen (Corpus, Fundus usw.) als auch nach Wandschichten (Mucosa, Seromuscularis) getrennt ermittelt. HZV und Durchblutung wurden mit Hilfe eines Computerprogrammes errechnet.

## Ergebnisse

Ein Tier verstarb während des Schocks und konnte nicht verwertet werden.

Das HZV fiel von 70,2 $\pm$ 8,4 ml x $kg^{-1}$ x $min^{-1}$ vor dem Schock um im Mittel 45,1 % auf 38,5 $\pm$ 6,3 ml x $kg^{-1}$ x $min^{-1}$ nach 45 min Schockdauer ab.

---

* Mit Unterstützung der Deutschen Forschungsgemeinschaft.

Vor dem hämorrhagischen Schock betrug die Durchblutung des Gesamtmagens 25 ± 7 ml x 100 $g^{-1}$ x $min^{-1}$ (s. Tabelle 1). Dabei fiel die besonders gute Durchblutung von Corpus- (45 ± 15 ml x 100 $g^{-1}$ x $min^{-1}$) und Fundusschleimhaut (38 ± 10 ml x 100 $g^{-1}$ x $min^{-1}$) auf.

Tabelle 1. Globale und regionale Durchblutung des Ferkelmagens in ml x 100 $g^{-1}$ x $min^{-1}$ unter Kontrollbedingungen (mittlerer Aortendruck = 100 mm Hg) und im hämorrhagischen Schock (mittlerer Aortendruck = 40 mm Hg)

| | Kontrolle | | | 3-stündiger hämorrhagischer Schock | | |
|---|---|---|---|---|---|---|
| | Gesamt | Mucosa | Muscularis | Gesamt | Mucosa | Muscularis |
| Magen | 25±7 | 38±12 | 13±3 | 2,9±1,5 | 5,8±1,8 | 1,3±0,5 |
| Cardia | 21±6 | 26± 5 | 11±2,5 | 3,2±0,7 | 5,8±2,2 | 0,9±0,2 |
| Fundus | 34±4 | 38±10 | 14±2 | 2,6±0,5 | 4,8±1,1 | 2,1±0,4 |
| Corpus | 39±7 | 45±15 | 12±3 | 3,3±1,5 | 5,2±2,4 | 2,4±0,5 |
| Antrum | 22±3 | 26± 9 | 15±5 | 4,6±0,6 | 6,3±1,1 | 0,7±0,2 |
| Pylorus | 24±8 | 28±7 | 14±5 | 4 ±1,5 | 5,7±2,1 | 1,1±0,7 |

Mittelwerte ± 1 SD.

Im Schock sank die Magendurchblutung insgesamt auf 2,9 ± 1,5 ml x 100 $g^{-1}$ x $min^{-1}$ ab, was einer Reduktion von 88,4 % entspricht. Zu einer besonders drastischen Durchblutungsreduktion kam es in den zuvor stark durchbluteten Schleimhautarealen von Corpus und Fundus (5,2 ± 2,4 bzw. 4,8 ± 1,1 ml x 100 $g^{-1}$ x $min^{-1}$). Andere Oberbauchorgane erfuhren eine geringere Durchblutungsdrosselung als der Magen. Die Durchblutung des Pankreas etwa sank um 68,4% von 25 ± 8,7 auf 7,9 ± 1,7 ml x 100 $g^{-1}$ x $min^{-1}$ ab.

## Diskussion

Der hämorrhagische Schock reduziert die Durchblutung vor allem des Magens aber auch die anderer Organe des Splanchnicusgebietes stärker, als es dem Abfall des HZV entspricht. Dies gilt ebenso für den Endotoxinschock und andere Schockformen, bei denen das zirkulierende Blutvolumen nicht vermindert wird (4).

Diese überproportional hohe Durchblutungsdrosselung durch die sympathico-adrenerge Stimulation kann durch die hohe α-adrenerge Aktivität im Splanchnicusgebiet bzw. durch die Behinderung des venösen Rückstroms infolge einer Erhöhung des Pfortaderdruckes schon während der ersten Schockphase (1) erklärt werden. Besonders empfindlich reagiert die Durchblutung des Magens, vor allem die der Corpus- und Fundusmucosa, Prädilektionsorte für "Stressulcera". Dies läßt vermuten, daß die Minderdurchblutung des Magens den initialen Faktor in der Pathogenese dieser Läsionen darstellt.

Das resultierende Energiedefizit konnten MENGUY und MASTERS (3) durch den Abfall energiereicher Phosphate nachweisen.

Entsprechend diesen Ergebnissen sollte der ohnehin falsche Ausdruck "Stressulcus" durch einen anderen Terminus, etwa "gastrointestinales Ischämie-Syndrom" ersetzt werden.

## Zusammenfassung

Bei 9 Göttinger Miniatur-Schweinen wurde vor und während eines hämorrhagischen Schocks (mittlerer Aortendruck 40 mm Hg) die globale und regionale Magendurchblutung mit Hilfe der Microspheres-Methode bestimmt.

Die Magendurchblutung erfuhr eine wesentlich stärkere Drosselung als der Abfall des HZV erwarten ließ. Besonders betroffen war die Schleimhaut von Fundus und Corpus, Prädilektionsorte für "Stressulcera". Der überproportional hohe Durchblutungsabfall kann durch die starke α-adrenerge Aktivität im Splanchnicusgebiet (2) bzw. das Auftreten eines "Leberoutflow-blocks" (1) während des hämorrhagischen Schocks erklärt werden.

Zusammen mit dem Nachweis eines Energiedefizits der Magenschleimhaut (3) sprechen die Ergebnisse für die wesentliche Bedeutung der Mucosa-Ischämie der Pathogenese sogenannter "Stressulcera". Folglich sollte dieser ohnehin falsche Ausdruck durch einen anderen Terminus, etwa "gastro-intestinales Ischämie-Syndrom" ersetzt werden.

## Summary

In nine conscious piglets, total and regional gastric blood flow was measured (8 μ radioactive microspheres) in the same animals before (control) and at the end of a 3-h hemorrhagic shock period (mean AoBP = 40 mm Hg).

Gastric blood flow decreased dramatically (88.4%) during shock. This decrease was most severe in the mucosa of corpus and fundus, where the highest flow was registered during control and where stress lesions are usually found. The reduction in gastric flow was significantly greater than the reduction in cardiac output (45.1%).

The disproportional reduction in gastric blood flow may be explained by the high α-adrenergic activity of splanchnic organs (2) and by the impediment to liver outflow (1) during hemorrhagic shock.

The results support the suggestion that ischemia plays an important role in the pathogenesis of gastric "stress ulcers", an expression that should be replaced by "ischemic gut syndrome".

## Literatur

1. GRAYSON, J., MENDEL, J.: Physiology of the splanchnic circulation. London: Ed. Arnold Ltd. 1965.
2. GREEN, H.D., KEPCHAR, J.H.: Physiol. rev. 39, 617 (1959).
3. MENGUY, R., MASTERS, Y.F.: Gastroenterol. 66, 1168 (1974).
4. MESSMER, K.: Langenb. Arch. klin. Chir. 319, 890 (1967).

Dr. med. R.M. Seufert, Chirurg. Zentrum der Universität Heidelberg, Im Neuenheimer Feld 110, D-6900 Heidelberg

# 17. Inhibition der Thrombocytenaggregation im hämorrhagischen Schock durch Acetylsalicylsäure und maschinelle Beatmung

H. Welter, K. L. Lauterjung und W. Isselhard

Chirurgische Universitätsklinik München (Direktor: Prof. Dr. G. Heberer) und Institut für experimentelle Medizin der Universität Köln (Direktor: Prof. Dr. W. Isselhard)

Thrombocytenaggregate entstehen bei Schockzuständen verschiedener Genese u.a. in Folge peripherer Mangeldurchblutung und der damit verbundenen Freisetzung von Stoffwechselmetaboliten wie Adenosindiphosphat (ADP), Serotonin, Histamin und Prostaglandinen (2 - 5). Obwohl dies durch zahlreiche experimentelle und klinische Untersuchungen bestätigt worden ist, bleibt die pathophysiologische Bedeutung der Thrombocytenaggregate für den Schockverlauf umstritten (4). Neben einer möglichen Verlegung der Strombahn kann die thrombocytäre Freisetzung vaso- und bronchokonstriktiv wirkender Substanzen zu zentraler und peripherer Sauerstoffminderversorgung führen (3, 4). Ziel der vorliegenden Untersuchung war es, mit einer Methode zur kontinuierlichen in-vivo Messung die Entstehung von Thrombocytenaggregaten im hämorrhagischen Schock quantitativ zu beschreiben und die Wirksamkeit von Acetylsalicylsäure (ASS) an diesem Modell zu überprüfen. Aufgrund eines Zufallsbefundes - bei einem maschinell beatmeten Hund war eine fast völlige Unterdrückung der Thrombocytenaggregation beobachtet worden - sollte die Beeinflußbarkeit der Aggregationsneigung von Thrombocyten durch Respiratorbehandlung überprüft werden.

## Methodik

Die Versuche wurden an Bastardhunden (n=20) mit einem mittleren Körpergewicht von 20 kg in Pentobarbitalnarkose (Nembutal, 20 mg/kg KG) durchgeführt. Die Gruppe I (n=8) diente als Kontrolle, in Gruppe II (n=6) wurden 24 Std vor Versuchsbeginn 1 g ASS i.v. verabreicht und in Gruppe III (n=6) wurden die Hunde vom Entblutungsbeginn an maschinell mit Engström-Respirator kontrolliert mit Raumluft beatmet. 1 Std vor Entblutungsbeginn erhielten die Tiere 2500 I.E. Heparin/kg KG (20 mg Vetren/kg KG). Die re. V. jugularis ext., die li. A. carotis ext., eine A. femoralis (zentral und peripher) und eine V. femoralis wurden mit PVC-Kathetern kanüliert. Aus den Cervicalgefäßen, über die PVC-Katheter bis in den re. Vorhof bzw. die Aorta desc. vorgeschoben wurden, förderte eine Rollerpumpe Blut in zwei identische Meßkammern zur Bestimmung der Thrombocytenaggregate und von dort über eine A. femoralis zurück in den Kreislauf. Die Messung der Thrombocytenaggregate erfolgte durch eine fotoelektrische Methode (1): Die relativ höhere Lichttransparenz von Thrombocytenaggregaten im Vergleich zu der sie umgebenden Erythrocytensuspension beim Fluß durch eine Glascapillare erlaubt ihre Registrierung (Abb. 1). Über die in V. und A. femoralis eingeführten Katheter wurden vor Versuchsbeginn und in 15minütigen Abständen Blut zur Bestimmung der Thrombocyten-, Erythrocyten- und Leukocytenzahlen sowie zur Messung von Hämatokrit, $pO_2$, $pCO_2$ und pH entnommen. Standardbicarbonat und Base excess wurden mittels Nomogrammen aus den Blutgaswerten bestimmt.

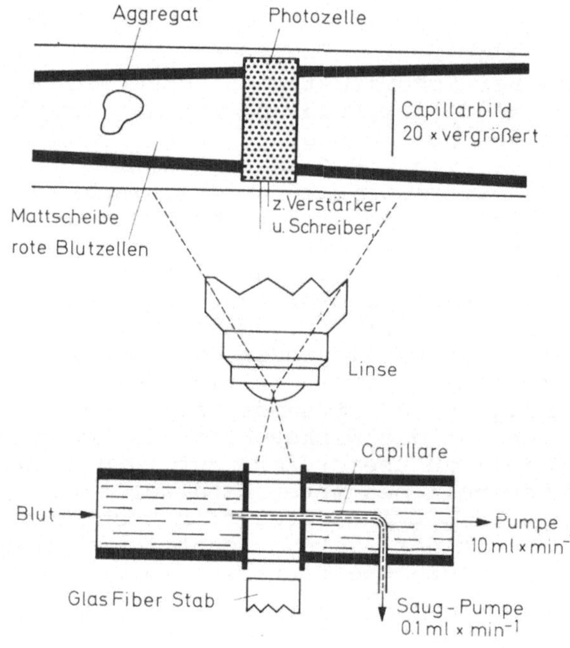


*Abb. 1. Schematische Darstellung der Meßanordnung zur kontinuierlichen in-vivo Messung der Thrombocytenaggregation im strömenden Blut*

## Ergebnisse

Die Mittelwerte der Thrombocytenaggregation - gemessen in 10-minütigen Intervallen - liegen in der Kontrollgruppe zu jedem Zeitpunkt venös und arteriell deutlich höher als in Gruppe II und III (Abb. 2). Die Differenzen zwischen Gruppe I und II sind, bedingt durch hohe Streuungen allenfalls mit einer Irrtumswahrscheinlichkeit von $P < 0,1$ statistisch signifikant. Die stärkste Inhibierung der Thrombocytenaggregation wird jedoch unter maschineller Beatmung beobachtet ($P < 0,05$). Bis zur 50. Minute sind die Mittelwerte der Thrombocytenaggregate im venösen Blut höher als im arteriellen. Nach der 60. Minute wird eine in den

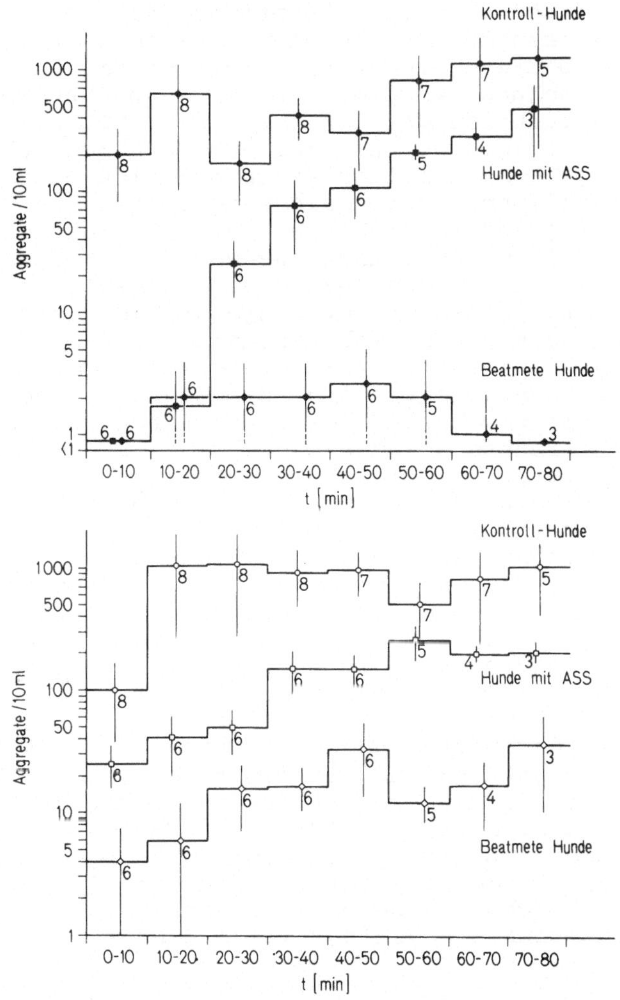


*Abb. 2. Zahl der Thrombocytenaggregate (Mittelwert ± Standardabweichung des Mittelwerts) pro 10-min-Intervall und 10 ml Blut der Aorta (oben) und des rechten Vorhofs (unten) während hämorrhagischer Hypotension bei Kontrollhunden, nach Applikation von ASS und bei maschineller Beatmung*

Gruppen I und II signifikante Steigerung der Aggregatzahlen im arteriellen Blut beobachtet. In allen Gruppen liegen die Mittelwerte nun höher als im venösen Blut. Die Thrombocytenzahlen sind in allen Gruppen vergleichbar, Hämatokrit, Leukocyten und Erythrocyten weisen in keiner Gruppe statistisch signifikante Differenzen zu einer der beiden anderen Gruppen auf.

## Diskussion

Schon in früheren Versuchen konnte mit der beschriebenen Versuchsanordnung eine Zunahme der Thrombocytenaggregate während hypovolämischer Hypotension beschrieben werden (2). Vergleichbar mit diesen Versuchen konnte sowohl nach Gabe von ASS als auch unter maschineller Beatmung wie auch in der Kontrollgruppe primär eine höhere Aggregatkonzentration im venösen als im arteriellen Blut beobachtet werden. Diese Beobachtungen werden durch die Filterfunktion der Lunge erklärt. Mit zeitlichem Fortschreiten des Schockgeschehens über 60 min hinaus übertrifft jedoch die Aggregatkonzentration im arteriellen Blut die im venösen. Dieser Umstand könnte durch die Minderperfusion der Lunge und die daraus resultierende Freisetzung von ADP, Serotonin und besonders von Prostaglandinen erklärt werden. Diese Stoffwechselmetabolite konnten als potente aggregationsauslösende Substanzen in hohen Konzentrationen in der Lunge nachgewiesen werden (4). Außerdem können sie durch mechanische Alteration von Thrombocyten aus diesen freigesetzt werden und zu Aggregationen sowie zu Vaso- und Bronchokonstriktion führen. Als Folge dieser Vorgänge in der Lungenstrombahn und der verstärkten Irritation der Thrombocyten durch erhöhte Strömungsgeschwindigkeit im arteriellen System wird der Anstieg der Aggregatzahlen im arteriellen Blut ab der 60. Minute nach Entblutungsbeginn gedeutet. Der Effekt von ASS auf die Thrombocyten läßt sich nach RÅDEGRAN (4) einmal durch die inhibierende Wirkung von ASS auf die Prostaglandinaktivierung nach Freisetzung aus Lunge und Thrombocyten und zum anderen durch die nachgewiesene Schutzfunktion von ASS gegenüber vasokonstriktorischen Substanzen erklären. Die stärkste Inhibition der Thrombocytenaggregation im hämorrhagischen Schock wurde unter maschineller Beatmung beobachtet. Geht man davon aus, daß durch eine Minderperfusion der Lunge Thrombocytenaggregate entstehen, so könnte durch verminderte Ausbildung von Atelektasen unter maschineller Beatmung und die damit verbesserte Mikrozirkulation dieser positive Effekt erklärt werden. Schreibt man Thrombocytenaggregaten eine mikrozirkulatorische Bedeutung im Schock zu, so kann aus diesen Ergebnissen gefolgert werden, daß neben der Volumentherapie einer frühzeitigen maschinellen Beatmung im hämorrhagischen Schock eine entscheidende Bedeutung zukommt. Darüber hinaus kann die gleichzeitige Gabe von ASS diskutiert werden.

## Zusammenfassung

Die Thrombocytenaggregation im hämorrhagischen Schock des Hundes wurde mittels einer fotoelektrischen Methode im strömenden venösen und arteriellen Blut gemessen. Es konnte gezeigt werden, daß ASS und maschinelle Beatmung einen aggregationsinhibierenden Effekt ausüben. Die Wirkung der maschinellen Beatmung ist dabei signifikanter ausgeprägt als die von ASS. Der Verlauf der Aggregatentstehung im venösen und arteriellen Blut spricht dafür, daß die Lunge nicht nur als Filter für Thrombocytenaggregate dient, sondern auch Ort der Freisetzung aggregationsauslösender Substanzen ist.

## Summary

Platelet aggregation in flowing venous and arterial blood during hypovolemic hypotension is followed by a previously described photoelectric method. It is shown that platelet aggregation can be inhibited by acetylsalicylic acid (ASA) and by artificial ventilation. The inhibition of platelet aggregation by artificial ventilation is significantly more pronounced than that by ASA. That different times are needed for platelet aggregation in venous and arterial blood in dogs treated with ASA and with artificial ventilation is informative about the canine lung not only as a filter for aggregates but also as a source of aggregating substances.

## Literatur

1. BENNER, K.U., FREDE, K.E., LAUTERJUNG, K.L.: In vivo investigation with a new method for continuous and quantitative measurements of platelets in flowing blood. Pflügers Arch. ges. Physiol. 320, 142 (1970).
2. LAUTERJUNG, K.L., ISSELHARD, W.: Formation and size of platelet aggregates during hypovolemic hypotension in dog. Angiology 24, 107 (1973).
3. MITTERMAYER, Ch., OSTENDORF, P., RIEDE, U.N.: Pathologisch-anatomische Untersuchungen bei der respiratorischen Insuffizienz durch Schock. I. Lichtmikroskopische und biochemische Analyse. Intensivmedizin 14, 252 (1977).
4. RÅDEGRAN, K., OLSSON, P.O., McASLAN, C., SWEDENBORG, J., NORLANDEN, O.: Der Einfluß von induzierter Thrombocytenaggregation und intravaskulärer Koagulation auf Atmung und Kreislauf. In: Lungenveränderungen bei Langzeitbeatmung, S. 302. Stuttgart: Thieme 1973.
5. VOGEL, W., WALTER, F., MITTERMAYER, Ch., BÖTTCHER, D., ZIMMERMANN, W.E., BIRZLE, H.: Pulmonale Mikrothrombosierung bei Hyperkoagulabilität. In: Lungenveränderungen bei Langzeitbeatmung, S. 289. Stuttgart: Thieme 1973.

Dr. H. Welter, Chirurgische Universitätsklinik München, Nußbaumstraße 20, D-8000 München 2

## C. Kardiovascular-Chirurgie

# 18. Neue Aspekte bei der Endothelialisierung von Kunststoffprothesen (tierexperimentelle Untersuchungen an Ratten)*

H. S. Brieler, A. Thiede und R. Parwaresch

Abteilung Allgemeine Chirurgie (Leiter: Prof. Dr. Hamelmann) und Pathologisches Institut (Leiter: Prof. Dr. Lennert) des Universitätsklinikums Kiel

## Einleitung

Die Endothelialisierung von Kunststoffprothesen wurde teils beim Menschen, teils im Tierexperiment eingehend untersucht, da die Bedeutung dieser Innenschicht für das weitere Schicksal des gewählten Blutleiters unstrittig ist. Theoretisch kann der sich entwickelnde innere Belag der Gefäßprothese aus drei Quellen stammen: 1. aus ruhenden Mesenchymzellen, die durch die Poren des Maschenwerkes einwandern; 2. aus den Gewebselementen der angrenzenden Arterienenden und 3. aus Zellen des kreisenden Blutes. Kombinationsmöglichkeiten sind dabei denkbar. Nach der allgemeinen Anschauung wird der Aufbau des neuen Endothelbelages den ersten beiden Denkmöglichkeiten zugeschrieben (2, 3, 4, 5), während für den zuletzt genannten Entstehungsweg zwar gelegentliche Einzelbeobachtungen vorliegen, schlüssige Beweise aber bis heute ausstehen. Insbesondere ist die Frage, welche Blutzelle denn die Transformationspotenz zu einer Endothelzelle besitzt, unbeantwortet. In der vorliegenden Arbeit wurde deshalb licht- und elektronenmikroskopisch sowie autoradiographisch der Versuch unternommen, Detailkenntnisse bei der Bildung der neuen Innenschicht zu erhalten. Darüberhinaus wurde geprüft, ob der Monozyt des kreisenden Blutes eine Transformation zu einer Endothelzelle erfahren kann oder nicht.

## Material und Methoden

Verwendung fanden Sparks-Prothesen, Ø 2 mm, die während einer Einheilungszeit von 8 Wochen bei einem anderen immunogenetisch identischen Tier s.c. implantiert waren (1). Versuchstiere waren Ratten des Stammes LEWIS, ca. 200 g schwer. Im ersten Versuchsansatz wurde ein ca. 10 mm langes Aortensegment distal der Nierenarterienabgänge entfernt und durch ein gleich langes Sparks-Prothesensegment als freies Implantat ersetzt. Dieser Blutleiter wurde unterschiedlich lang in situ belassen und nach spätestens

* mit Unterstützung der DFG im SFB 111.

einjähriger Durchströmung entnommen, danach licht- und elektronenmikroskopisch untersucht. Hierbei wurden die Strukturen des Neo-endothels mit normalen Endothelzellen der Aorta verglichen.

Im zweiten Versuchsansatz wurden 25 Spendertiere mit einer Gesamtdosis von 150 µC 3H-Thymidin vorbehandelt und zu einem günstigen Zeitpunkt, an dem der Markierungsindex (MI) der Leukocyten konstant hoch war, mit 25 Empfängertieren durch eine Kreuztransfusion von 20 min Dauer kurzgeschlossen. Den Empfängertieren war unmittelbar zuvor eine Sparks-Prothese in der beschriebenen Weise eingesetzt worden. Die Austauschtransfusion nach Kanülierung der A. carotis sowie der V. jugularis beider Tiere ermöglichte eine mehrfache meßbare Umschichtung des kreisenden Blutes beider Ratten. Mit dieser Versuchsanordnung lassen sich markierte Zellen des Spenders im Gewebe und auf der zuvor implantierten Prothese des Empfängers nachweisen. Hierdurch kann eine hämatogene Genese neuer Endothelzellen nachvollzogen werden.

## Ergebnisse

Die lichtmikroskopisch erhobenen Befunde des ersten Versuches nach unterschiedlich langer Durchströmung der Sparks-Prothesen ließen eine auffallend ähnliche Morphologie zwischen den Neoendothelzellen auf der Prothese und echten Endothelzellen erkennen. Die innere Prothesenschicht, die dem Blutstrom unmittelbar anlag, bestand aus einer einschichtigen Tapete langgestreckter endothelartiger Zellen.

Die genaue elektronenmikroskopische Analyse und der Vergleich zwischen beiden Zelltypen erbrachte jedoch deutliche Unterschiede: In allen untersuchten Aortenendothelien konnten immer eine durchgehende Basalmembran, außerdem die typischen intracellulär gelegenen Einschlußkörper sowie die fingerartigen, cytoplasmatischen Intercellularbrücken nachgewiesen werden. Die das Protheseninnere der Sparks-Prothese auskleidenden "lining cells" zeigten dagegen eine differente Morphologie: Eine einheitliche Basalmembran war nur andeutungsweise vorhanden, die für "echte" Endothelzellen typischen Einschlußkörper - Omega-Strukturen - waren nicht auszumachen. Auch nach einjähriger Durchströmungszeit waren die fingerartigen Intercellularbrücken zwischen zwei benachbarten Endothelzellen nicht zu sehen: die Zellwände stiessen vielmehr pflastersteinartig gegeneinander.

Die Ausbeute des zweiten Versuchsansatzes war dergestalt, daß von den 25 Empfängertieren 15 Ratten übrigblieben, da die parabiotische Kreislaufbelastung und die Interposition eines Prothesensegmentes für 10 Tiere zu eingreifend waren. Der Übertritt von markierten Zellen des Spendertieres auf das Empfängertier wurde dokumentiert durch eine nachweisbare Markierung von Monocyten und Granulocyten bei gleichzeitig fehlender Markierung von Epithelzellen mit vergleichsweise hohem kinetischen Umsatz. Demgegenüber betrug der MI kreisender Monocyten am Ende der Kreuztransfusion im Mittel 6 %. Die weiteren autoradiographischen Ergebnisse erbrachten bei den 15 zu verwertenden Tieren folgende über dem background-niveau gelegene Markierung: bei den lining cells auf der Prothese lag der MI zwischen 1 % und 7,5 %. Die präexistenten, anastomosennahen Endothelzellen der angrenzenden Aorta wiesen einen MI von 1,8 % bis 3,4 % auf. Die interstitiellen Monocyten und Makrophagen in der Prothesenwand zeigten einen Index zwischen 0,9 % und 10 %.

## Diskussion

Wertet man die gefundenen Ergebnisse unter dem Blickwinkel der Endothelialisierung von Kunststoffprothesen, läßt sich sagen, daß die Zellen auf der Protheseninnenschicht nur lichtmikroskopisch den Anschein erwecken, als seien sie echte Endothelzellen. Die genaue elektronenmikroskopische Analyse ergibt aber im Vergleich mit echten Endothelzellen das Fehlen einiger wichtiger Kriterien wie z.B. die Basalmembran, die intracellulären Einschlußkörper und die cytoplasmatischen Verankerungen. Somit kann die anfangs gestellte Frage, ob eine Neo-endothelialisierung auf Kunststoffprothesen stattfindet, zwar bejaht werden; allerdings sind die gefundenen Strukturen nicht typisch für echte Endothelzellen. Ist somit die Frage des Vorhandenseins echter Endothelzellen verneint, so bleibt noch die Frage, woher dann jene Zellen stammen, die die Protheseninnenfläche auskleiden. Die autoradiographischen Ergebnisse können folgendermaßen zusammengefaßt werden: Zwischen den Neo-endothelzellen auf der Prothese und den Monocyten muß ein enger Zusammenhang bestehen, denn sonst könnte keine Markierung auf dem Empfängertier bestehen. Hierbei kommt der Reutilisation markierter DNS-Fragmente keine Bedeutung zu. Auch der Einwand, daß es sich bei den markierten Strukturen auf der Prothese um adhärente Zellen handeln könnte, kann entkräftet werden, da eine cytomorphologische Unterscheidung unzweifelhaft gegeben war. Somit dürfte es sich bei den Neoendothelzellen tatsächlich um transformierte Monocyten handeln, da andere Zellen wie Granulocyten oder Lymphocyten für diese Transformation ausscheiden. Diese Transformationspotenz ist qualitativ aufgrund der Untersuchungen zweifelsfrei, tritt aber quantitativ demgegenüber zurück, so daß für den Aufbau der neuen Innenschicht zusätzliche Mechanismen wie vermehrte Teilung bestehender Endothelzellen an den Anastomosenenden sowie Mesenchymzellen in der Prothesenwand verantwortlich sind. Dies kann durch die Markierung dieser Strukturen auch eindeutig belegt werden, so daß sich als abschließende Schlußfolgerung ergibt, daß alle drei anfangs geschilderten Mechanismen am Aufbau der neuen Innenschicht eine Rolle spielen müssen, wobei die Frage nach dem mengenmäßigen Anteil dieses multifaktoriellen Geschehens aufgrund der vorliegenden Untersuchungen offen bleibt und weitere Experimente erfordert.

## Zusammenfassung

Die Frage der Wechselwirkung zwischen Blut und Prothesenwand bei Anschluß einer auto-alloplastischen Sparks-Prothese an die arterielle Zirkulation wurde unter Berücksichtigung verschiedener Zeitintervalle licht- und elektronenmikroskopisch und autoradiographisch untersucht. Die dabei erhobenen Befunde machen deutlich, daß wegen des Fehlens einiger wichtiger Kriterien wie z.B. die Basalmembran und die Intercellularbrücken <u>die</u> Zellen, die die

Innenfläche der Prothese auskleiden, keine echten Endothelzellen darstellen. Die autoradiographischen Resultate zeigen, daß der Beitrag des kreisenden Blutmonocyten am Aufbau dieser neuen Innenschicht unstrittig ist, so daß dem Monocyten eine Transformationspotenz zukommt, die zwar - wie elektronenmikroskopisch gezeigt - nicht in einer echten Endothelzelle mündet, aber offenbar deren Aufgaben erfüllen kann.

Summary

The interaction between the blood and the inner prosthetic wall after grafting with the autoalloplastic SPARKS prosthesis was examined by light and electron microscopy as well as by autoradiography. The results indicate that intercellular bridges are missing, and therefore that those cells that line the inner surface of the prosthesis are no real endothelial cells, as observed with the electron microscope. The autoradiographic findings demonstrate that blood monocytes definitely contribute to the construction of the new inner surface. We showed that although there is a possibility of transformation, the result is not a real endothelial cell, as shown by electron microscope. Nevertheless this cell apparently can fulfil its function.

Literatur

1. BRIELER, H.S., THIEDE, A., MÜLLER-WIEFEL, H., LEDER, L.: Histologische und histochemische Untersuchungen des zellulären Infiltrates s.c. implantierter SPARKS-Prothesen. Thoraxchirurgie 23, 270 - 273 (1975).
2. LOOSE, D.A., BORCHARD, F., LENZ, W.: Zur Frage der Endothelialisierung von Gefäßprothesen. In: Der heterologe Gefäßersatz. Editio Cantor, Aulendorf 1976.
3. NOMURA, Y.: The ultrastructure of the pseudointima lining synthetic arterial grafts in the canine aorta with special reference to the origin of endothelial cell. J. Cardiovasc. Surg. 11, 282 - 291 (1970).
4. SUN, C.N., GHIDONI, J.J.: Comparison of ultrastructure of endothelial cells from normal canine aorta with that of cells on nylon velour silastic arterial prosthesis. Exp. Path. 5, 249 - 254 (1971).
5. WEBSTER, W.S., BISHOP, S.D., GEER, J.C.: Experimental aortic intimal thickening. Am. J. Pathol. 76, 245 - 284 (1974).

Dr. H.S. Brieler, Abteilung Allgemeine Chirurgie des Universitätsklinikums, Hospitalstraße 40, D-2300 Kiel

# 19. Tierexperimentelle Beurteilung des Myokardschutzes mittels Magnesium-asparaginat-procain-Lösung

B. Walpoth, M. Fornaro, W. v. Gossler und M. Turina

Chirurgische Universitätsklinik A des Kantonsspitals Zürich

Der Myokardschutz bleibt ein fundamentales Problem der Herzchirurgie. Irreversible ischämische Myokardschäden treten in Normothermie schon nach 30 min auf (1). Diese können unter anderem durch biochemische Kardioplegie gelindert werden (2). Das Ziel der vorliegenden Arbeit ist, die Restitution der Myokardfunktion bei verschiedenen Ischämiezeiten und unterschiedlichen Kardioplegiedosen quantitativ zu erfassen. Es wurde eine hyperosmolare Magnesium-asparaginat-procainlösung* (Cardioplegin) verwendet, welche eine elektromechanische Entkoppelung und eine Inhibierung der ATP-Hydrolase am Herzmuskel verursacht (3). Diese Lösung ist experimentell und klinisch erprobt; ihre Wirkung auf die postischämische Ventrikelfunktion ist jedoch nicht bekannt.

## Methodik

An 68 Bastardhunden (20 - 35 kg) wurde in Chloralosenarkose eine Thorakotomie im 4. ICR rechts durchgeführt, gefolgt von Eröffnung des Perikards und Ligatur der V. azygos. Nach beta- und parasympathischer Blockade mit Inderal (0,5 mg/kg) und Atropin (25 mg) wurde unter standardisierter Volumenbelastung (10 ml Gelatine/kg) eine prä- und postischämische linksventrikuläre Funktionskurve nach Sarnoff-Starling bestimmt (4). Diese Kurve wurde mittels einer linearen Regression ($R > 0,95$) errechnet und deren Steilheitskoeffizienten statistisch verglichen (t-Test). Die Herzminutenvolumenbestimmung erfolgte mittels Thermodilution. Am totalen, normothermen kardiopulmonalen Bypass wurde durch Aortenabklemmung eine myokardiale Ischämie von 20, 30, 40 und 50 min erzeugt. Die Hunde wurden in Kontroll- und Cardioplegingruppen unterteilt, letztere erhielten 2,4 und 6 ml/kg Cardioplegin, welches nach Aortenabklemmung in die Aortenwurzel injiziert wurde. Tabelle 1 zeigt die Anzahl der Experimente und deren Verteilung. Eine standardisierte Reanimation (Defibrillation, Adrenalin 250 microgramm, Kalzium 100 mg, Lidocain 50 mg) und Reperfusion (30 min) wurde in beiden Gruppen durchgeführt.

---

* Cardioplegin (Fa. Köhler Chemie AG, 6146 Alsbach).

Tabelle 1. Anzahl Experimente und Erholung der Herzfunktion. Erste Zahl: Anzahl Experimente. Zweite Zahl: Anzahl Experimente mit Restitutio der Myokardfunktion

| | | Kontrolle | Cardioplegin | | |
|---|---|---|---|---|---|
| | | | 2 ml/kg | 4 ml/kg | 6 ml/kg |
| Ischämie | 20' | 6/5 | 6/6 | 4/4 | |
| Zeit | 30' | 7/3 | 4/4 | 4/4 | 4/4 |
| (min) | 40' | 9/3 | 5/5 | 4/4 | 7/7 |
| | 50' | 4/0 | 4/4 | | |
| Total | | 26/11 | | 42/42 | |

## Resultate

In den Kontrollgruppen zeigten sich nach 20 min bei 1 von 6 Hunden, nach 30 min bei 4 von 7, nach 40 min bei 6 von 9 und nach 50 min bei allen 4 so eingeschränkte Myokardfunktionen, daß die Herzen nicht reanimiert werden konnten oder keine Volumenbelastung tolerierten (Tabelle 1). Eine Restitution der Myokardfunktion erfolgte bei allen Cardioplegingruppen.

Die postischämischen Ventrikelfunktionskurven zeigen einen signifikanten Abfall, Verflachung und Verschiebung nach rechts gegenüber dem Vorwert, sowohl in den Cardioplegin- wie auch in den Kontrollgruppen. Diese Verschlechterung der Myokardfunktion nimmt zu bei Verlängerung der Ischämiezeit. Die errechnete Erholungsquote ist signifikant besser in den Cardioplegingruppen als in den Kontrollgruppen (Abb. 1 und 2). Diese Verbesserung der postischämischen Herzfunktion beträgt 62% bei 20 min ($P < 0{,}001$), 39% bei 30 min (NS), 84% bei 40 min ($P < 0{,}02$) und 100% bei 50 min.

Bei gegebener Ischämiezeit wurde keine signifikante Cardioplegindosisabhängigkeit festgestellt (Abb. 1).

## Diskusssion

Der Cardioplegininherzstillstand ist einfach und sicher. Somit entfallen Operationen am schlagenden Herzen, elektrisches Flimmern, Luftemboliegefahr, Kanülierung der Kranzarterien und hypotherme Auswaschung. Die Reanimation ist vereinfacht, Defibrillation und Katecholamine sind selten nötig. Es steht fest, daß die Hypothermie additiv oder synergetisch wirkt. Sicher spielt sie eine wichtige Rolle in der heutigen Herzchirurgie auch bei der Anwendung von Cardioplegin (5).

Unsere Versuche wurden in Normothermie durchgeführt und eine signifikante, dosisunabhängige Verbesserung der Myokardfunktion nach Cardioplegin ist erwiesen.

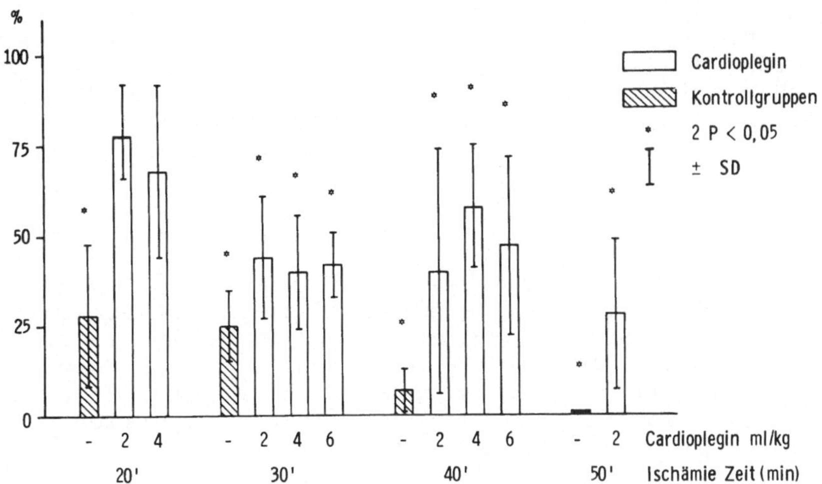


*Abb. 1. Erholung der postischämischen Herzfunktion in Prozenten des Vorwertes, dargestellt für Kontrollgruppen und verschiedene Cardioplegindosierungen in Abhängigkeit von der Ischämiedauer.*
** Veränderungen signifikant gegen den Vorwert*

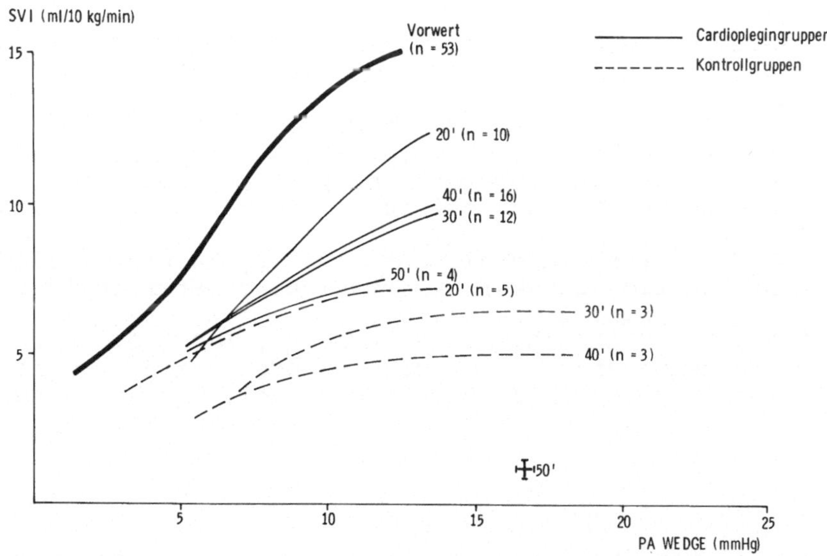


*Abb. 2. Gemittelte linksventriculäre Funktionskurven vor und nach Aortenabklemmung. Nach 50 min konnten keine Funktionskurven in der Kontrollgruppe hergestellt werden*


## Zusammenfassung

Der Myokardschutz mit einer Magnesium-asparaginat-procain-Lösung (Cardioplegin) wurde bei verschiedenen, normothermen Ischämiezeiten (20, 30, 40, 50 min) mit unterschiedlichen Cardioplegindosen (2, 4, 6 ml/kg) erprobt. Die quantitative Erfassung erfolgte mittels linksventriculären Funktionskurven. An allen 68 Bastardhunden wurde die postischämische Herzfunktion vermindert, jedoch erholten sich alle Cardiopleginhunde und zeigten eine signifikante, nicht aber dosisabhängige, verbesserte Herzfunktion verglichen zu den Kontrollgruppen.

## Summary

Cardioplegic myocardial protection with magnesium asparaginate procaine (Cardioplegin) is assessed in normothermic ischemia by left ventricular function curves. Different ischemic times (20, 30, 40,and 50 min) and different doses of Cardioplegin (2, 4, and 6 ml/kg) were studied in 68 mongrel dogs. Postischemic myocardial function was depressed in all experiments. However, in the Cardioplegin groups all animals showed signs of recovery and a significant, but not dose-related, hemodynamic improvement compared to the controls.

## Literatur

1. GREENBERG, J., EDMUNDS, H.: Effect of myocardial ischemia at varying temperatures on left ventricular function and tissue oxygen tension. J. Thoracic and Cardiovasc. Surg. Vol. 42, No. 1 July, 1961.
2. KIRSCH, U., RODEWALD, G., KALMAR, P.: Induced ischemic arrest. J. Thoracic and Cardiovasc. Surg. Vol. 63, No. 1 January, 1972.
3. DOEHRING, V., BLEESE, N., GERCKEN, G., KALMAR, P., LIERSE, W., POKAR, H., RODEWALD, G.: Stoffwechsel und elektronenmikroskopische Feinstruktur Magnesiumaspartat-Procain-stillgelegter Menschen- und Kaninchenherzen. Thoraxchirurgie 23, 309 - 313 (1975).
4. SARNOFF, S.: Myocardial Contractility as Described by Ventricular Function Curves; Observations on Starling's Law of the Heart. Physiol. Rev. 35 (1955).
5. TYERS, F., WILLIAMS, E., HUGHES, H., TODD, G.: Effect of perfusate temperature on myocardial protection from ischemia. J. Thoracic and Cardiovasc. Surg. Vol. 73, No. 5 May, 1977.

Dr. B. Walpoth, Kantonsspital Zürich, Chirurgische Universitätsklinik A, Rämistraße 100, CH-8091 Zürich

# 20. Myokardprotektiver Effekt durch Membranstabilisierung bei ischämischem Herzstillstand in Hypothermie

K. H. Fey, D. Follette, J. V. Maloney und G. D. Buckberg

Chirurgische Universitätsklinik Heidelberg (Direktor: Prof. Dr. Dr. mult. h.c. F. Linder) und Department of Surgery, University of California, Los Angeles, Medical Center, Los Angeles, California 90024

## Zielsetzung

Frühere Untersuchungen zeigen, daß lokale Oberflächenunterkühlung allein nur einen unvollständigen Schutz gegen Myokardschädigungen nach ischämischem Herzstillstand gewährleistet. Die Studie untersucht die Wirkung von sogenannten membranstabilisierenden Medikamenten wie Steroiden und/oder Procain nach ischämischem Herzstillstand mit lokaler Unterkühlung in Bezug auf die postischämische Myokardfunktion und das postischämische Myokardödem.

## Methodik

20 Hunde wurden 60 min einem ischämischen Herzstillstand mit Oberflächenunterkühlung auf eine Myokardtemperatur von 14 ± 2°C am kardiopulmonalen Bypass unterzogen. 5 Hunde waren als Kontrolle nicht vorbehandelt, 5 erhielten Methylprednisolon (30 mg/kg KG), 5 Procain 0,2 % (1 g Procain-Hydrochlorid in 500 ml Blut) und 5 erhielten beide Medikamente unmittelbar vor Abklemmen der Aorta.

Gesamt- und regionaler Coronarfluß wurden gemessen durch Injektion von radioaktiven Mikrospheres. Transmyokardiale Biopsien zur Bestimmung des linksventriculären Wassergehaltes (Feucht/Trockengewichte) und zur Bestimmung von Adenosintriphosphat (ATP) und Kreatin-Phosphat (CP) wurden entnommen. Ebenso wurde die linksventriculäre Compliance und die linksventriculäre Funktion (isovolumetrische Funktionskurven) bis 30 min nach Beginn der extracorporalen Zirkulation als Kontrollausgangswerte bestimmt; 30 min nach Wiederfreigabe der Aorta wurden die postischämischen Messungen durchgeführt.

## Ergebnisse

Herzstillstand trat nach weniger als 2 min bei Procain-Vorbehandlung ein, aber war verzögert auf 14 ± 3 Minuten in den anderen Gruppen.

Steroidvorbehandelte Hunde hatten auch die höchste postischämische, linksventriculäre Durchblutung: 110 ± 22 ml/100 g/min ($p < 0,05$). Membranstabilisierende Medikamente hatten keinen vorbeugenden Effekt auf das postischämische Myokardödem in lokaler Hypothermie: Der linksventriculäre Wassergehalt stieg signifikant in allen Gruppen, wobei sich die Hälfte des Ödems während der Ischämie-Periode bildete, die andere noch während der Reperfusionsphase. Das transmyokardiale ATP fiel bei allen Herzen im Durchschnitt um 41 % während der Aortenabklemmzeit. Die halbstündige Reperfusionsphase führte bei allen Herzen zu einer gewissen Erholung der energiereichen Phosphatspeicher. Die postischämische, linksventriculäre Compliance war am meisten (55 %) in der unbehandelten Gruppe herabgesetzt, am wenigsten nach Procain-Vorbehandlung (30 %) ($p < 0,05$). Die postischämische linksventriculäre Funktion war bei nicht-vorbehandelten Hunden um 44 % ($p < 0,01$) herabgesetzt. Sie lag jedoch 30 min nach Entfernung der Aortenklemme, also postischämisch, wieder bei präischämischen Ausgangswerten nach Steroidvorbehandlung (89 % Wiederherstellung), nach Procain (97 %) und nach beiden Medikamenten (95 %) (Tabelle 1).

Tabelle 1. Myokardprotektiver Effekt durch Membranstabilisierung bei ischämischem Herzstillstand in Hypothermie

| Linksventriculäre Funktion (Systolischer Druck (mm Hg) bei 25 ml LV-Volumen) | | |
|---|---|---|
| Präischämie | | 251 ± 9 |
| Kontrolle | (n = 20) | 248 ± 15 S[c] |
| Postischämie | | |
| Oberflächenunterkühlung | (n = 5) | 139 ± 13[a] |
| Hypothermie + Steroide | (n = 5) | 214 ± 11[b] |
| Hypothermie + Procain | (n = 5) | 244 ± 20[b] |
| Hypothermie + Steroide + Procain | (n = 5) | 238 ± 23[b] |

[a] $p < 0,05$ zu Kontrolle.
[b] $P < 0,05$ zu ischämischem Herzstillstand in Hypothermie.
[c] S nach Steroid-Vorbehandlung (n = 5).

## Zusammenfassung

Aus unseren Untersuchungen folgern wir, daß Vorbehandlung mit Steroiden oder mit Procain oder mit einer Kombination von beiden Medikamenten bei ischämischem Herzstillstand vor einer Herabsetzung der postischämischen Myokardfunktion schützt. Bei lokaler

Oberflächenunterkühlung haben sie jedoch keinen Einfluß auf das postischämische Myokardödem. Die Kombinations-Therapie von Steroiden mit Procain als Vorbehandlung bringt keinen ersichtlichen zusätzlichen Effekt. Procain allein jedoch hat den technischen Vorteil eines sofort eintretenden Herzstillstandes.


## Summary

Membrane stabilization with steroid pretreatment, procaine, or both protect against postischemic left ventricular performance after one hour of topical hypothermic ischemic arrest, but do not prevent myocardial edema. Combining steroids and procaine provide no apparent added benefit, but procaine has the technical advantage of almost immediate cardioplegia.


## Literatur


1. BRETSCHNEIDER, H.J., HUBNER, G., KNOLL, D., LOHR, B., NORDBECK, H., SPIECKERMANN, P.G.: Myocardial resistance and tolerance to ischemia: Physiological and biochemical basis. J. Cardiovasc. Surg. 16, 241 (1975).
2. BUSUTTIL, R.W., GEORG, W.J., HEWITT, R.L.: Protective effect of methylprednisolone on the heart during ischemic arrest. J. Thorac. Cardiovasc. Surg. 70, 955 (1975).
3. FEOLA, M., ROVETTO, M., SORIANO, R., CHO, S.Y., WIENER, L.: Glucocorticoid protection of the myocardial cell membrane and the reduction of edema in experimental acute myocardial ischemia. J. Thorac. Cardiovasc. Surg. 72, 631 (Oct. 1976).
4. FEY, K.H., FOLLETTE, D.M., LIVESAY, J., NELSON, R., BUCKBERG, G.D.: Effects of steroid pre-treatment on left ventricular myocardial blood flow, compliance and performance after hypothermic ischemic arrest. Surgical Forum 27, 246 (1976).
5. KALMAR, P., BLEESE, N., DORING, V., GERCKEN, G., KIRSCH, V., LIERSE, W., POKAR, H., POLONIUS, M.J., RODEWALD, G.: Induced ischemic cardiac arrest. J. Cardiovasc. Surg. 16, 470 (1975).



Dr. Klaus H. Fey, Klinikum der Universität Heidelberg, Chirurgische Klinik, Im Neuenheimer Feld 110, D-6900 Heidelberg

# 21. Myokardiale Kalium- und H-Ionen-Verluste während normothermer, ischämischer Herzstillstände

W. Schäfer und R. Sattler

Abteilung für Pharmakologie im Zentrum Theoretische Medizin II (Abteilungsleiter: Prof. Dr. H. Lüllmann), Abteilung für Allgemeinchirurgie des operativen Zentrums der Universität Kiel (Abteilungsleiter: Prof. Dr. Hamelmann)

Über die Bedeutung eines in der Reperfusionsphase funktionsfähigen, alle Myokardanteile erreichenden Coronarsystems für die Wiederbelebbarkeit stillgelegter Herzen wurde bereits berichtet (1). In der vorliegenden Arbeit sollten durch Messung der myokardialen $K^+$- und $H^+$-Verluste die anaerobe Stoffwechselaktivität und die Membranschädigung während normothermer ischämischer Herzstillstände abgeschätzt werden.

## Methodik

An Herz-Lungen-Präparaten von Katzen wurden nach Einleitung des Herzstillstandes durch Abklemmen der venösen Blutzufuhr bei gleichzeitiger Drainage beider Ventrikel in 30-Minuten-Abständen 5 minütige Coronarperfusionen ohne Wiederbelebung mit $O_2$-armer, glucosefreier, 3.5 %iger Gelatinelösung mit physiologischem Elektrolytgehalt durchgeführt. Im arteriellen und venösen Perfusat führten wir ($K^+$)- und ($H^+$)-Messungen durch.

## Ergebnisse

1. Die ($K^+$)-Messungen im venösen Perfusat der Coronarperfusionen nach 40, 75, 110 und 145 min Ischämie ergaben, bezogen auf den mittleren arteriellen ($K^+$)-Gehalt von 4.79 $\pm$ 0.014 mval/l, die Auswaschkurven der Abb. 1a. Während Perfusion 1 wurde das Coronarsystem blutfrei gewaschen und mit dem Perfusat äquilibriert. Die Auswaschkurven der weiteren Perfusionen zeigten einen mehrfach exponentiellen Verlauf auf steigendem Gesamtniveau. Der höchste Wert nach 145 min Ischämie betrug 0.16 $\pm$ 0.02 mval/l. Durch Integration dieser Kurven (Coronarfluß $9.\overline{7}$ mval/min) errechneten wir die in jeweils 30 min Ischämie im ECR kumulierte und durch die Perfusion ausgewaschene $K^+$-Menge (Abb. 1b). Die $K^+$-Verluste während der Perfusion 3 und 4 bzw. 4 und 5 unterschieden sich bei $p < 0.05$ bzw. $p < 0.01$ signifikant voneinander. Nach Addition aller Werte ergab sich ein $K^+$-Gesamtverlust nach 150 min Ischämie von 4.8 µval.

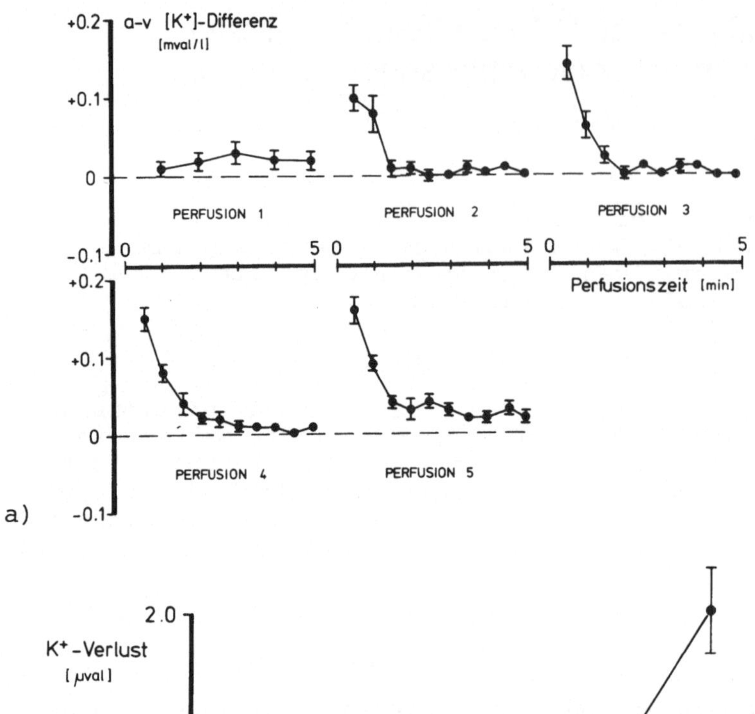


a)

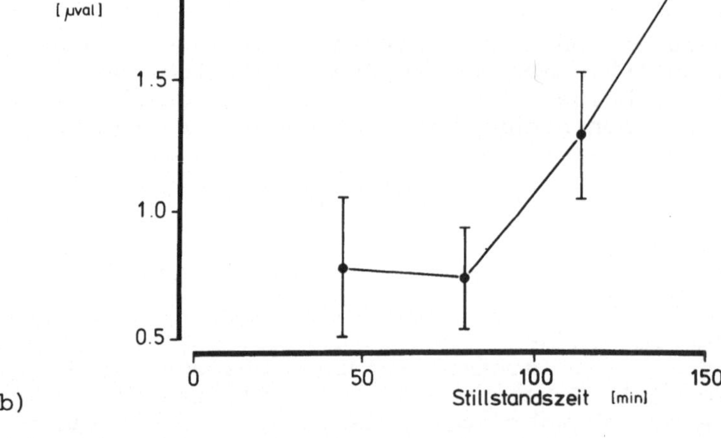


b)

*Abb. 1a und b. Arterio-venöse ($K^+$)-Differenzen aller Coronarperfusionen (a) und der durch Integration errechnete myokardiale $K^+$-Verlust (b). ($\bar{x} \pm s_{\bar{x}}$)*

2. Die Messungen der ($H^+$)-Aktivität im venösen Coronarperfusat wurden auf einen arteriellen Wert von $5.4 \pm 0.17 \times 10^{-8}$ mol/l bezogen. Die Meßwerte der Perfusionen 2 bis 5 boten den Verlauf mehrfach exponentieller Auswaschkurven auf abnehmendem Gesamtniveau. Die Integration dieser arterio-venösen Differenzkurven (Coronarfluß 9.7 ml/min) ergab die jeweils ausgeschwemmte Menge saurer Stoffwechselprodukte (Abb. 2a). Es zeigte sich ein Abfall der $H^+$-Aktivitäten von 9.5 nmol nach 45 min auf 2.33 nmol nach 145 min Ischämie. Gleichzeitige $pCO_2$-Messungen ergaben eine vernachlässigte Beteiligung des im oxydativen Stoffwechsel gebildeten $CO_2$ an der Gewebsacidose.

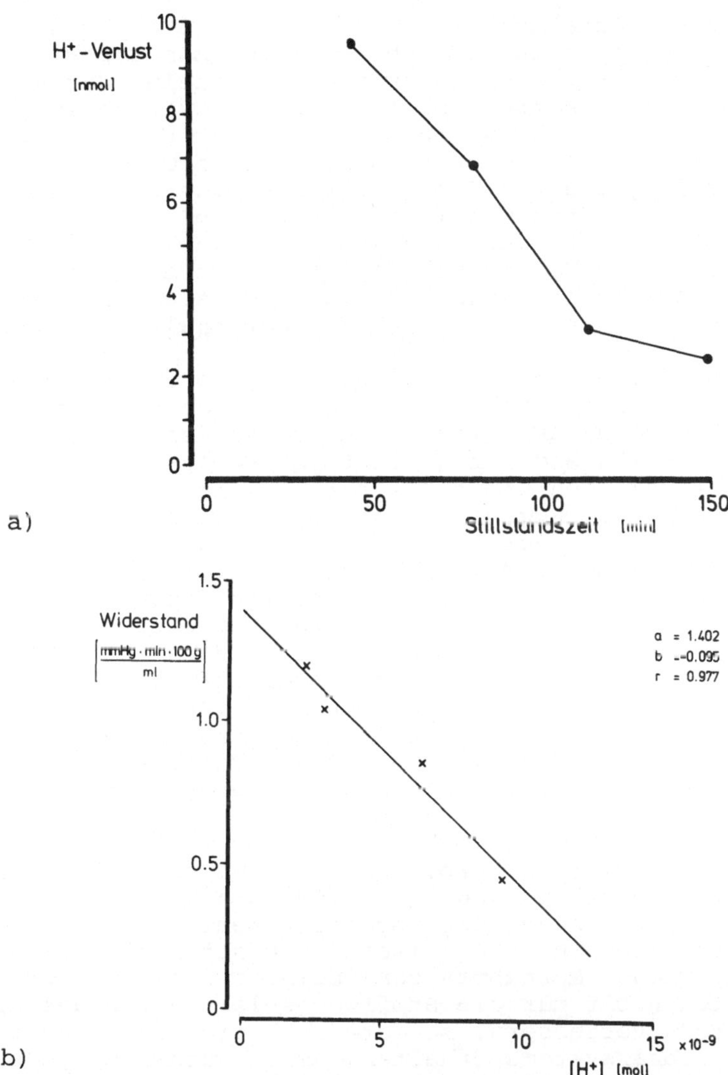


*Abb. 2a und b. Myokardialer $H^+$-Verlust (a) und die Korrelation zur ischämisch bedingten Coronarwiderstandserhöhung (b)*

## Diskussion

Zu den wesentlichen Funktionsmerkmalen ungeschädigter Herzmuskelzellen gehört ihre Fähigkeit, den transmembranösen $K^+$-Konzentrationsgradienten aufrechtzuerhalten, der überwiegend das Ruhepotential bestimmt. Während der intermittierenden Coronarperfusionen wurde das in den perfusionsfreien Intervallen im ECR kumulierte $K^+$ ausgewaschen und ein Konzentrationsausgleich zwischen IVR und übrigem ECR erreicht. Insgesamt betrug der Verlust 4.8 $\pm$ 0.65 µval $K^+$. Bei einem ECR-Anteil von 30% und einem 20%igen Anteil von Membranstrukturen und Makromolekülen am ICR entspricht dieser Verlust weniger als 1% des cellulären Gehaltes. Sogar unter der Annahme, daß von Perfusion 5 nach 145 min Herzstillstand aufgrund ischämisch bedingter Minderperfusion nur noch 1/5 des Myokards erfaßt wurde (1), bleibt der $K^+$-Verlust des ischämischen Herzens niedrig. Die Auswirkungen auf das Ruhepotential sind sehr gering. Ein 1 %iger $K^+$-Verlust hätte nur eine Senkung des Ruhepotentials $E_m$ um etwa 0.3 mV oder 0.4% zur Folge. Diese langdauernde Stabilität des Ruhepotentials des ischämischen Myokards konnten wir in elektrophysiologischen Untersuchungen bestätigen (2). Unsere Messungen ergaben keinen Hinweis auf umfangreichere Membranschädigungen. Der transmembranöse $K^+$-Gradient und das Ruhepotential konnten im Bereich der von uns durchgeführten Herzstillstandszeiten aufrechterhalten werden.

Der Hauptteil der im venösen Coronarperfusat ausgewaschenen sauren Valenzen fällt auf die Milchsäure, deren Produktion der Zunahme an $H^+$-Aktivitäten im ischämischen Myokard proportional ist. Die während der 5 minütigen Perfusionen ausgewaschene Menge saurer Valenzen nimmt bis zur 115. min steil, dann nur noch mäßig ab. Die Ergebnisse stehen in scheinbarem Widerspruch zu Befunden anderer Autoren, die einen nahezu linearen Milchsäurezuwachs im Myokard in Abhängigkeit von der Stillstandszeit fanden. Eine Erklärung bietet die signifikante Korrelation ($p < 0.05$) zwischen dem beschriebenen Coronarwiderstandsanstieg und der Abnahme der ausgewaschenen $H^+$-Aktivitäten (Abb. 2b). Diesen Widerstandsanstiegen liegt eine Minderperfusion zunehmender Myokardanteile besonders im Subendokardgebiet zugrunde. Eine Abnahme der ausgewaschenen $H^+$-Aktivitäten trotz gleichbleibender anaerober Stoffwechselaktivität muß die Folge sein. Einen sicheren Hinweis für die Einschränkung des anaeroben Stoffwechsels fanden wir nicht.

Vielmehr tritt in Verbindung mit den schon beschriebenen Coronarwiderstandserhöhungen die ischämisch bedingte erhebliche Funktionseinschränkung des Coronarsystems als limitierender Faktor bei der Wiederbelebung ischämisch stillgelegter Herzen in den Vordergrund. Maßnahmen zur Verlängerung der Wiederbelebungszeit sollten nicht nur die Stoffwechselsituation des ischämischen Myokards verbessern, sondern auch die volle Funktionsfähigkeit des Coronarsystems erhalten, um zu verhindern, daß die Ischämietoleranz bestimmter Myokardbezirke erst während der Wiederbelebungsphase unterschritten wird.

## Zusammenfassung

Während normothermer, ischämischer Herzstillstände an Katzen mit intermittierenden, nicht wiederbelebenden Coronarperfusionen wurden arterielle und venöse ($K^+$)- und ($H^+$)-Messungen durchgeführt. Ein sehr geringer $K^+$-Verlust wurde als Ausdruck langdauernder Membranstabilität, eine streng mit früher beschriebenen Coronarwiderstandsanstiegen korrelierende Abnahme auswaschbarer $H^+$-Aktivitäten im Sinne verminderter Coronarperfusion bei gleichbleibender anaerober Stoffwechselaktivität gewertet. Damit tritt die Funktionseinschränkung des Coronarsystems erneut als limitierender Faktor bei der Wiederbelebung ischämisch stillgelegter Herzen in den Vordergrund.

## Summary

Arterial and venous $[K^+]$ and $[H^+]$ concentrations were determined during normothermic ischemic arrest in cat hearts intermittently perfused without resuscitation. The slight loss in $[K^+]$ was taken as evidence of a stable membrane potential. The decrease in $[H^+]$ activity appearing in the perfusate correlated well with the previously described increase in coronary resistance. This was interpreted as a sign of restricted coronary perfusion and not as evidence for reduced anaerobic metabolic activity. Thus the functional impairment of the coronary system was confirmed to be a limiting factor when resuscitating ischemically arrested hearts.


## Literatur


1. SCHÄFER, W., BÖTTCHER, H.: Coronarwiderstandserhöhungen während Ischämie und ihre Beeinflußbarkeit durch coronardilatierende Substanzen. Langenbecks Arch. Chir. Suppl. Chir. Forum 1975, 65.
2. RAVENS, K.G., RAVENS, U., SCHÄFER, W.: Studies on electrical and mechanical activity in hypoxic papillary muscle of the guinea-pig. Arch. internat. Physiol. Biochem. 85, 233 - 243 (1977).



Dr. W. Schäfer, Abteilung für Pharmakologie im Zentrum Theoretische Medizin II der Universität, Hospitalstraße 40, D-2300 Kiel

# 22. Stoffwechselstatus des akut infarzierten Myokards in Abhängigkeit von der Restdurchblutung ohne und mit Revascularisation

B. Schorn, U. Uekermann und W. Isselhard

Institut für Experimentelle Medizin der Universität zu Köln
(Direktor: Prof. Dr. W. Isselhard)

## Einleitung

Der akute, massive Myokardinfarkt führt zu 15 - 20 % in einen kardiogenen Schock, der eine hohe Letalität (80 %) aufweist. Konservative Maßnahmen haben Häufigkeit und Letalität dieser Komplikation trotz intensiver Bemühungen bisher nicht mindern können. Die aus dieser Situation resultierende Forderung nach einer "aggressiveren" Therapie basiert auf der Vorstellung, die dem Infarkt zugrunde liegende hypoxische Schädigung des Myokards durch revascularisierende Maßnahmen rückgängig zu machen. Dazu erscheint es notwendig, zunächst hierzu theoretische Grundlagen zu erarbeiten. Da die Aufrechterhaltung von Funktion und Struktur der Myokardzellen an eine ausreichende aerobe Energiebereitstellung gebunden ist und das Ausmaß der Stoffwechselalteration abhängig ist von der Größe der Restdurchblutung (RD) im betroffenen Myokardbezirk (2, 4), muß u.a. geklärt werden, welchen Einfluß die RD auf die Erholungsvorgänge nach Revascularisation hat. Mit der vorliegenden Studie soll am Beispiel einer zweistündigen Durchblutungseinschränkung ein Beitrag zur Beantwortung dieser Frage geliefert werden.

## Methodik

Die Versuche wurden in Nembutal-Narkose an Bastardhunden beiderlei Geschlechts (5 - 10 kg KG) bei maschineller Beatmung mit einem $N_2O/O_2$-Gemisch unter Kontrolle der Herzfrequenz, des Blutdruckes, der Blutgase, des Säure-Basen-Status und z.T. des HZV durchgeführt. Nach linksseitiger Thorakotomie und Eröffnung des Pericards wurde der R. desc. der linken Coronararterie zur Erzeugung einer "partiellen Ischämie" etwa an der Grenze von oberem zu mittlerem Drittel für 2 Std unterbunden. Die Durchblutungsmessung erfolgte mittels der Gewebsclearance für lokal appliziertes Xe-133 an markierten Stellen des Myokards. Nach 1-, 24-stündigen und 7-tägigen Reperfusionsphasen wurde das Herz mit Hilfe der Gefrierstop-Technik gewonnen. Der Stoffwechselstatus der Myokardproben wurde enzymoptisch bestimmt. Alle Angaben erfolgen in µMol/g Feuchtgewebe linksventriculären Myokards und sind auf einen Trockengewichtsanteil von 22 % korrigiert.

## Ergebnisse und Diskussion

Wiederholte Messungen zu verschiedenen Zeitpunkten der Phase der eingeschränkten Durchblutung ergaben für einzelne Myokardbezirke häufig voneinander abweichende Werte für RD. In Anlehnung an frühere Untersuchungen (2, 3, 4) wurden die Stoffwechseldaten dem jeweils niedrigsten gemessenen Wert der RD zugewiesen (Abb. 1). Die ATP-Gehalte zeigten nach einstündiger Erholung eine li-

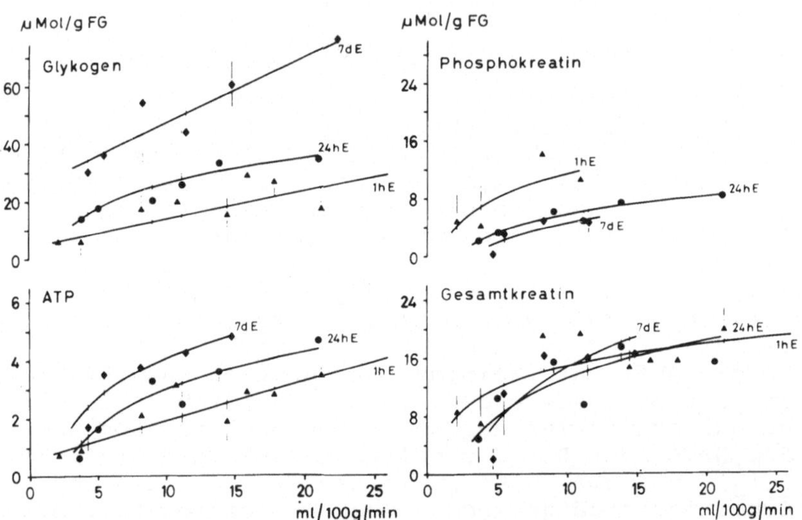


*Abb. 1. Abhängigkeit linksventriculärer Gewebsgehalte energiereicher Verbindungen von der Restdurchblutung während 2-stündiger eingeschränkter Myokarddurchblutung nach 1 Std (▲), 2 Std (●) und 7 Tagen (◆) Reperfusion. Zur besseren Übersicht wurden die Einzelwerte in Durchblutungsintervallen von 2.5 ml/100 g /min zusammengefaßt*

neare Abhängigkeit von der RD ($y \doteq 0.42+0.14x$; $r=0.8771$). Nach 24 h Reperfusion hatten sich die Gewebsgehalte bei Werten für RD unterhalb 5 ml/100 g/min nicht weiter erholt. Bis ca. 10 ml/100 g /min nahm der ATP-Anstieg mit zunehmender RD zu und blieb bei höheren Flüssen etwa konstant. Die Abhängigkeit ließ sich am besten durch eine logarithmische Regression beschreiben ($y=-1.27+1.86 \ln x$; $r=0.8795$). Vom zweiten bis siebten Erholungstag erfolgte bei verschiedenen Werten für RD eine konstante ATP-zunahme ($y=-0.54+1.99 \ln x$; $r=0.7340$). Für die Summe der Adenin-nucleotide (SAN) ergaben sich qualitativ entsprechende Verhältnisse. Zwischen 1 h und 24 h Reperfusion überwog die ATP-Zunahme derjenigen von SAN. Vom zweiten bis zum siebten Erholungstag wurde die SAN-Zunahme im wesentlichen durch den ATP-Anstieg getragen. Gemessen an den Gewebsgehalten für ATP und SAN nahm die Erholungsfähigkeit des durch eingeschränkte Durchblutung geschädigten Myokards mit steigender RD zu, d.h. in der gleichen Zeit wurde in Gebieten mit höherer RD mehr ATP aufgebaut als in Gebieten mit geringerer RD. Das gilt besonders für Gebiete mit niedriger RD zwischen 5 und 10 ml/100 g/min.

Für das Phosphokreatin (PKr)-Kreatin-System sind die Beziehungen zwischen Gewebsgehalten und RD durch logarithmische Regressionen zu beschreiben. Nach einstündiger Erholung war das PKr bei Durchblutungen oberhalb 5 ml/100 g/min auf übernormale Werte angestiegen (y=0.88+4.58 lnx; r=0.7163). Dieser überschießende Wiederaufbau in der frühen Erholung ist für das anaerobiosegeschädigte Myokard bekannt, ohne daß bisher eine befriedigende Erklärung gegeben werden konnte (1, 3). Nach 24 h Reperfusion war der PKr-Spiegel stark abgefallen und zeigte in Durchblutungsbereichen, die nach einer Stunde Erholung schon übernormale Werte aufwiesen, wieder unternormale Gewebsgehalte (y=-2.55+3.65 lnx; r=0.8839). Erst bei einer RD von ca. 20 ml/100 g/min wurden Normwerte erreicht. Der PKr-Verlust setzte sich bis zum siebten Erholungstag fort (y=-4.22+3.82 lnx; r=0.7109). Dieses Verhalten steht im Widerspruch zu früheren Ergebnissen, nach denen nach verschiedenen anaeroben Situationen das PKr nach einer initialen überschießenden Resynthese Normwerte erreichte (1, 3). Ohne damit eine endgültige Erklärung liefern zu können hat möglicherweise die ständige passive Dehnung des geschädigten und funktionslosen Myokards einen negativen Effekt auf das PKr. Andererseits könnte man spekulieren, daß mit zunehmender Erholung einige Myokardzellen zumindest partiell ihre Kontraktionsfähigkeit wiedergewinnen, jedoch aufgrund von nicht-kontraktilen Bereichen in der Umgebung einer weit über der Norm liegenden Belastung ausgesetzt sind, was sich im erneut abfallenden PKr-Spiegel niederschlägt. Das Gesamtkreatin (GKr) zeigte nach den verschiedenen Reperfusionszeiten unterschiedliche Abhängigkeiten von der RD. Während die Gewebsgehalte nach 24 Std Erholung aufgrund eines Verlustes an freiem Kreatin unter den Werten nach einstündiger Erholung lagen, erfolgte bis zum siebten Tag eine stärkere Restitution, die allerdings erst bei Flüssen oberhalb 10 ml/100 g/min Werte ergab, die diejenigen nach einer Stunde Erholung überschritten. Die unterschiedlichen Verläufe kommen zustande durch Überlagerung von Kreatinverlust und Wiederaufbau.

Beim Glykogen ergab sich nach einstündiger Erholung eine lineare Abhängigkeit von der RD (y=3.31+1.01x; r=0.8408). Nach 24 h Reperfusion ließ sich die Abhängigkeit am besten durch eine logarithmische Regression beschreiben (y=-2.60+12-49 lnx; r=0.6400), wobei sich bis zu einer RD von etwa 10 ml/100 g/min eine zunehmend höhere Aufbaurate zeigte. Nach 7-tägiger Erholung (y=22.43+2.35x; r=0.6963) ergaben sich bei Durchblutungen oberhalb 10 ml /100 g/min die von der Erholung des anaeroben Myokards her bekannten übernormalen Glykogengehalte, die mit einer Kompensationsreaktion des hypoxisch geschädigten Myokards erklärt werden (1, 3).

Gebiete, die eine schlechte Stoffwechselrestitution zeigten, wiesen nur eine geringe Wiederdurchblutung auf.

In diesem Zusammenhang muß man fragen, welchen Einfluß die absolute Höhe der Wiederdurchblutung auf die Erholungsvorgänge hat. Es wäre denkbar, daß zum Wiederaufbau reduzierter Gewebsgehalte energiereicher Verbindungen höhere Durchblutungen notwendig sind als zur Aufrechterhaltung eines normalen Gewebsspiegels. Das könnte dann u.a. die z.T. erheblichen Streuungen der Gewebsgehalte bei den verschiedenen RD erklären. Darüber hinaus ist sicherlich die Zuordnung der jeweils niedrigsten RD problematisch. Die Tatsache, daß hierbei relativ hohe Korrelationen gefunden wurden, mag zwar Hinweis auf die große Bedeutung der RD als begrenzender Faktor für die Stoffwechselvorgänge im minderdurchbluteten Myokard sein. Andererseits dürften aber auch die teilweise erheblichen Durchblutungsunterschiede zu verschiedenen Meßzeiten größere Streuungen in den Gewebsgehalten erklären, da für die jeweilige Stoffwechselsituation sicher auch die Dauer einer bestimmten Minderdurchblutung von Bedeutung ist (4). Zurückhaltung ist auch bei der Angabe von kritischen RD geboten, unterhalb derer Stoffwechselalterationen auftreten bzw. bei denen Normwerte nach bestimmten Reperfusionszeiten wieder erreicht werden, zumal bei einer RD oberhalb 25 ml/100 g/min nach längeren Erholungszeiten in einigen Fällen schlechtere Restitutionen gefunden wurden als bei mittlerer RD. Eine Erklärung hierfür kann vorerst nicht geliefert werden. Insbesondere beim ATP wird deutlich, daß zumindest bei tiefer bis mittlerer RD die Erholungsfähigkeit des hypoxisch geschädigten Myokards von der RD abhängt. Der positive Effekt der RD wirkt sich besonders bei Flüssen zwischen 5 und 10 ml/100 g/min und in der frühen Erholung aus. Bei einer RD unterhalb 5 ml/100 g/min scheint dagegen die Erholungsfähigkeit stark eingeschränkt. Eine 7-tägige Erholung reicht dennoch nicht aus, normale Gewebsgehalte für verschiedene energiereiche Verbindungen wieder aufzubauen. Die Frage, ob stoffwechselmäßig weitgehend erholte Bezirke zumindest partiell ihre Kontraktionsfähigkeit wiedergewonnen hatten, wurde bisher nicht geprüft.

## Zusammenfassung

An Bastardhunden wurde in Nembutal-Narkose der R. desc. der linken Coronararterie für 2 Std unterbunden. Die Restdurchblutung (RD) wurde mit den Gewebsgehalten für verschiedene energiereiche Verbindungen nach 1-, 24-stündiger und 7-tägiger Reperfusion korreliert. ATP und SAN zeigten mit zunehmender RD einen stärkeren Anstieg pro Zeiteinheit. Beim PKr erfolgte nach anfänglichem Anstieg auf übernormale Werte ein nicht zu erklärender Abfall unter die Norm. Das Glykogen zeigte nach 7 Tagen einen mit steigender RD zunehmend überschießenden Wiederaufbau. Normwerte wurden insgesamt nach 7 Tagen nicht wieder erreicht, unterhalb 5 ml/100 g/min RD scheint die Erholungsfähigkeit stark eingeschränkt.

## Summary

In mongrel dogs anesthetized with Nembutal, the left anterior descending coronary artery was ligated for 2 h. The residual blood flow (RBF) was correlated with tissue levels of various myocardial metabolites after 1 and 24 h and 7 days of reperfusion. ATP and the sum of adeninnucleotides showed a better recovery with an increasing RBF. Initial increased value of creatine phosphate was followed by a decrease to subnormal values, which cannot be sufficiently explained. There was an accelerated overshoot beyond normal values in glycogen levels after 7 days with increasing RBF. After 7 days there was no recovery to normal values, and below a RBF of 5 ml/100 g/min metabolic recovery was poor.

## Literatur

1. ISSELHARD, W., MÄURER, W., STREMMEL, W., KREBS, J., SCHMITZ, H., NEUHOF, H., ESSER, A.: Stoffwechsel des Kaninchenherzens in situ während Asphyxie und in der post-asphyktischen Erholung. Pflügers Arch. ges. Physiol. 316, 164 (1970).
2. GEPPERT, E., MENGE, M., VOGEL, W., ISSELHARD, W.: Myokardialer Stoffwechselstatus und Enzymveränderungen im Herzinfarkt in Abhängigkeit von der Restdurchblutung. Langenbecks Arch. Chir., Chir. Forum 1974, 11.
3. ISSELHARD, W., LAUTERJUNG, K.L., WITTE, J., BAN, T., HÜBNER, G., GIERSBERG, O., HEUDEL, E., HIRT, H.J.: Metabolic and structural recovery of left ventricular canine myocardium from regional complete ischemia. Europ. surg. Res. 7, 136 (1975).
4. ISSELHARD, W., GEPPERT, E., MENGE, M., LAUTERJUNG, K.L., VOGEL, W., WITTE, J., HEUGEL, E.: Effect on myocardial metabolic pattern of local complete and incomplete ischemia. Rec. Advanc. Stud. Cardiac Struct. Met. 7, 231 (1976).

Dr. B. Schorn, Institut für Experimentelle Medizin der Universität zu Köln, Robert-Koch-Straße 10, D-5000 Köln 41

# 23. Hämochron – einfache Methode zur Kontrolle des Heparinspiegels während des extracorporalen Kreislaufes

W. Saggau, H. Lüllig, H. H. Storch, A. Tanzeem, W. Schmitz und W. Hissen

Abteilung für Spezielle Thoraxchirurgie der Chirurgischen Universitätsklinik Heidelberg (Direktor: Prof. Dr. Dr. h.c. W. Schmitz)
Abteilung für Allgemeinchirurgie der Chirurgischen Universitätsklinik (Direktor: Prof. Dr. F. Linder)

Postoperativer Blutverlust nach Operationen mit dem extracorporalen Kreislauf ist auf mehrere Faktoren zurückzuführen. Die Schädigung cellulärer Blutbestandteile durch das mechanische Trauma, die Dauer der extracorporalen Zirkulation und die Höhe des Heparinspiegels spielen hierbei die entscheidende Rolle.

Der unterschiedliche Heparinspiegel bei gleicher Anfangsdosierung ist auf eine individuelle Heparinaktivierung und -elimination zurückzuführen. Alter, Körpergewicht oder Körperoberfläche sind keine exakten Parameter für eine Heparindosierung, da der individuelle Heparinumsatz durch das gebräuchliche Dosierungsschema (Heparin (mg) pro kg Körpergewicht) nicht berücksichtigt wird. Um die Bedeutung des Heparins für den intra- und postoperativen Blutumsatz zu untersuchen, wurden 2 Patientengruppen mit unterschiedlichen Dosierungsschemata gegenübergestellt.

## Methodik

Bei einer Kontrollgruppe von 80 Patienten (Gruppe I) wurde die Heparinisierung während der extracorporalen Perfusion in der früher üblichen Routinedosierung von 3 mg/kg durchgeführt. Nach Ablauf einer Stunde Perfusionszeit wurde die halbe Menge der primär errechneten Dosis nachgegeben. Diesem Kollektiv wurde eine Gruppe (II) von 80 Patienten gegenübergestellt, die die gleiche Anfangsdosierung erhielten, der weitere Heparinbedarf jedoch nach der Hämochronmethode bestimmt wurde.

Die Hömochronmethode stellt eine aktivierte Gerinnungszeitbestimmung auf elektromagnetischer Grundlage dar, deren Ergebnisse mit der Gerinnungszeit nach LEE WHITE und den durch Titration bestimmten Heparinkonzentrationen korrelieren.

Die Normalwerte der Hämochronmethode liegen zwischen 80 - 120 sec. Während des extracorporalen Kreislaufes sollte diese aktivierte Gerinnungszeit zwischen 300 und 600 sec betragen. Sobald dieser Gerinnungsparameter in den unteren Normbereich abfiel, wurde Heparin in der Dosierung von 1 mg/kg nachgegeben. Die Messungen erfolgten nach der Bestimmung eines Ausgangswertes alle 15 min nach Gabe des Heparins.

Bei einer weiteren Gruppe von 35 Patienten (Gruppe III) mit Perfusionszeiten bis zu 90 min wurde alle 5 - 10 min die Hämochronzeit bestimmt, um eine exakte Verlaufskurve während der Heparinisierung aufzustellen. Zur Neutralisierung des Heparins wurde die 1,5 fache Menge Protamin gegeben. 10 min danach wurde mit der Hämochronmethode ein Endwert bestimmt.

## Ergebnisse

In den ersten 48 Std nach der Operation betrug der Blutverlust über die Thoraxdrainagen in Gruppe I 36 ± 39 ml/kg und in Gruppe II 26 ± 14 ml/kg ($p < 0{,}01$). Im gleichen Zeitraum lag die noch notwendige Transfusionsmenge nach Abgang von der extracorporalen Perfusion bei ausgeglichener Pumpenbilanz in Gruppe I bei 60 ± 38 ml/kg und in Gruppe II bei 43 ± 22 ml/kg ($p < 0{,}001$). Die Gesamtheparinmenge in Gruppe I betrug 159 ± 53 mg, in Gruppe II 135 ± 38 mg ($p < 0{,}02$). In der Kontrollgruppe mußte bei 28 % der Patienten Heparin nachgegeben werden, in der Hämochrongruppe nur bei 6 %.

Entsprechend dem höheren Heparinbedarf lag die Protaminmenge in Gruppe I mit 46 ± 13 ml signifikant höher gegenüber der Gruppe II mit 38 ± 9 ml ($p < 0{,}001$). Die aktivierte Gerinnungszeit, gemessen mit der Hämochronmethode lag vor Beginn der extracorporalen Zirkulation bei Gruppe III (Abb. 1) im Mittel bei 98 ± 12 sec.

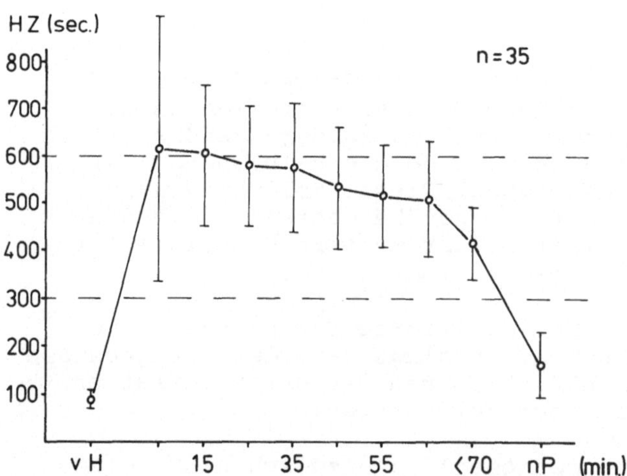


*Abb. 1. Mittelwerte der Hämochronzeit (HZ) während des extracorporalen Kreislaufs. Die Ausgangswerte sind vor Heparingabe (vH) und die Endwerte 10 min nach Gabe des Protamins (nP) bestimmt. Die gestrichelten Linien zwischen 300 und 600 sec stellen die untere bzw. obere Grenze der anzustrebenden Heparinisierung dar*

5 min nach Beginn der Heparinisierung stieg die Hämochronzeit auf 615 ± 279 sec an, um dann bis zum Ende der Perfusion kontinuierlich abzufallen. Nach einer Perfusionszeit von 70 min betrug die aktivierte Gerinnungszeit im Mittel 414 ± 69 sec. Die Streubreite zum Mittelwert war bei den ersten Blutentnahmen 5 und 15 min nach Heparingabe am höchsten. Nach Gabe des Heparins lagen alle Werte über dem zu fordernden Sicherheitsbereich von 300 sec, der eine ausreichende Antikoagulation garantiert. Ein Teil der Einzelwerte überschreiten den Wert von 600 sec, nehmen jedoch an Zahl nach 35 min Perfusionszeit deutlich ab. Nach Gabe von Protamin lag die Hämochronzeit durchschnittlich bei 128 ± 32 sec.

## Diskussion

Die Ergebnisse zeigen, daß das Heparin eine entscheidende Rolle beim postoperativen Blutverlust spielt. Durch entsprechende Kontrolle des Heparinspiegels mit der aktivierten Gerinnungszeit nach der Hämochronmethode kann sowohl der postoperativ auftretende Blutverlust als auch die notwendige Transfusionsmenge signifikant niedriger gehalten werden. Mit der Hämochronmethode kann der Heparinbedarf während der Perfusion sicher kontrolliert, eine Überheparinisierung vermieden und der Heparinbedarf gesenkt werden. Die durch eine individuelle Heparinaktivierung und Elimination bedingte Gefahr einer Über- oder Unterheparinisierung läßt sich mit dieser Methode einfach und schnell erkennen. Besonders bei der extracorporalen Zirkulation ist die Freisetzung gerinnungsaktiver Proteine beim Erythrocytenzerfall mit Antiheparinwirkung ein nicht abzuschätzender Faktor. Trotz einer großen Anzahl von Einzelwerten, die nach Beginn der Heparinisierung die Hämochronzeit von 600 sec überschreiten, kann die Anfangsdosierung von 3 mg/kg Heparin nicht herabgesetzt werden, da ein weiterer Teil der Einzelwerte in den unteren Sicherheitsbereich einer ausreichenden Heparinisierung zu liegen kommen. Durch die Minderung des Heparinbedarfs kann auch die zur Neutralisierung notwendige Protaminmenge auf ein Minimum beschränkt werden. Gerade eine Protaminüberdosierung sollte wegen ihrer negativen Rückwirkungen auf den arteriellen System- und Pulmonalarteriendruck, ferner auf die arterielle Sauerstoffspannung vermieden werden.

## Zusammenfassung

Es wurden zwei Formen der Heparinbehandlung während der extracorporalen Zirkulation verglichen, um die Rolle des Heparinspiegels für den postoperativen Blutverlust zu untersuchen. Diese Studie wurde in 3 Gruppen unterteilt: Der Kontrollgruppe I wurde 3 mg/kg Heparin als Anfangsdosierung und nach 60 min die Hälfte der primär errechneten Dosis gegeben. Gruppe II erhielt die gleiche Anfangsdosierung, der weitere Heparinbedarf wurde jedoch entsprechend den Werten der aktivierten Gerinnungszeit, gemessen mit der Hämochronmethode bestimmt. In der Gruppe III wurde die Hämochronzeit in Intervallen von 10 min gemessen, um eine exakte Verlaufskurve aufstellen zu können. Es fand sich sowohl eine signifikante Verminderung des postoperativen Blutverlustes als auch eine Abnahme der während der Perfusion notwendigen Heparinmenge. Zusätzlich war die Transfusionsmenge in der unmittelbaren postoperativen Periode geringer. In der Gruppe III fand sich eine große Streubreite der aktivierten Gerinnungszeiten. Es war kein Patient unterheparinisiert, aber einige hatten deutlich verlängerte Hämochronzeiten.

## Summary

Two forms of heparin management during cardiopulmonary bypass were compared in order to analyze the role of the heparin level in relation to postoperative blood loss. The study was divided in three groups: In group I, the control group, 3 mg/kg body weight heparin was given as an initial dose and maintained at a dose of 1.0 mg/kg every 60 min during cardiopulmonary bypass; group II received the same initial dose, but additional doses were based upon the activated clotting time measured with a Haemochron; in group III, the Haemochron time was measured at 10-min intervals to establish a base value. In group II we found a significant decrease in postoperative blood loss as well as a decrease in the amount of heparin administered during cardiopulmonary bypass. In addition, fewer transfusions were required in the immediately postoperative period. In group III, wide variations in the activated clotting time curve were observed. No patient was underheparinized, but some had markedly prolonged Haemochron times.

## Literatur

1. BULL, B.: Heparin Therapy during Extracorporeal Circulation. J. thorac. cardiovasc. Surg. 69, 685 (1957).
2. FRIESEN, R.: Individual Responses to Heparinization for Extracorporeal Circulation. J. thorac. cardiovasc. Surg. 72, 875 (1976).
3. HILL, J.D.: A Simple Method of Heparin Management During Prolonged Extracorporeal Circulation. Ann. thorac. Surg. 17, 129 (1974).
4. JASTRZEBSKI, J.: Cardiorespiratory Effects of Protamine after Cardiopulmonary Bypass in Man. Thorax 29, 534 (1974).
5. VERSKA, J.: Control of Hemorrhage Following Cardiopulmonary Bypass. Ann. thorac. Surg. 13, 87 (1972).

Priv.-Doz. Dr. W. Saggau, Abteilung für Spezielle Thoraxchirurgie, Chirurgische Universitätsklinik, Im Neuenheimer Feld 110, D-6900 Heidelberg

# 24. Organdurchblutung bei graduierter, kontrollierter Hypotension mittels Natriumnitroprussid (NNP)

S. Stippig, W. J. Stelter und K. Messmer

Chirurgische Klinik und Institut für Chirurgische Forschung an der Chirurgischen Klinik der Universität München

Natriumnitroprussid (NNP) ist aufgrund seiner guten Steuerbarkeit derzeit das Mittel der Wahl, um eine rasche Hypotension und Verminderung des afterload herbeizuführen, da weder die myokardiale Kontraktilität noch das Herzminutenvolumen (HMV) vermindert werden (1, 4). Unter NNP wird nahezu regelmäßig eine metabolische Acidose mit Anstieg des Lactatgehaltes im Blut beobachtet. Da diese Acidose durch eine Verminderung des HMV nicht erklärt werden kann, sollte daher geprüft werden, ob sie Folge einer Organmangeldurchblutung bei Umverteilung des HMV ist. Zur Klärung dieser Frage wurde bei Hunden der arterielle Mitteldruck kurzfristig mäßig (70 mm Hg) und tief (40 mm Hg) gesenkt.

## Methodik

14 Bastardhunde beiderlei Geschlechtes, mit einem Gewicht von 23,3 ± 0,9 kg KG, wurden nach Prämedikation (0,5 mg Atropin und 1,0 ml Thalamonal) mit 20 - 25 mg/kg Pentobarbital i.v. narkotisiert. Die Tiere wurden mit einem 30% $O_2$-Luftgemisch kontrolliert beatmet. Die Bestimmung der Organdurchblutung erfolgte mittels der Microspheres-Technik. Jeweils ca. $10^6$ mit $^{85}$Str, $^{125}$J, $^{95}$Nb, bzw. $^{51}$Cr markierte, 15 μ große Microspheres (3M Company) wurden innerhalb 30 sec in den li. Vorhof injiziert. Gleichzeitig wurde aus der A. subclavia mit einer Havard-Pumpe eine Referenzblutprobe abgezogen. Bei Versuchsende wurden nach Entbluten der Tiere Organproben entnommen und ihre Radioaktivität im Scintillationszähler (Packard-Multichannel) gemessen. Die Organdurchblutung wurde nach der Referenztechnik (5), das HMV mit Hilfe der Thermodilutionsmethode ermittelt. Im arteriellen und organvenösen Blut wurde die Lactatkonzentration photometrisch bestimmt. Aus Organdurchblutung und arteriovenöser Lactatkonzentrationsdifferenz konnte die Lactatproduktion bzw. -extraktion in den Organen berechnet werden. Versuchsablauf: Nach Plazierung der Katheter und Erreichen eines steady state wurden Kontrollmessungen (MAP, HMV, Hb, Hkt, Säure-Basen-Status, $O_2$-Sättigung) und die Injektion der Microspheres vorgenommen. Danach wurde für die Dauer von 20 min der arterielle Mitteldruck in Gruppe I von im Mittel 140 auf 70 mm Hg und in Gruppe II von im Mittel 128 auf 40 mm Hg gesenkt. Die NNP Dosis betrug in Gruppe I 1,03 ± 0,2 mg/kg, in Gruppe II 3,2 ± 1,1 mg/kg. Am Ende der 20 min Hypotension, sowie 60 min nach

Beendigung der NNP-Zufuhr erfolgte je eine weitere Injektion von Microspheres. Für alle Meßwerte wurden Mittelwerte ± $s_{\bar{x}}$ errechnet und nach dem t-Test für gepaarte Werte geprüft.

## Ergebnisse

Die graduierte Hypotension bewirkte in beiden Versuchsgruppen eine Senkung des peripheren Strömungswiderstandes bei unverändertem HMV. Gleichzeitig bestand eine deutliche metabolische Acidose (Tabelle 1).

Tabelle 1

| Gruppe | | MAP (mm Hg) | TPR (PRU) | $AVDO_2$ (Vol%) | PH | Lactat ($\mu mol \cdot ml^{-1} \cdot 100g^{-1}$) |
|---|---|---|---|---|---|---|
| | Kontrolle | 139±4,3 | 1,25±0,1 | 5,7±0,5 | 7,37±0,01 | 1,6 ±0,27 |
| I | Hypotension | 70±1,4 | 0,63±0,07 | 5,9±0,7 | 7,25±0,02 | 4,46±0,53 |
| | Erholung | 141±4,1 | 1,32±0,06 | 6,6±0,5 | 7,28±0,03 | 3,17±0,65 |
| | Kontrolle | 128±4,0 | 1,19±0,13 | 6,1±0,4 | 7,33±0,01 | 1,43±0,32 |
| II | Hypotension | 41±0,8 | 0,45±0,03 | 6,7±0,6 | 7,20±0,01 | 2,82±0,31 |
| | Erholung | 127±4,0 | 1,30±0,15 | 6,6±0,3 | 7,25±0,01 | 2,55±0,45 |

Die Veränderungen der regionalen Durchblutung und des Lactatmetabolismus sind in Abb. 1a für die Gruppe I (mäßige Hypotension) und in Abb. 1b für die Gruppe II (tiefe Hypotension) dargestellt. Bei mäßiger Hypotension fand eine deutliche Umverteilung des Herzminutenvolumens mit einer signifikanten Steigerung der Myokard- und Hirndurchblutung ($p < 0,005$ bzw. $< 0,01$) statt. Eine signifikante Mangeldurchblutung wurde in keinem der untersuchten Organe beobachtet. Während Hypotension wurde in Myokard, Gehirn und Niere Lactat extrahiert; die Lactatproduktion des Skeletmuskels wurde reduziert ($p < 0,025$). Auffallend war der Übergang von Lactatextraktion zu Lactatproduktion in der Leber. 60 min nach Beendigung der NNP-Infusion fand sich eine weiterhin erhöhte Lactatextraktion in Myokard und Niere, während die Veränderungen in Leber und Muskulatur weitgehend normalisiert waren.

Bei tiefer Hypotension (40 mm Hg) waren die Myokard- und Hirndurchblutung gering gesteigert, die Durchblutung von Niere und Skeletmuskel dagegen reduziert. Lactat wurde im Myokard, Gehirn, Leber und Muskulatur gebildet. Nach Hypotension hatten sich die Veränderungen des Organlactatmetabolismus weitgehend normalisiert.

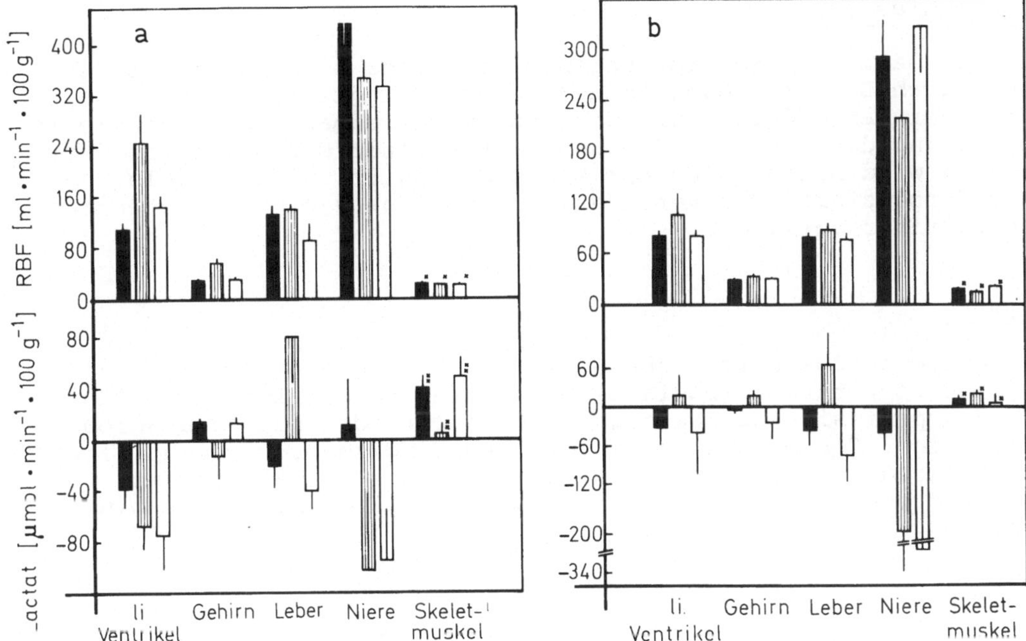


*Abb. 1. Durchblutung und Lactatumsatz in verschiedenen Organen. (a): bei mäßiger Hypotension (70 mm Hg); (b): bei tiefer Hypotension (40 mm Hg) mittels NNP-Infusion. Dunkle Säulen: Kontrollwerte; schraffierte Säulen: Werte am Ende der NNP-Infusion; weiße Säulen: Werte 60 min nach Beendigung der NNP-Infusion.*
*+ Absolutwert x 10; ++ Absolutwert x 100*

## Diskussion

NNP bewirkt eine schnelle und reversible Erschlaffung der glatten Gefäßmuskulatur, so daß Grad und Dauer der Hypotension leicht gesteuert werden können (2, 4). Das beim Zerfall von NNP freiwerdende Cyanid wird als Cyanmethämoglobin gebunden oder als Thiocyanat über die Niere ausgeschieden (4). Die für NNP-Hypotension typische metabolische Acidose ist nicht Folge der Blutdrucksenkung per se, sondern Folge einer reversiblen Blockierung der Cytochromoxydasen durch Cyanid. In den vorliegenden Untersuchungen konnte nämlich eine Minderperfusion lebenswichtiger Organe ausgeschlossen werden. Bei unveränderter Durchblutung geht die Leber während NNP-Hypotension von Lactatextraktion zu Lactatproduktion über. Die unter NNP zu beobachtende Acidose ist damit in erster Linie hepatischen Ursprungs und Folge einer cyanidinduzierten Umstellung des Leberstoffwechsels auf Anaerobie (3). Bei tiefer Hypotension, d.h. höherer NNP Dosis, gehen auch Herz-, Gehirn- und Skeletmuskulatur zur Lactatproduktion über. Im untersuchten Dosisbereich war die NNP bedingte Lactatacidose reversibel.

## Zusammenfassung

Die bei mäßiger NNP-Hypotension auftretende Acidose ist vornehmlich durch Lactatbildung in der Leber bedingt. Diese beruht nicht auf einer Mangeldurchblutung, sondern auf einer cyanidinduzierten Umstellung des Leberstoffwechsels. Bei einer NNP Dosis von über 3 mg/kg wird Lactat auch vom Myokard, Gehirn und der Skeletmuskulatur produziert. Die Veränderungen sind nach einer Hypotension von 20 min reversibel.


## Summary

Metabolic acidosis is a characteristic feature of SNP-induced hypotension; this acidosis is of hepatic origin and is not due to underperfusion of the organ but to cyanide-induced anaerobic metabolism. For SNP doses higher than 3 mg/kg body weight, lactate is produced in the myocardium, brain, and skeletal muscles. The observed changes were reversible after hypotension of 20 min duration.


## Literatur


1. BOON, J.C., JESCH, F., STELTER, W.J., MESSMER, K.: Langenbecks Arch. Chir., Chir. Forum 1977, 27.
2. KREYE, N.A.W.: Herz 1, 125 (1976).
3. NAKAMURA, S.: Fukuoda Acta Med. 67, 514 (1976).
4. PALMER, R.F., LASSETER, K.C.: N. Engl. J. Med. 292, 294 (1975).
5. RUDOLPH, A.M., HEYMANN, M.A.: Circulat. Res. 21, 163 (1967).


Dr. med. S. Stippig, Institut für Chirurgische Forschung, Nußbaumstraße 20, D-8000 München 2

# 25. Therapie des Low-output-Syndroms bei Patienten nach kardiopulmonalem Bypass mit Natriumnitroprussid und Dopamin

K. van Ackern, N. Franke und K. Peter

Institut für Anaesthesiologie der Ludwig-Maximilian-Universität München (Direktor: Prof. Dr. K. Peter)

In der unmittelbaren Postperfusionsphase nach kardiopulmonalen Eingriffen läßt sich oft ein ausreichendes Herzzeitvolumen nicht ohne pharmakologische Interventionen erreichen. Die übliche Therapie mit positiv inotropen Substanzen und der damit gesteigerte myokardiale Sauerstoffverbrauch kann jedoch bei Patienten mit coronarer Herzerkrankung zu einem kritischen Mißverhältnis zwischen $O_2$-Angebot und Verbrauch des Myokards führen. Die Verbesserung der Pumpfunktion des Herzens durch Vasodilatatoren bedeutet allgemein eine Verringerung des myokardialen $O_2$-Verbrauchs. Hier könnte die bisher geübte Therapie mit positiv inotroper Stimulation durch zusätzliche Anwendung eines Vasodilatators, besonders bei Patienten mit coronarer Vorerkrankung, wertvoll ergänzt werden. In der vorliegenden Studie soll die Kombination von Natriumnitroprussid (NNP) und Dopamin bei Patienten mit einem Low-output-Syndrom nach kardiopulmonalen Eingriffen untersucht werden.

## Methodik

Die Studie wird an 12 Patienten, die sich aortocoronaren Bypassoperationen unterziehen, durchgeführt. Das mittlere Alter beträgt 52 ($\pm$ 8) Jahre. Gemessen und fortlaufend registriert werden folgende Drucke: der mittlere arterielle Druck, MAP, der mittlere Druck in der A. pulmonalis, PAP, sowie der linksventriculäre Füllungsdruck als pulmonal-capillärer Verschlußdruck, PCWP. Das Herzzeitvolumen wird nach der Thermodilutionsmethode bestimmt. Berechnet werden: der Cardiac-Index, CI, der Widerstand im großen und im pulmonalen Kreislauf sowie der Tension-Time-Index, TTI. Es werden nur solche Patienten untersucht, die nach kardiopulmonalem Bypass einen CI von weniger als 2,5 $l/min \cdot m^2$ und einen MAP von mindestens 95 mm Hg aufweisen. Der kardiopulmonale Bypass wird bei einem linksventrikulären Füllungsdruck von ca. 20 mm Hg verlassen. Eine weitere Erhöhung des PCWP führt nicht mehr zu einer Steigerung des CI. Die Patienten sind trotz des hohen PCWP hypovolämisch, abgeschätzt aus der Bilanz von verlorenem und transfundiertem Blut. Nach Messung der Kontrollwerte wird der MAP durch Zufuhr von NNP auf 80 mm Hg gesenkt. Der PCWP sinkt ebenfalls. Durch Volumenzufuhr von 500 -

800 ml Blut wird der PCWP wieder auf das Niveau vor NNP-Applikation gehoben. Danach wird bei weiterhin gleichbleibender NNP-Infusion Dopamin in einer Dosierung von 5 μg/kg·min gegeben.

## Ergebnisse

Die Mittelwerte sind in der Tabelle 1 wiedergegeben. Der MAP wird durch NNP gesenkt. Der PCWP vermindert sich unter NNP ebenfalls. Nach Volumengabe ändert Dopamininfusion diesen Parameter nicht mehr. Der CI liegt unmittelbar nach dem kardiopulmonalen Bypass bei 2,2 $l/min \cdot m^2$. Die Senkung der Nachbelastung und der erhöhten Vorbelastung des Myokards führt nur zu einer geringen Steigerung des Auswurfes, weil die Patienten hypovolämisch sind. Durch Volumenzufuhr bis zum Ausgangsniveau des PCWP wird eine Zunahme des CI um 30% erreicht. Zusätzliche Stimulation mit Dopamin erhöht den CI weiter auf 3,3 $l/min \cdot m^2$, eine Steigerung um 50%. Die Herzfrequenz ändert sich während des gesamten Verlaufes nicht signifikant. Der nach NNP sowie NNP + Volumen abgefallene pulmonale Druck erreicht nach Dopamin wieder den Ausgangswert. Der gesamtperiphere Widerstand und der Widerstand in der pulmonalen Strombahn liegen auch nach Dopamin noch deutlich unter den Kontrollwerten. Der TTI, als indirektes Maß für den myokardialen Sauerstoffverbrauch, liegt auch nach Dopamininfusion noch unter dem Ausgangswert. Alle Patienten überleben.

Tabelle 1. Es bedeuten: O: Ausgangswerte, I Werte nach Nitroprussidnatrium (NNP), II Werte nach NNP mit Volumenzufuhr, III Werte nach zusätzlicher Infusion von 5 μg/kg·min Dopamin; HR: Herzfrequenz, CI: Cardiac Index $l/min \cdot m^2$, MAP: mittlerer arterieller Druck in mm Hg, PAP: mittlerer Druck in der A. pulmonalis in mm Hg; TPR: totaler peripherer Widerstand und PR Widerstand im Strömungsgebiet der A. pulmonalis in $dyn \cdot sec \cdot cm^{-5}$; TTI: Tension-Time-Index.

| | HR | CI | MAP | PAP | PCWP | TPR | PR | TTI |
|---|---|---|---|---|---|---|---|---|
| O | 101 | 2,2 | 105 | 28 | 20 | 1960 | 175 | 14200 |
| | ±12 | ±0,2 | ±9 | ±4 | ±3 | ±240 | ±25 | ±1090 |
| I | 104 | 2,4[a] | 82[b] | 18[b] | 13[a] | 1360[b] | 100[a] | 11400[a] |
| | ±9 | ±0,3 | ±3 | ±3 | ±2 | ±160 | ±15 | ±950 |
| II | 98 | 2,8[b] | 89 | 24[a] | 18[a] | 1270[a] | 90[a] | 11500[a] |
| | ±8 | ±0,2 | ±5 | ±3 | ±2 | ±160 | ±14 | ±870 |
| III | 106 | 3,3[b] | 92 | 26 | 17 | 1160[a] | 120[a] | 12900[a] |
| | ±17 | ±0,3 | ±6 | ±4 | ±3 | ±150 | ±20 | ±820 |

[a] bedeutet $p < 0,05$; [b] $p < 0,005$ berechnet nach dem t-Test für gepaarte Daten.

## Diskussion

Eine Senkung der Nachbelastung durch NNP bei Konstanthaltung der Vorbelastung bzw. Normovolämie führt zu einer Zunahme des Cardiac Index um 30% ohne eine positiv inotrope Intervention. Zusätzliche Stimulierung des Herzens mit Dopamin führt zu einer weiteren Steigerung der Auswurfleistung des Herzens um insgesamt 50%. Die Kombination von NNP mit Dopamin kann die kritisch erniedrigte Förderleistung des Herzens bei coronar vorerkrankten Patienten mit Low-output-Syndrom ohne Veränderung der Herzfrequenz erhöhen. Gleichzeitige Anwendung eines Vasodilatators und einer myokardialen positiv inotropen Stimulierung stellen in der hier vorliegenden Situation eine wertvolle Therapieergänzung dar.

## Zusammenfassung

Es wird eine Kombination von Natriumnitroprussid (NNP) mit Dopamin bei 12 Patienten mit einem Low-output-Syndrom nach herzchirurgischen Eingriffen untersucht. Die Patienten unterziehen sich einer aortocoronaren Bypassoperation. Unmittelbar nach kardiopulmonalem Bypass liegt der Cardiac Index (CI) bei 2,2 $l/min \cdot m^2$ und der pulmonale Verschlußdruck (PCWP) bei 20 mm Hg. Durch NNP wird der mittlere arterielle Druck auf 82 und der PCWP auf 13 mm Hg vermindert. Anheben des PCWP durch Bluttransfusion auf das Ausgangsniveau resultiert in einer Erhöhung des CI um 30%. Zusätzliche Gabe von 5 µg/kg·min Dopamin steigert den CI ohne Erhöhung der Herzfrequenz auf 3,8 $l/min \cdot m^2$. Das bedeutet einen Anstieg des CI um 50%.

## Summary

In 12 patients with low output after open-heart surgery the therapeutic effect of vasodilatation with sodium nitroprusside (SNP) and dopamine was studied. All patients underwent aortocoronary bypass operations. After cardiopulmonary bypass, the cardiac index (CI) was 2.2 $liters/min \cdot m^2$. The pulmonary wedge pressure (PCWP) was about 20 mm Hg. Application of SNP lowered mean arterial pressure to 82 and PCWP to 13 mm Hg. Then PCWP was elevated to the control level by transfusion of blood. This therapy increased CI by about 30% without positive inotropic intervention. Additional application of 5 µg dopamine/kg·min improved the CI to 3.8 $liters/min \cdot m^2$.

Dr. K. van Ackern, Institut für Anaesthesiologie der Ludwig-Maximilian-Universität München, Nußbaumstraße 20, D - 8000 München 2

# 26. Stickstoffsparender Effekt in der postoperativen Phase durch Infusion 3%iger Aminosäuren

W. Peitsch, H. D. Becker und K. Zürcher

Aus der Klinik und Poliklinik für Allgemeinchirurgie der Universität Göttingen (Direktor: Prof. Dr. H.-J. Peiper)

## Einleitung

Katabole Stoffwechselsituationen, gekennzeichnet durch eine negative Stickstoffbilanz, Abfall der körpereigenen Eiweiße mit kurzer Halbwertszeit, Erhöhung des Blutglucosespiegels und verminderter Wirksamkeit des Insulins, bewirken nicht selten eine erhöhte Infektanfälligkeit und Wundheilungsstörungen (2). Ziel der parenteralen Ernährung ist das Herstellen einer anabolen Stoffwechsellage durch Hyperalimentation mit all ihren Risiken (zentraler Venenkatheter, hochprozentige Kohlehydratlösungen, Überwachung unter Intensivstationsbedingungen) oder durch Mobilisation der körpereigenen Fettdepots (1, 2, 4).

## Material und Methode

44 Patienten mit einem Alter von 22 bis 76 Jahren wurden nach mittelgroßen abdominalchirurgischen Eingriffen (Vagotomie mit und ohne Drainageoperation, B II - Resektion, Cholecystektomie, rechtsseitige Hemicolektomie etc.) vier bis sechs Tage lang ausschließlich parenteral ernährt.

Versuchsgruppe I (13 Patienten) erhielt täglich 2000 ml Glucose 5 % und 500 ml Fructose 10 % (600 Kcal Kohlehydrate) in einer fest definierten Elektrolytlösung infundiert.

Versuchsgruppe II (14 Patienten) erhielt 750 ml Glucose 10 %, 750 ml Fructose 10 % (600 Kcal Kohlehydrate) und 1000 ml Aminosäuren 3 % (30 g Aminosäuren) kontinuierlich über 24 Std.

Die 17 Patienten der Versuchsgruppe III erhielten täglich 2500 ml Aminosäuren 3 % (75 g AS) in einer definierten Elektrolytlösung.

Präoperativ, am 1., 2. und 4. bzw. 6. postoperativen Tag wurden folgende Parameter im Serum bestimmt: Natrium, Kalium, Chlorid, Kreatinin, Gesamteiweiß, Albumin, Bilirubin, alkalische Phosphatase, SGOT, SGPT, Gamma-GT, Cholesterin und Triglyceride; präoperativ, am 2. und 4. postoperativen Tag außerdem Ketonkörper (enzymatische Bestimmung des 3-Hydroxybutyrat).

Im 24 Stundensammelurin wurden täglich Harnstoff, Kreatinin und die Stickstoffausscheidung (Mikrojeldahlmethode) bestimmt.

## Ergebnisse

Entgleisungen des Elektrolythaushaltes wurden in keiner Patientengruppe beobachtet, lediglich vereinzelt mußte Kalium substituiert werden. In den Versuchsgruppen I und II trat direkt postoperativ ein Blutglucoseanstieg bis 130 bzw. 120 mg % auf, am 4. postoperativen Tag lag in diesen Gruppen der Blutglucosespiegel bei 108 mg %. Nach alleiniger Aminosäureinfusion wurde kein Blutglucoseanstieg beobachtet.

Das Verhalten der Stickstoffbilanzen zeigt die Abb. 1. Nach täglicher Gabe von 150 g Kohlehydraten (Gruppe I) verlieren die Patienten 6,05 bis 9,16 g N/24 h, nach Infusion von 150 g Kohlehydraten und 30 g AS (Gruppe II) beträgt der tägliche Stickstoff-

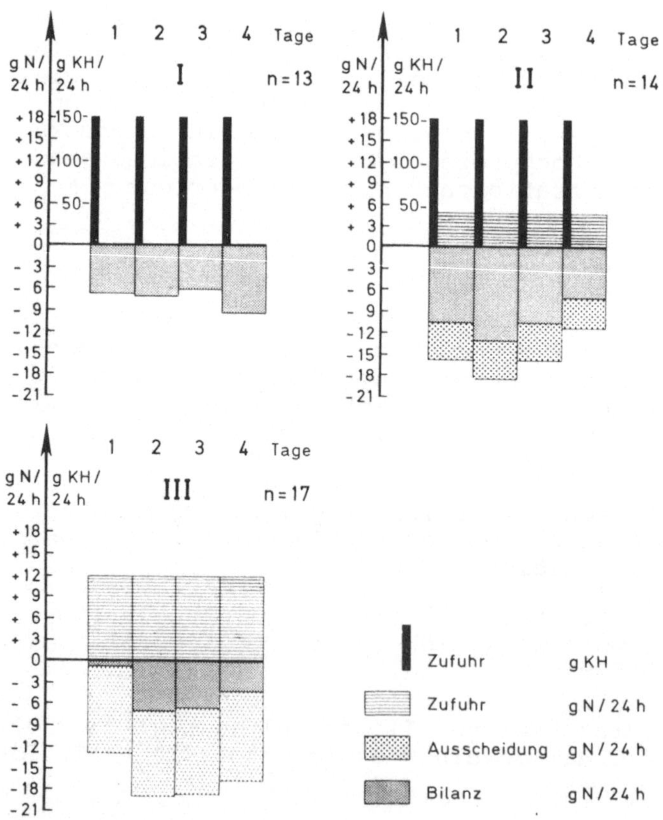


*Abb. 1. Stickstoffbilanzen in der postoperativen Phase bei viertägiger kompletter parenteraler Ernährung*

verlust 6,87 bis 13,87 g N/24 h. Eine bessere Stickstoffbilanz weist die Gruppe III mit minus 0,85 bis 6,86 g N/24 h auf. Gesamtstickstoffbilanzen in 4 Tg. Gr. I - 28,27 g N/ Gr. II - 42,2 g N/ Gr. III - 18,18 g N. Alle drei Gruppen weisen am ersten postoperativen Tag einen Abfall des Cholesterins auf (Abb. 2),

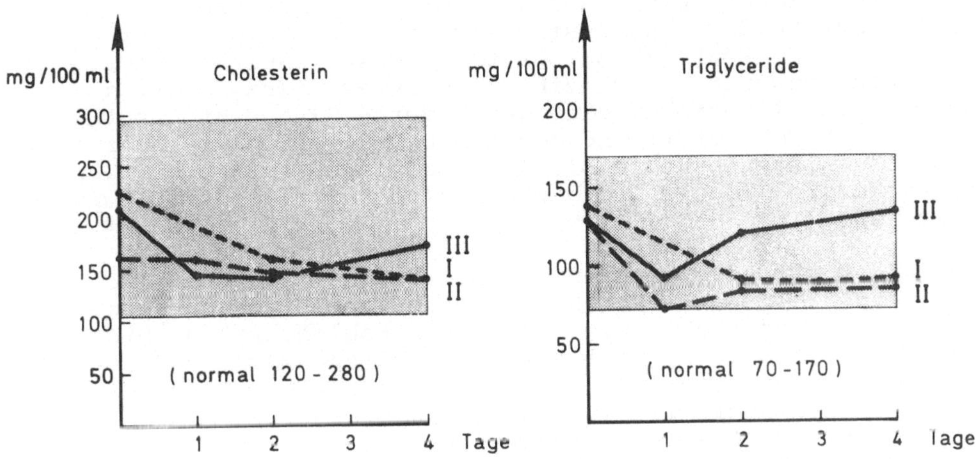


*Abb. 2. Verhalten des Cholesterins und der Triglyceride bei kompletter parenteraler Ernährung*

der lediglich in der Gruppe III zum Stillstand kommt und hier bei Versuchsende nur gering unter dem Ausgangswert liegt. Auffälliger ist das Verhalten der Triglyceride im Serum (Abb. 2). Die Kohlehydrat- bzw. Kohlehydrat-Aminosäureinfusion bewirkt einen Abfall der Triglyceride im Serum auf Konzentrationen im unteren Normbereich. Während alleiniger Aminosäureinfusion steigen die Triglyceride dagegen nach einem kurzfristigen Abfall bis Versuchsende auf 139,67 mg % an und liegen über dem Ausgangswert.

Ähnliches Verhalten zeigen die Ketonkörper im Blutplasma. Nach täglicher Gabe von 150 g KH und 30 g AS (Gruppe II) verringern sich die Ketonkörper um 28 %, während die Gruppe III einen Anstieg von 21,86 μM/ ml präoperativ auf 27,88 μM/ ml am vierten postoperativen Tag aufweist.

## Diskussion

In Übereinstimmung mit der theoretischen Überlegung, daß durch Zufuhr geringerer Mengen Glucose die Bereitstellung körpereigener Energie durch Mobilisation der Fettdepots gehemmt wird (3), bei Abwesenheit von exogenen Kohlehydraten jedoch durch aktive Lipolyse Energie zur Verfügung gestellt wird, finden sich im Serum der Patienten mit alleiniger Aminosäurezufuhr sowohl eine Erhöhung der Triglyceride als auch ein Ansteigen der Ketonkörper (gemessen als D-3-Hydroxybutyrat) als Zeichen einer gesteigerten Fettmobilisation. Parallel dazu registrierten andere Autoren einen Anstieg der freien Fettsäuren im Blut durch aktive Lipolyse (3, 5). Eine mögliche Ursache des ungünstigen Effektes der exogenen Glucosezufuhr auf den körpereigenen Energiestoffwechsel liegt in der Insulinstimulierung, welche die Fettmobilisation hemmt. Im Postaggressionsstoffwechsel, zum Beispiel nach Operationen, besteht jedoch eine Insulinresistenz, sodaß der erwünschte Insulineffekt, eine gesteigerte Glucoseutilisation, in den Hintergrund tritt und die Hemmung der Lipolyse überwiegt. Daraus resultieren erhöhte Blutglucosespiegel selbst bei Gabe geringer Mengen Glucose und deren Fehlen bei alleiniger Aminosäurenzufuhr.

Ausdruck des stickstoffsparenden Effektes der isotonen Aminosäuren sind die günstigeren Stickstoffbilanzen gegenüber der gleichzeitigen oder alleinigen Gabe von Kohlehydraten. Die relativ günstigen Stickstoffbilanzen der Versuchsgruppe I resultieren aus einem geringeren Schweregrad der Operationen dieser Patientengruppe, sowie einem besseren präoperativen Ernährungszustand (höheres mittleres Körpergewicht, signifikant höheres Gesamteiweiß), verglichen mit Gruppe II und III. Voraussetzung der parenteralen Ernährung mit diesen 3 %igen Aminosäuren sind jedoch ausreichende endogene Fettdepots, kurz- bis mittelfristige Anwendungszeit und das Fehlen schwerer kataboler Stoffwechselsituationen.

## Zusammenfassung

Die Infusion 3 %iger Aminosäurelösungen über einen Zeitraum von vier bis sechs Tagen weist gegenüber der alleinigen Gabe von Kohlehydraten oder der Kombination von KH und Aminosäuren nach mittelgroßen Abdominaloperationen einen stickstoffsparenden Effekt auf. Patienten mit Aminosäurelösungen weisen einen niedrigen Blutglucosespiegel, jedoch einen signifikanten Anstieg der Ketonkörper und der Triglyceride im Blut, als Ausdruck einer Energiegewinnung durch Lipolyse, auf.

## Summary

Infusion of a 3% amino acid solution after moderate abdominal surgery for 4 - 6 days postoperatively results in a nitrogen-saving effect as compared with an infusion of carbohydrates or a combination of carbohydrates and amino acids. Patients who received only amino acids showed the lowest blood glucose levels, but a significant increase of ketone bodies and triglycerides in serum, which is an indication of lipolysis.

## Literatur


1. BISTRIAN, B.R., WINTERER, J., BLACKBURN, L., YOUNG, V., SHERMAN, M.: Effect of a protein-sparing diet and brief fast on nitrogen metabolism in midly obese subjects. J. Lab. Clin. Med. 89, 1030 - 1034 (1977).
2. BLACKBURN, G.L., FLATT, G.P., CLOWES, G.H.A., ODONNELL, T.E.: Peripheral intravenous feeding with isotonic amino acid solutions. Am. J. Surg. 125, 447 - 454 (1973).
3. FREEMAN, J.B., STEGINK, L.D., MEYER, P.D., THOMPSON, R., DEN BESTEN, L.: Metabolic effects of amino acids dextrose infusion in surgical patients. Arch. Surg. 110, 916 - 921 (1975).
4. HOOVER, H.C., GRANT, J.P., GORSCHBOTH, C., KETCHAM, A.S.: Nitrogen-sparing intravenous fluids in postoperative patients. N. Engl. J. Med. 293, 172 - 175 (1975).
5. STEGINK, L.D., FREEMAN, J.B., WISPE, J., CONNOR, W.E.: Absence of the biochemical symptoms of essential fatty acid deficiency in surgical patients undergoing protein-sparing therapy. Am. J. Clin. Nutr. 30, 388 - 393 (1977).


Dr. W. Peitsch, Klinik und Poliklinik für Allgemeinchirurgie der Universität Göttingen, Gosslerstraße 10, D-3400 Göttingen

# 27. Der Substratstoffwechsel der Muskulatur während der frühen postoperativen Phase: Einfluß einer Glucoseinfusion

B. Günther, M. Wicklmayr, G. Dietze, K. Schultis, H. Mehnert und G. Heberer

Chirurgische Klinik der Universität München (Direktor: Prof. Dr. G. Heberer) und III. Medizinische Klinik (Stoffwechsel und Endokrinologie) des Krankenhauses München-Schwabing (Chefarzt: Prof. Dr. H. Mehnert)

Im Stoffwechsel spielt die Muskulatur mit rund 45% des Körpergewichtes eine entscheidende Rolle (1). Quantitative postoperative Substratbilanzen wurden an diesen Organen jedoch bisher noch nicht vorgenommen.

## Methodik

Mit Hilfe der Vorderarmtechnik wurde der Substratstoffwechsel der Muskulatur bei jüngeren, stoffwechselgesunden Männern drei Stunden nach der Operation während einer Basalperiode (n = 18) und unter dem Einfluß einer Glucoseinfusion (n = 5) untersucht. Als Vergleichkollektiv dienten Gruppen von 53 bzw. 5 nicht operierten, nüchternen Probanden (5). Aus dem arteriellen und tiefvenösen Blut des Vorderarmes wurden Proben in 5-minütigen Intervallen während der Basalperiode, sowie in 10-minütigen Abständen während einer Infusion von Glucose (10 g in 5 min; 0,5 g/kg KG x Std) entnommen. Nach jeder Blutentnahme wurde die Vorderarmdurchblutung mit der Venenverschlußplethysmographie gemessen. In den gewonnenen Blutproben wurden die Konzentrationen von Glucose, Lactat, Pyruvat, Alanin, Glycerin, nicht veresterten Fettsäuren, ß-Hydroxybutyrat, Acetacetat, Insulin und Glucagon bestimmt (2).

## Ergebnisse und Diskussion

### Basalperiode (Tabelle 1)

Im Kollektiv der Operierten fand sich ein deutlicher Anstieg der arteriellen Insulinspiegel. Dieser dürfte sowohl reaktiv auf den erhöhten Blutzuckerspiegel erfolgt sein als auch die Folge einer direkten Katecholaminstimulation des Pankreas darstellen.

Tabelle 1. Substratbilanzen am Unterarm bei Patienten nach Oberbaucheingriffen und bei gesunden Probanden. A: arterielle Konzentration, AV: arterio-tiefvenöse Differenz (+ Aufnahme, - Abgabe), %E: prozentuale Extraktion, a: mM, b: Prozent, c: µU/ml, d: pg/ml, e: ml/100 g x min, Werte als Mittel ± SEM, n.s. nicht signifikant im Student t-test

| | | Kontrolle (n=53) | Postoperativ | | p < |
|---|---|---|---|---|---|
| Glucose | A[a] | 4.72 ±0.05 | 6.35 ±0.20 | (n=16) | 0.0005 |
| | AV[a] | 0.30 ±0.02 | 0.40 ±0.08 | | n.s. |
| | %E | 6.4 ±0.3 | 6.4 ±1.3 | | n.s. |
| Lactat | A[a] | 0.41 ±0.01 | 0.70 ±0.08 | (n=18) | 0.0005 |
| | AV[a] | - 0.13 ±0.07 | - 0.37 ±0.06 | | 0.0005 |
| Pyruvat | A[a] | 0.035±0.001 | 0.056±0.010 | (n=9) | 0.0005 |
| | AV[a] | - 0.011±0.001 | - 0.013±0.003 | | n.s. |
| Alanin | A[a] | 0.18 ±0.006 | 0.16 ±0.013 | (n=10) | n.s. |
| | AV[a] | - 0.040±0.003 | - 0.056±0.013 | | 0.05 |
| Glycerin | A[a] | 0.086±0.004 | 0.16 ±0.01 | (n=6) | 0.0005 |
| | AV[a] | - 0.015±0.001 | - 0.029±0.010 | | 0.01 |
| Freie Fettsäuren | A[a] | 0.66 ±0.03 | 1.16 ±0.11 | (n=6) | 0.0005 |
| | AV[a] | - 0.03 ±0.01 | 0.04 ±0.06 | | n.s. |
| ß-Hydroxybutyrat | A[a] | 0.15 ±0.01 | 0.59 ±0.12 | (n=8) | 0.0005 |
| | AV[a] | 0.035±0.004 | 0.087±0.014 | | 0.0005 |
| | %E[b] | 24.5 ±1.9 | 16.1 ±2.5 | | 0.0025 |
| Acetacetat | A[a] | 0.083±0.006 | 0.20 ±0.05 | (n=8) | 0.0005 |
| | AV[a] | 0.027±0.003 | 0.074±0.025 | | 0.0005 |
| | %E[b] | 33.1 ±2.5 | 53.4 ±5.3 | | n.s. |
| Insulin | A[c] | 5.1 ±0.5 | 25.7 ±4.0 | (n=18) | 0.005 |
| Glucagon | A[d] | 98.3 ±12.6 | 126.1 ±32.0 | (n=14) | n.s. |
| Durchblutung | e | 3.0 ±0.05 | 2.8 ±0.3 | (n=10) | n.s. |

Dieses vermehrt freigesetzte Insulin reichte jedoch nicht aus, um die periphere Fettgewebslipolyse zu hemmen. Die Glucoseaufnahme bei den Operierten war nicht beeinflußt, wobei jedoch ein erheblich größerer Anteil der Glucose wieder als Lactat abgegeben wurde. Diese verringerte Pyruvatoxydation dürfte hauptsächlich durch eine gesteigerte Ketonkörperaufnahme bedingt sein. Als Ausdruck einer stimulierten intramusculären Lipo- und Proteolyse war die Abgabe von Glycerin und Alanin postoperativ deutlich vermehrt. Die erhobenen Befunde zeigen, daß schon in der frühen postoperativen Phase eine verminderte Wirksamkeit von Insulin an Fettgewebe und Muskulatur vorliegt. Dieses bestätigen auch frühere Befunde (4).

## Glucoseinfusion (Abb. 1)

In beiden Gruppen kommt es zu einer Zunahme der Glucoseutilisation. Postoperativ vergrößerte sich diese aber nur allmählich, entsprechend dem gesteigerten arteriellen Glucoseangebot, während es bei den Gesunden auch zu einem Anstieg der prozentualen Extraktion kam. Die Produktion von Lactat und Alanin zeigte postoperativ keine gesicherte Veränderung, während sie im Kontrollkollektiv abnahm. Glycerin-, Fettsäure- und Ketonkörperbilanzen zeigten in beiden Gruppen einen etwa gleichartigen Rückgang. Diese Befunde können dahingehend interpretiert werden, daß die normalerweise erfolgende Umstellung des Kohlenhydrat-

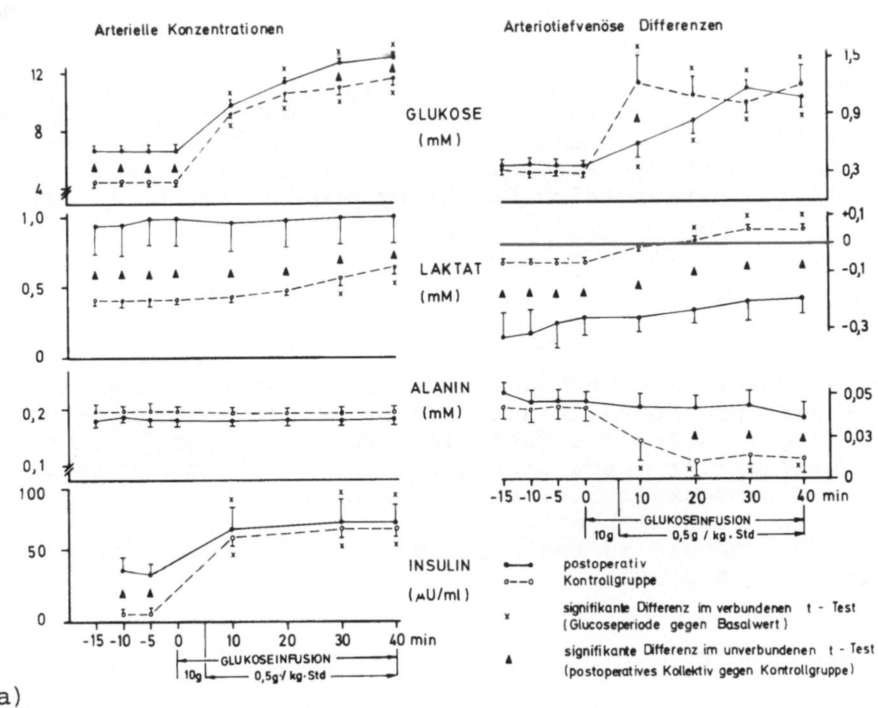


a)

*Abb. 1a*

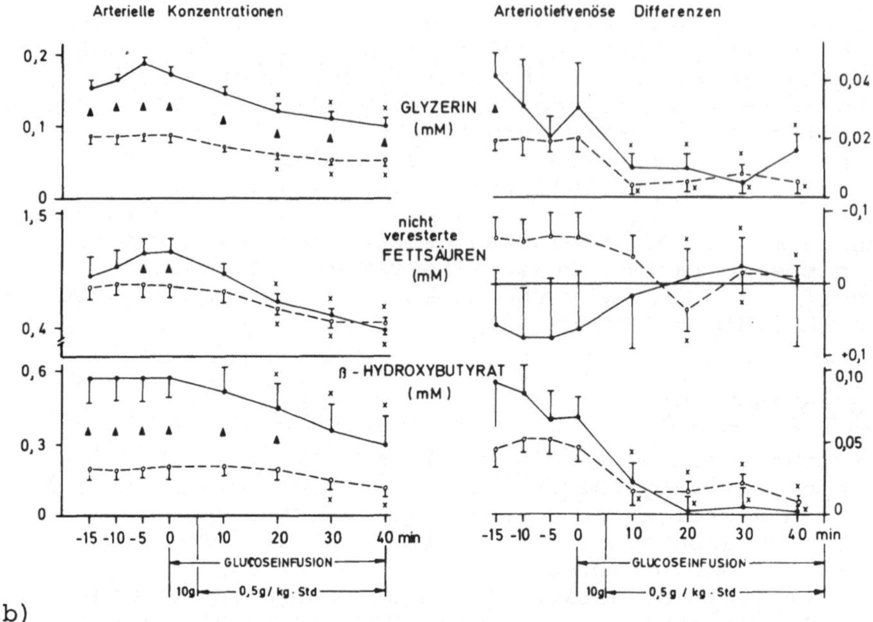


b)

*Abb. 1. Substratstoffwechsel am Vorderarm bei Patienten nach Oberbaucheingriffen (n=5) und Probanden (n=5) während einer 15-minütigen Basalperiode und einer Glucoseinfusion. (a) Verhalten von Glucose, Lactat, Alanin und Insulin; (b) Verhalten von Glycerin, nicht veresterten Fettsäuren und ß-Hydroxybutyrat*

und Proteinstoffwechsels der Muskulatur in der frühen postoperativen Phase nur eingeschränkt erfolgt, während die Lipolyse jedoch in normalem Ausmaß gehemmt wird. Dies unterstützt frühere Befunde, wonach die alleinige Gabe niederkalorischer Mengen von Glucose zur parenteralen Ernährung problematisch ist (3).

## Zusammenfassung

Mit der Unterarmtechnik wurde der Substratstoffwechsel der Muskulatur postoperativ untersucht. Bei der bekannten Stimulation der Fettgewebslipolyse fand sich trotz erhöhter Insulinspiegel ein gesteigerter musculärer Abbau von Fett und Eiweiß, bei verringerter Glucoseoxydation. Auch eine Glucoseinfusion vermochte die Störungen des Kohlehydrat- und Eiweißstoffwechsels der Muskulatur nicht adäquat zu beeinflussen, hemmte jedoch die Lipolyse in normalem Ausmaß.

## Summary

Muscle substrate metabolism was studied by measuring arterial deep-venous substrate concentration differences across the forearm in metabolically healthy volunteers 3 h after abdominal surgery. Despite elevation of insulin levels following glucose infusion, no effect on muscular fractional extraction of glucose and no decrease of lactate and alanine production was found, whereas muscular lipolysis was inhibited to a normal extent and ketone utilization was reduced.

## Literatur

1. DANIEL, P.M.: The metabolic homoestatic role of muscle and its functions as a store of protein. Lancet 446 (1977).
2. DIETZE, G., WICKLMAYR, M., HEPP, K.D., BOGNER, W., MEHNERT, H., CZEMPIEL, H., HENFTLING, H.G.: On gluconeogenesis of human liver. Accelerated hepatic glucose formation by increased percursor supply. Diabetologica 12, 555 (1976).
3. ROWLANDS, B.J., GIDDINGS, A.E.B., CLARK, R.G.: Carbohydrate infusions in surgical patients a therapeutic dilemma. Act. chir. Scand. Suppl. 466, 44 (1976).
4. SCHULTIS, K., BEISBARTH, H.: Pathobiochemie des Postaggressionsstoffwechsels in: Klinische Anästhesiologie und Intensivtherapie. Infusionstherapie II: Parenterale Ernährung. Hrsg.: Ahnefeld, F.W., Burri, C., Dick, W., Halmagyi, M. Bd. 7, 35 (1975).
5. WICKLMAYR, M., DIETZE, G.: On the mechanism of muscular glucose release in juvenile diabetics in acute insulin deficiency. Eur. Clin. Invest. in press (April 1978).

Dr. B. Günther, Chirurgische Klinik der Universität München, Nußbaumstraße 20, D-8000 München 2

# 28. Gerinnungshemmung durch selektive Thrombinblockade mit Hirudin

Th. Klöss, W. Lorenz, U. Meyer, U. Mittmann, E. Neugebauer und W. W. Saggau

Abteilung für Experimentelle Chirurgie (Komm. Leiter: Prof. Dr. U. Mittmann) der Chirurgischen Universitätsklinik Heidelberg (Direktor: Prof. Dr. F. Linder), Chirurgische Klinik der Med. Fakultät Mannheim der Universität Heidelberg (Direktor: Prof. Dr. M. Trede) und Abteilung für Experimentelle Chirurgie und Pathologische Biochemie (Leiter: Prof. Dr. W. Lorenz) der Chirurgischen Universitätsklinik Marburg/Lahn

Die Verwendung von Heparin in der Gefäßchirurgie und zur Prophylaxe der disseminierten intravasalen Gerinnung im Schock ist mit dem Blutungsrisiko verbunden. Gegenüber dem Heparin, einem polyvalenten Anticoagulans mit Angriffspunkt an verschiedenen Stellen des Gerinnungssystems hat ein spezifisches Antithrombin den Vorteil der besseren Steuerbarkeit. Die gerinnungshemmenden Eigenschaften des Hirudins, das als selektives Antithrombin gilt (1), werden im Tierexperiment geprüft. Hirudin ist ein Polypeptid, das 1963 von MARKWARDT isoliert wurde. Seine Antithrombinwirkung beruht auf einer schnellen und spezifischen Bindungsreaktion mit dem aktiven Thrombin.

## Methodik

1. In vitro-Versuche: Hundeblut wird 1 : 10 mit Natriumcitrat (0,11 mol/l) entnommen. Den Blutproben werden steigende Konzentrationen Hirudin zugesetzt, welches nach Antithrombineinheiten (ATE) dosiert wird. Es werden folgende Parameter untersucht: Thrombocytenzahl, Thrombelastogramm (TEG), Fibrinogen nach CLAUSS, partielle Thromboplastinzeit (PTT), Thromboplastinzeit nach Quick, Reptilasezeit (RPT), Thrombinzeit (TZ) sowie eine aktivierte Thrombinzeit mit 0,75 I.U.-Thrombinaktivität, die sich speziell zur Kontrolle der Antithrombinaktivität im therapeutischen Bereich eignet.

2. In vivo-Versuche: 8 wachen Bastardhunden mit vorher implantierten arteriellen und venösen Kathetern werden 10 ATE Hirudin pro ml geschätztem Blutvolumen (8 % des Körpergewichts) intravenös injiziert. 70 min lang werden der mittlere arterielle Druck (MAP) und die Herzfrequenz fortlaufend registriert. Vor und 10, 40 und 70 min nach der Hirudininjektion werden die oben aufgeführten Gerinnungsparameter und der Vollblut-Histaminspiegel bestimmt.

Ergebnisse und Schlußfolgerungen

1. Hirudin erzeugt in vitro, in einer Konzentration von 6 - 10 Antithrombineinheiten, eine sofort eintretende erhebliche Gerinnungshemmung. Die Zeiten im TEG sind auf 15 - 40 min verlängert, die maximale Elastizität nimmt deutlich ab, die TZ steigt auf über 120 sec an. Fibrinogenspiegel und Reptilasezeit werden nicht beeinflußt. Die Thrombocytenzahl wird durch Aggregation geringfügig vermindert. Die PTT ist signifikant verlängert und der Quickwert deutlich abgesunken (Tabelle 1). Mit einer Konzentration von 2 - 4 ATE wird eine mäßige, ebenfalls sofort eintretende Gerinnungsverzögerung erreicht (Tabelle 1).

Tabelle 1. Mittelwerte und Standardabweichungen der Thrombocytenzahl = PC ($\cdot 10^3/\mu l$), Reaktionszeit = R-Zt, Koagulationszeit = K-Zt und maximale Elastizität $m_\varepsilon$ des TEG, Fibrinogen = FBG (mg/100 ml) Thrombinzeit = TZ (sec), aktivierte Thrombinzeit mit 0,75 I.U. = TZakt (sec), partielle Thromboplastinzeit = PTT (sec), Quickwert (%), Reptilasezeit = RPT (sec) bestimmt jeweils bei 0, 2, 6 und 10 Antithrombineinheiten (n = 8). + = signifikant verschieden vom Wert bei 0 ATE ($p < 0,05$)

| | 0 ATE | 2 ATE | 6 ATE | 10 ATE |
|---|---|---|---|---|
| PC | 164 ± 46 | 137 ± 31 + | 112 ± 55 + | 106 ± 50 + |
| R-Zt | 5'23'' ± 1'41'' | 10'25'' ± 1'39'' + | 23'11'' ± 8'11'' + | 37'26'' ± 5'48'' + |
| K-Zt | 2'52'' ± 1'26'' | 5'51'' ± 1'51'' + | 13'18'' ± 5'37'' + | 25'01'' ± 12'45'' + |
| $m_\varepsilon$ | 118 ± 21 | 79 ± 19 + | 55 ± 31 + | 27 ± 23 + |
| FBG | 151 ± 52 | 123 ± 38 | 127 ± 49 | 150 ± 47 |
| TZ | 18,8 ± 2,0 | 27,9 ± 1,2 + | > 120 + | > 120 + |
| TZakt | 9,8 ± 0,9 | 11,2 ± 0,4 + | 19,1 ± 2,7 + | 35,7 ± 13,9 + |
| PTT | 14,4 ± 2,1 | 16,3 ± 1,9 + | 20,0 ± 4,8 + | 30,3 ± 9,4 + |
| Quick | 77 ± 15 | 72 ± 14 | 47 ± 11 + | 42 ± 11 + |
| RPT | 14,0 ± 1,0 | 14,4 ± 1,2 | 14,0 ± 1,9 | 13,3 ± 1,8 |

Da die TZ ab einer Konzentration von 6 ATE auf über 120 sec verlängert ist, wird zur genauen Beurteilung höherer, aktiver Antithrombinkonzentrationen die aktivierte Thrombinzeit mit 0,75 I.U. herangezogen. So läßt sich die Wirkung von 6 - 10 ATE definiert nachweisen und eine Überdosierung ausschließen (Abb. 1).

Die Reaktionszeit und die Coagulationszeit im TEG zeigen, daß die Antithrombinwirkung des Hirudins zu einer linear dosisabhängigen Gerinnungsverzögerung führt (Abb. 1).

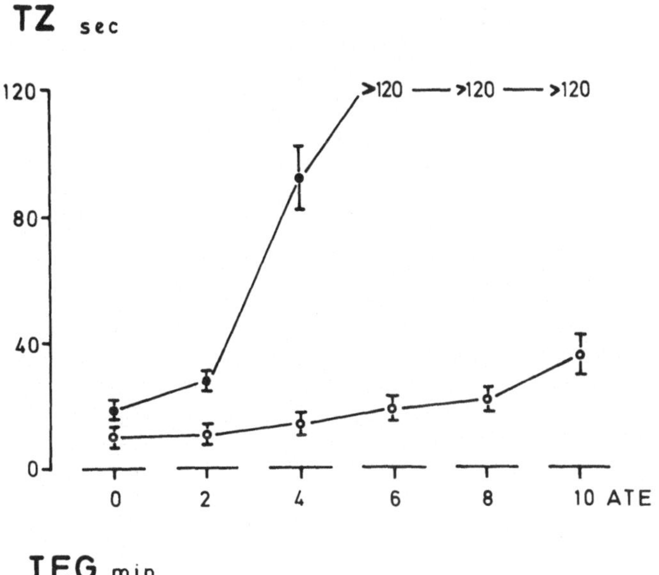


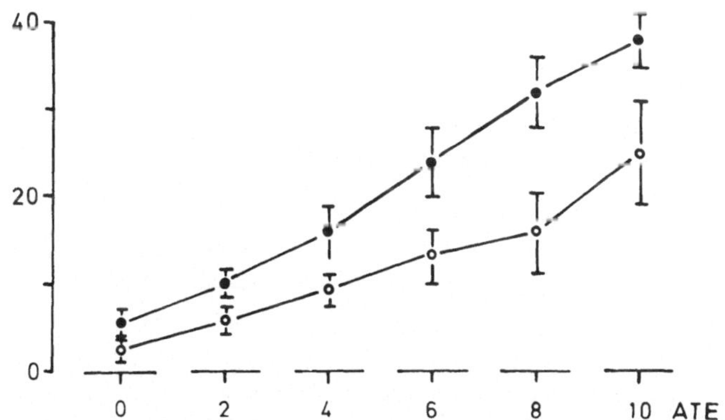


*Abb. 1. Verlauf der Mittelwerte und Standardabweichungen der beiden bestimmten Thrombinzeiten = TZ, Thrombinzeit (●——●), aktivierte Thrombinzeit mit 0,75 I.U. (o——o) und des Thrombelastogramms = TEG, Reaktionszeit (●——●), Coagulationszeit (o——o) bei 0 - 10 Antithrombineinheiten in vitro (n = 8)*

2. Durch die i.v. Injektion von 10 ATE Hirudin/ml Blutvolumen fällt der MAP von 93 ± 10 mm Hg auf 53 ± 14 mm Hg ($p < 0{,}01$). Die Herzfrequenz steigt nach kurzdauernder Bradykardie von 80 ± 27 Schl/min auf 122 ± 34 Schl/min ($p < 0{,}05$) (Abb. 2). Parallel zu dieser etwa 30 min dauernden Kreislaufdepression steigt der Vollbluthistaminspiegel auf das 21-fache des Ausgangswertes an (Abb. 2). Histaminspiegel und Abfall des arteriellen Drucks korrelieren mit r = 0,74.

Die Hirudininjektion verursacht einen erheblichen Thrombocytensturz von 295 ± $101 \cdot 10^3/\mu l$ auf 33 ± $17 \cdot 10^3/\mu l$ ($p < 0{,}001$). Nach

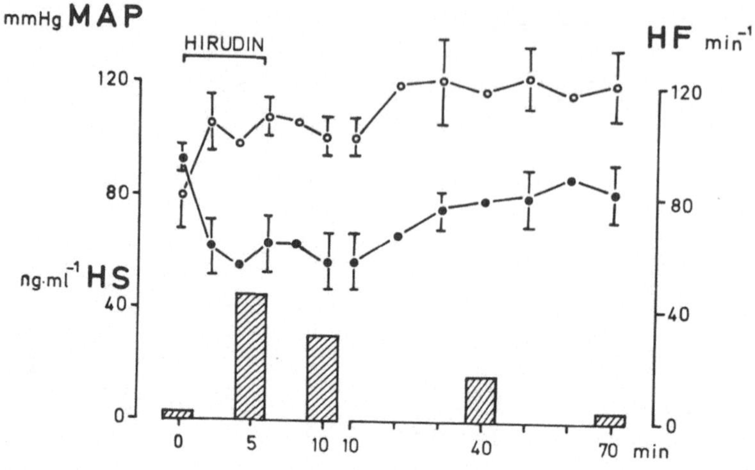


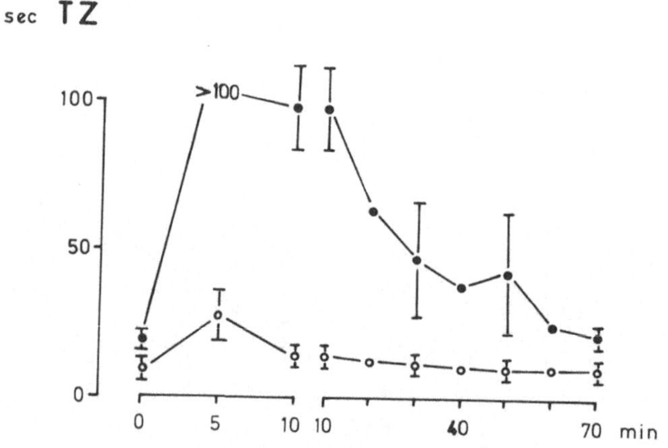


*Abb. 2. Verlauf der Mittelwerte und Standardabweichungen von mittlerem arteriellen Druck = MAP (•——•), Herzfrequenz = HF (o——o) und Histaminspiegel = HS (schraffierte Säulen) und der beiden Thrombinzeiten = TZ, Thrombinzeit (•——•), aktivierte Thrombinzeit mit 0,75 I.U. (o——o) vor, während und nach Injektion von Hirudin (n = 8)*

70 min steigt die Thrombocytenzahl wieder auf $156 \pm 70 \cdot 10^3/\mu l$ ($p < 0{,}001$) (Tabelle 2). Versuche, in denen Thrombocyten mit Chrom-51 markiert werden, zeigen, daß die Plättchen während dieser vorübergehenden Thrombopenie in der Lunge sequestriert werden. Die Thrombocyten werden anschließend wieder freigesetzt, wobei keine wesentliche Reaktivität in der Lunge verbleibt. Die Gerinnungsverzögerung setzt bei i.v. Injektion von Hirudin sofort ein. Die Zeiten im TEG, die TZ und die PTT verlängern sich deutlich. Der Quickwert nimmt ab, Fibrinogenspiegel und Reptilasezeit werden nicht wesentlich beeinflußt. 40 min nach Beginn der Hirudininjektion ist die Gerinnungsverzögerung deutlich geringer, 70 min nach Injektionsbeginn ist sie weitgehend aufgehoben. Die Normalisierung des TEG und der PTT ist jedoch nicht vollständig (Tabelle 2).

Tabelle 2. Mittelwerte und Standardabweichungen der bestimmten Gerinnungsparameter (s. Tabelle 1). 0 = Ausgangswert, 10, 40, 70 = Werte bei entsprechenden Minuten nach Injektion (n = 8). + = signifikant verschieden vom Ausgangswert ($p < 0{,}05$)

| min | 0 | 10 | 40 | 70 |
|---|---|---|---|---|
| PC | 295 ± 101 | 33 ± 17 + | 105 ± 55 + | 156 ± 70 + |
| R-Zt | 9'01'' ± 1'55'' | > 20' + | 17'35'' ± 5'18'' + | 14'7'' ± 4'47'' + |
| K-Zt | 3'18'' ± 1'31'' | - | 14'9'' ± 8'11'' + | 10'31'' ± 8'30'' + |
| $m_{\varepsilon}$ | 119 ± 31 | 0 + | 33 ± 47 + | 64 ± 39 + |
| FBG | 204 ± 53 | 170 ± 45 | 174 ± 49 | 175 ± 50 |
| TZ | 18,7 ± 1,8 | 97,6 ± 30,6 + | 37,9 ± 40,2 + | 21,9 ± 4,4 |
| TZakt | 9,7 ± 1,1 | 13,9 ± 1,4 + | 10,8 ± 0,7 + | 10,2 ± 0,6 |
| PTT | 14,1 ± 0,9 | 27,6 ± 5,7 + | 21,0 ± 3,9 + | 17,2 ± 2,5 + |
| Quick | 83 ± 15 | 58 ± 11 + | 69 ± 19 | 75 ± 18 |
| RPT | 12,4 ± 1,1 | 12,4 ± 2,1 | 12,5 ± 1,8 | 12,4 ± 1,7 |

Anhand der Thrombinzeit und der aktivierten Thrombinzeit läßt sich im Vergleich zu den in vitro gewonnenen Ergebnissen nachweisen, daß 10 min nach Injektionsende intravasal ca. 4-6 Antithrombineinheiten wirksam sind. Abb. 2 zeigt die Abnahme der Antithrombinaktivität im weiteren Verlauf bis 70 min.

Der Einfluß des Hirudins auf die Blutgerinnung besteht offenbar in einem weitgehend spezifischen Antithrombineffekt. Im Tierversuch ist die Gerinnungshemmung in vitro ebenso wie in vivo steuerbar und reproduzierbar. Untersuchungen mit der induzierten Thrombocytenaggregation sprechen dafür, daß die Nebenwirkungen in Form reversibler Thrombocytenaggregation und Kreislaufdepression durch die Histaminfreisetzung verursacht werden und außerdem speziesabhängig sind. Die Nebenwirkungen traten bei ersten Versuchen mit einer neuen Charge von hochgereinigtem Hirudin nicht auf.

## Zusammenfassung

Hirudin verursacht durch seine weitgehend spezifische Antithrombinwirkung in vitro und in vivo eine sofort eintretende Gerinnungsverzögerung. Diese Gerinnungsverzögerung ist gut steuerbar und reproduzierbar, da die Wirkung linear dosisabhängig ist. Die bislang auftretenden Nebenwirkungen sind nach besserer Reinigung des Präparates nicht mehr zu erwarten.

Summary

Hirudin causes a rapid inhibition of blood coagulation as shown by in vitro and in vivo experiments in the dog. The substance appears to be a rather specific antithrombin. Its inhibitory action is linearly dose related and therefore easy to control and reproduce. Side effects can be expected to be abolished after further purification of the substance.

## Literatur

1. MARKWARDT, F.: Blutgerinnungshemmende Wirkstoffe aus blutsaugenden Tieren. Jena: VFB Gustav Fischer Verlag 1963.

Th. Klöss, Abteilung für Experimentelle Chirurgie der Chirurgischen Universitätsklinik Heidelberg, Im Neuenheimer Feld 347, D-6900 Heidelberg

# 29. Der Einfluß von Citrat- oder Heparinanticoagulation bei der Autotransfusion auf die Herzarbeit des Hundes

B. Homann, P. Klaue, K. Trenkel und Th. Hockerts

Aus dem Institut für Anaesthesiologie (Vorstand: Prof. Dr. K.H. Weis) und der Chirurgischen Klinik und Poliklinik (Direktor: Prof. Dr. E. Kern) der Universität Würzburg

Die maschinelle intraoperative Autotransfusion (1) erlaubt gegenüber der herkömmlichen Drucktransfusion eine mindestens 5 mal so schnelle Blutzufuhr. Heparin- oder ein Konservenstabilisatorzusatz macht das aspirierte Blut ungerinnbar. Aus den 50er Jahren ist nach Massivtransfusionen die "Citratintoxikation" bekannt, deren bedrohliche Wirkung auf dem Entzug ionisierten Calciums aus dem zirkulierenden Blut beruht (2, 3).

Als Beitrag zur Klärung der Auswirkung einer "Druck-Autotransfusion" bei unterschiedlicher Anticoagulation auf die Herzarbeit und -leistung wurden die folgenden Tierversuche durchgeführt.

## Material und Methode

Bei 7 splenektomierten und narkotisierten, durchschnittlich 22 kg schweren Hunden wurde aus der Nierenarterie eine intraabdominelle Blutung gesetzt. Sie entsprach 10% des mit $J^{131}$ ermittelten Gesamtvolumens. Nach 5 min Verweildauer erfolgte innerhalb von durchschnittlich 23 sec die Autotransfusion des aspirierten extravasalen Blutes mit dem Bentley-Gerät über 2 periphere venöse Zugänge. Der Anticoagulation dienten die intravenöse Applikation von Heparin (300 IE/kg KG) oder die portionierte Aspiration von ACD bzw. CPD-Konservenstabilisator (Mischungsverhältnis 1:5).

Insgesamt wurden 14 CPD-, 16 ACD und 29 Heparin-Autotransfusionen in der Sequenz Heparin/ACD, Heparin/CPD oder umgekehrt durchgeführt. Jeder Hund diente sich selbst zur Kontrolle.

Mit Stathamelementen wurden der Aortendruck (AOP) und der linksventriculäre, enddiastolische Druck (LVEDP), sowie mit einem elektromagnetischen Flowmeter der Aortenfluß bestimmt und auf Magnetband gespeichert, zur Berechnung des Schlagvolumens aus der Integration der Flußkurve, von Herzarbeit = A = (AOP mittel - LVEDP) x SV und Herzleistung = A/Austreibungszeit (aus Ventrikeldruckkurve).

Die genannten Parameter wurden in folgenden Phasen ermittelt.

1. V = unmittelbar vor der Retransfusion des extravasalen Blutes, am Ende der 5 min-Verweildauer

2. G = bei maximaler Zunahme von AOP
3. S = bei maximaler Abnahme von AOP
4. ST = bei Stabilität von AOP (Abb. 1)

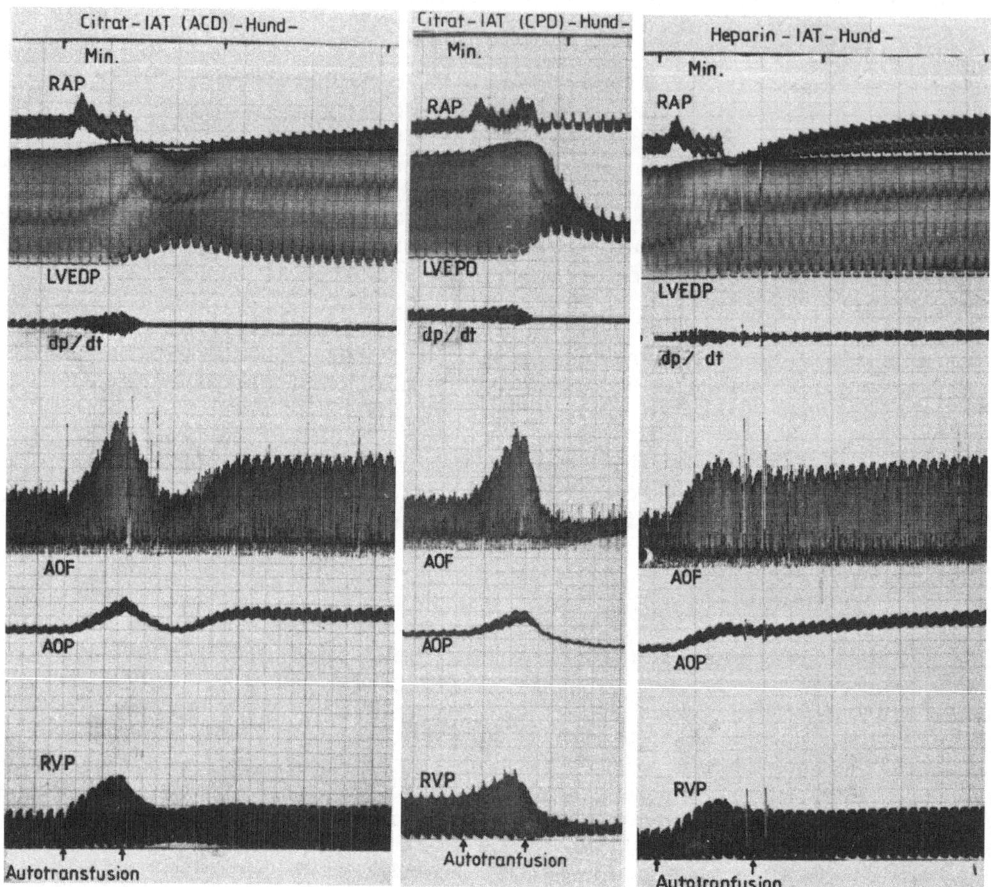


*Abb. 1. Veränderungen der Herz- und Kreislaufparameter beim Hund unter "Druckautotransfusion" und Anticoagulation des aufgesaugten Blutes mit Heparin, CPD und ACD-Konservenstabilisator zu den Meßpunkten V, G, S und ST*

Als Grundlage dienten die gemittelten Werte sämtlicher Herzaktionen, die in einen Atemcyclus am Meßzeitpunkt fielen. Das Ergebnis wird in % der Veränderung gegenüber der kreislaufstabilen Phase ausgedrückt.

Die Signifikanz wurde mit dem ungepaarten und gepaarten t-Test geprüft, mit einem Grenzwert von $p < 0,05$.

## Ergebnisse

1. Bis Punkt G fand sich in allen 3 Variationen der Autotransfusion eine Zunahme von Herzarbeit und -leistung. Bis Phase S beobachtete man bei Heparin eine Abnahme um ca. 10%, bei CPD um 60 - 70% bzw. ACD um 40 - 60% von Arbeit und Leistung der ein entsprechender Neuanstieg bis ST folgte (Abb. 2). Sämtliche Veränderungen waren signifikant.

2. Im Vergleich der individuellen Einflüsse der Stabilisatoren zeichnete sich unterschiedliches Verhalten ab:

   a) Heparin wies die kürzeren, CPD die längsten zeitlichen Abstände der Meßzeitpunkte bis zur Normalisierung auf,

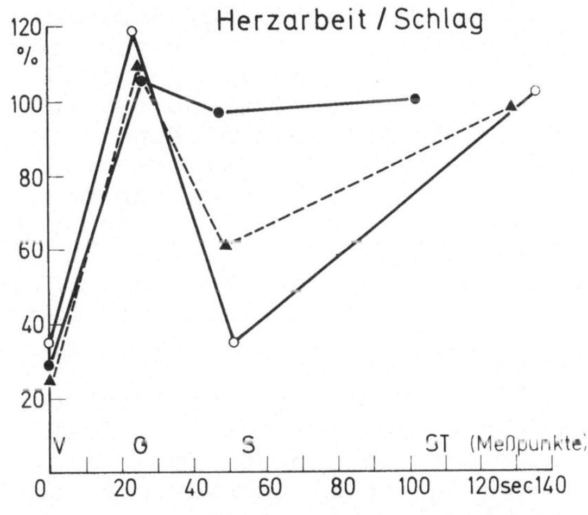


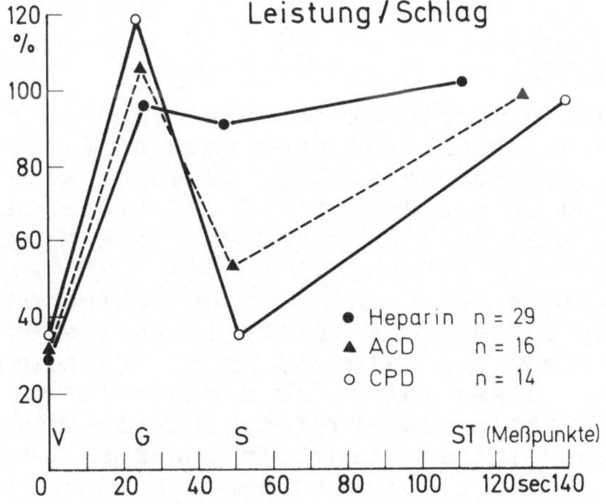


*Abb. 2. Verlaufskurven von Herzarbeit und -leistung/-schlag zu den Meßzeitpunkten V, G, S, ST unter "Druck-Autotransfusion" und Anticoagulation des aspirierten Blutes mit Heparin, CPD- und ACD-Stabilisator*

b) signifikante Unterschiede bei der Herzarbeit bestanden zwischen allen Anticoagulationsverfahren am Punkt S,
c) die Herzleistung dagegen unterschied sich im Vergleich Heparin:CPD und Heparin:ACD am Punkt S signifikant (Abb. 2).

3. Die beobachteten Veränderungen verschwanden bei
   a) $Ca^{++}$-Simultaninjektion,
   b) Drosselung der Citratdosis,
   c) Reduzierung der Transfusionsgeschwindigkeit.

## Zusammenfassung

Im Tierversuch an Hunden findet sich ein entscheidender Einfluß des für die Autotransfusion eingesetzten Anticoagulans auf die Herzarbeit und -leistung. Besonders markant tritt er unter Citratzusatz in Abhängigkeit von zugeführter Dosis und Transfusionsgeschwindigkeit auf. Trotz ausgeglichenem Blutvolumen nehmen beide Größen vorübergehend bei ACD um 40 - 50% und bei CPD um 60 - 70% ab. Das verschiedene Ausmaß der Reaktionen läßt sich aus der jeweiligen Zusammensetzung des Stabilisators herleiten. Eine simultane $Ca^{++}$-Injektion beseitigt den Effekt. Dies kann als indirekter Beweis für einen durch die Rapidtransfusion bewirkten Mangel an ionisiertem Calcium dienen. Das Bild ist der bekannten Citratintoxikation vergleichbar (2, 3). Im Gegensatz dazu verändern sich die beiden Parameter unter Heparin nur um ca. 10%.

So ist beim Hund die Heparinanticoagulation im Hinblick auf Herzarbeit und -leistung für die massive Autotransfusion dem Citratzusatz überlegen. Im Vergleich beider Parameter unter Anticoagulation mit Konservenstabilisatoren ergibt sich ein signifikanter Unterschied zugunsten des ACD.

## Summary

During massive autotransfusion in the dog, the different anticoagulation processes have an important influence on heart work and performance. This is especially marked with citrate, depending on the amount and the transfusion rate. In spite of normovolemia both parameters show a transient decrease up to 40% - 50% with ACD and up to 60% - 70% with CPD. These different reactions may be due to the corresponding composition of each stabilizer. The effect is abolished by simultaneous use of citrate and calcium, which may prove that the observed changes are caused mainly by a depletion of ionized calcium caused by the rapid transfusion. This is comparable to the well-known citrate intoxication. In contrast both cardiac parameters decrease only about 10% with heparin anticoagulation.

Heparinization seems to be preferable to citrate as regards heart work and performance during massive autotransfusion. Also the two citrate stabilizers significantly differ in their effect on both cardiac parameters, the use of ACD being favoured.

## Literatur

1. LANGSTEN, H.T., MILLES, G., DELESSANDRO, W.: Further experiences with autogenous blood transfusion. Ann. Surg. 158, 333 (1963).
2. WAKASONE, N., WATKINS, E., JANEWAY, Ch.A., CROSS, R.E.: Experimental studies of circulatory derangement following the massive transfusion of blood. J. Lab. clin. Med. 43, 184 (1954).
3. MILLER, R.D.: Complications of massive blood transfusions. Anaesthesiology 39, 82 (1973).

Dr. med. Barbara Homann, Institut für Anaesthesiologie der Universität Würzburg, Josef-Schneider-Straße 2, D-8700 Würzburg

# 30. Prä- und postoperative EEG-Überwachung am Beispiel einiger gebräuchlicher Narkosearten*

J. Pichlmayr, U. Lips und G. Gubernatis

Institut für Anaesthesiologie der Medizinischen Hochschule Hannover, Abteilung Krankenhaus Oststadt (Leitung: Prof. Dr. I. Pichlmayr)

Für die anaesthesiologische Überwachung des kardiovasculären Systems im perioperativen Zeitraum ist neben den klinischen Gesichtspunkten heute zumindest die fortlaufende EKG-Registrierung üblich, die häufig durch andere Parameter wie Venendruck, arteriellen Mitteldruck und Herzzeitvolumen ergänzt wird. - Im Gegensatz hierzu wird die cerebrale Situation heute noch nach rein klinischen Parametern beurteilt, was Einschätzung des Operationsrisikos, Steuerung der Narkosetiefe, Wiedererwachungs- und Wachphase betrifft. Dies kann zwar klinisch meist als ausreichend angesehen werden, doch werden hiermit feinere Störungen sicher übersehen, und die narkosebedingten Veränderungen der Gehirnfunktion bleiben weitgehend unbekannt. - Das EEG in konventioneller Technik und mit Hilfe der Frequenzanalyse kann hier zur Präzisierung beitragen.

Ziel der EEG-Überwachung - die wir im perioperativen Zeitraum bisher bei 600 Patienten in konventioneller und frequenzanalytischer Form durchgeführt haben - ist es, einerseits den potentiellen Wert einer EEG-Routineüberwachung zu beurteilen und andererseits, derzeit gebräuchliche Anaesthesieverfahren in ihren cerebralen Auswirkungen genauer zu prüfen, um hieraus Richtlinien für eine der Cerebralfunktion entsprechende Narkoseführung generell zu erarbeiten. Einige Beispiele sollen dies beleuchten:

## Typische EEG-Veränderungen durch Narkose

(Abb. 1) Die EEG-Veränderungen sind je nach Art des Narkoseverfahrens unterschiedlich. Bei dem Beispiel einer Etomidateeinleitung treten gegenüber dem Wach- bzw. Prämedikationszustand vermehrt zusätzliche Wellen von sehr langsamen bis zu schnelleren Frequenzbereichen auf - wohl aufgrund des gleichzeitigen Vorhandenseins depressorischer und erregender Narkoseeffekte - und damit Zeichen einer flachen Narkose. Bei Vertiefung der Anaesthesie durch Neuroleptanalgesie vermindern sich die Wellen

* Die Untersuchungen wurden von der Stiftung Volkswagenwerk unterstützt.

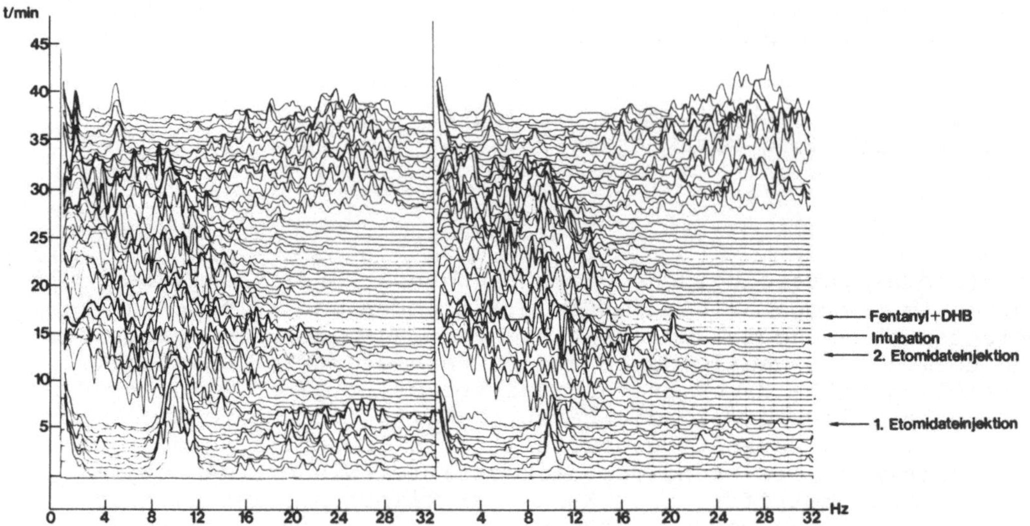


*Abb. 1. Beispiel des cerebralen Frequenzverhaltens. (a) beim wachen Patienten (AD männl., 65 Jahre) nach Prämedikation; (b) nach Elomidate-Gabe; (c) nach Fentanyl-DHB-Gabe; (d) beim Wiedererwachen (aufgenommen durch EEG-Frequenzanalyse, Bio 16 Fa. AEG-Telefunken)*

schnellerer Frequenz. Sie erscheinen in Bereichen zwischen 16 und 32 Hz in der Aufwachphase wieder. Mit diesem Beispiel soll gezeigt werden, daß die Narkosetiefe im kontinuierlich abgeleiteten EEG beurteilt werden kann; im Einzelfall wohl genauer als durch alleinige klinische Beobachtung.

## Altersabhängigkeit der Veränderungen

(Abb. 2) Deutliche Unterschiede ergeben sich in den EEG-Veränderungen bei gleicher, gewichtsentsprechender Dosierung zwischen jungen und alten Patienten. Letztere weisen eine Wellenkonzentration im niedrigen Frequenzbereich auf. Dies könnte - bisher als Arbeitshypothese - für ein stärkeres Ansprechen des gealterten Gehirns auf gleiche Narkosekonzentrationen sprechen.

## Abnorme Veränderungen

(Abb. 3) Als Beispiel einer abnormen, möglicherweise bedenklichen Veränderung ist das EEG bei einem 80jährigen Patienten zu

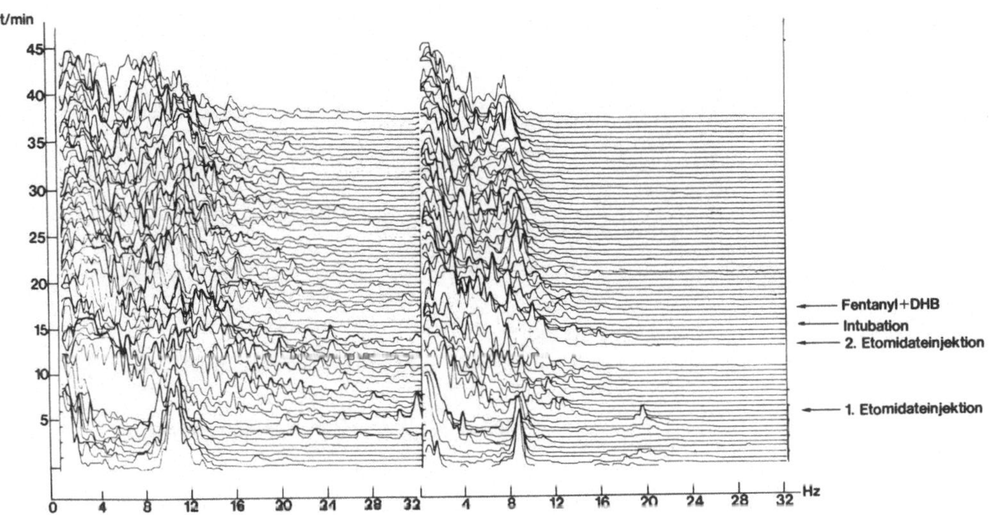


*Abb. 2. Vergleich des cerebralen Frequenzverhaltens zwischen einem jungen (AN männl., 23 Jahre) und einem alten Patienten (GB männl., 82 Jahre). (a) im Wachzustand nach Prämedikation; (b) nach Etomidate-Gabe; (c) nach Fentanyl-DHB-Gabe (aufgenommen durch EEG-Frequenzanalyse Bio 16 Fa. AEG-Telefunken)*

werten. Es zeigt eine Minute nach gewichtsbezogener Barbituratdosierung eine isoelektrische Linie, die in den nächsten Minuten durch sog. "Bursts" unterbrochen wird und erst allmählich wieder in ein normales Bild übergeht.- Zum Vergleich das Verhalten bei einem jüngeren Patienten unter entsprechender Narkose. Dieses Beispiel konnte auf die Bedeutung einer kontinuierlichen EEG-Überwachung, speziell bei älteren, gefährdeten Patienten hinweisen sowie auf die Notwendigkeit der Erarbeitung altersentsprechender Dosierungen.

## Narkosenachwirkungen

Die narkosebedingten EEG-Veränderungen halten über mehrere Stunden an, wobei sich wiederum deutliche Unterschiede zwischen den einzelnen Narkosemitteln zeigen: vier Stunden nach barbituratinduzierter Halothannarkose erfolgt ein Umschlag mit zu erwartender Annäherung an die Verhältnisse im Wachzustand. In derselben Zeit nach barbituratinduzierter Neuroleptanalgesie sind noch erheblich stärkere Veränderungen vorhanden.

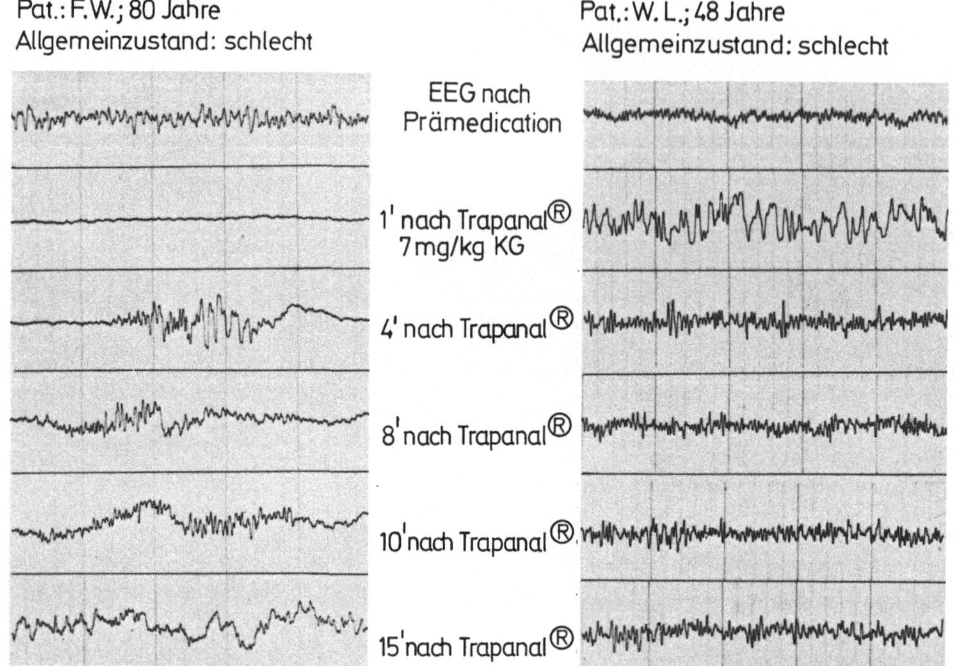


*Abb. 3. Vergleich der cerebralen Frequenzantwort auf Injektion eines Barbiturates bei einem alten (FW männl., 80 Jahre) und einem jungen Patienten (WL männl., 48 Jahre) (aufgenommen durch das konventionelle EEG, 12-Kanal-Schreiber Fa. Schwarzer)*

## Schlußfolgerungen

Weitere systematische Untersuchungen müssen zeigen, inwieweit in Zukunft eine generelle EEG-Überwachung möglich und erforderlich ist. Die bisherigen Befunde deuten darauf hin, daß unsere derzeitigen Narkosetechniken mit etwa standardisierten Dosierungen der individuellen cerebralen Situation nicht optimal gerecht werden und daß eine genauere Anpassung notwendig ist, zur Vermeidung der Gefahren sowohl zu oberflächlicher als auch zu tiefer Narkosen. Das EEG wird hierbei die Hauptbedeutung haben.

## Zusammenfassung

Bei 600 Patienten wurde im operativen Zustand eine EEG-Überwachung durchgeführt und daraus typische Verläufe erarbeitet. Einige Beispiele werden angeführt, die auf die Abhängigkeit der EEG-Veränderungen von Narkoseart, vom Alter der Patienten und von der individuellen Reaktion auf die Narkosedosierung hinweisen. Die Befunde deuten auf den Wert des EEG's als Routinemethode bzw. zur Erarbeitung von - der Cerebralfunktion angepaßten - Narkosetechniken hin.

## Summary

EEG monitoring was performed on 600 patients during anesthesia or postoperatively. Typical courses were evaluated. Examples of EEG dependence on the kind of anesthesia, the age of the patient, and individual sensitivity to the dosage of the anesthetic agent are given. These results may indicate that EEG monitoring is valuable in the clinical routine and in adjusting the dosage of anesthetics to the individual cerebral situation.

Prof. Dr. I. Pichlmayr, Institut für Anaesthesiologie der Medizinischen Hochschule Hannover, Abteilung Krankenhaus Oststadt, Podbielskistraße 380, D-3000 Hannover 51

# 31. Ansätze zu einer differenzierteren Rezidivprophylaxe nach Strumaoperationen

R. Wahl, Ch. Hornstein, M. Grußendorf, H. Meybier, M. Hüfner und H. D. Röher

Chirurgische Universitätsklinik Heidelberg (Direktor: Prof. Dr. Dr. mult. h.c. F. Linder) und Medizinische Poliklinik der Universität Heidelberg (Direktor: Prof. Dr. W. Hunstein)

Die Häufigkeit von Rezidivstrumen (10 bis 30 % aller Strumaoperierten) führte zu der berechtigten Forderung nach genereller Rezidiv-Prophylaxe mit Schilddrüsenhormonen. Dadurch werden Kropfrezidive mit hoher Zuverlässigkeit verhindert, andererseits wird in Kauf genommen, daß etwa 2/3 der Strumaoperierten ohne individuelle Notwendigkeit einer - konsequenterweise lebenslangen - medikamentösen Hormonbehandlung unterzogen werden. Ziel der vorliegenden Untersuchung war eine differenziertere Abschätzung des Rezidiv-Risikos in Abhängigkeit von der Art der Schilddrüsenerkrankung - wobei wir uns auf blande Strumen und autonome Adenome beschränkten - und vom durchgeführten Eingriff.

## Material und Methodik

Radioimmunologische Bestimmungen. Plasma-$T_3$, -$T_4$, sowie TSH vor und 30 min nach Stimulation mit 200 µg TRF (TRH-Test). Patientengut und Zeitpunkte der Bestimmungen: Bei 70 Patienten - 25 mit autonomen Adenomen, 45 mit blanden Strumen - wurden die obengenannten Parameter bestimmt: a) Präoperativ, 5 Tage, 2, 4 und 6 Wochen postoperativ. Anschließend unter in 2-wöchentlichen Abständen stufenweise um 0,05 mg bis 0,15 mg L-Thyroxin/Tag gesteigerter Suppressionstherapie. b) Die Suppressionstherapie wurde - überwiegend in der Dosierung von 0,1 mg $T_4$/Tag - für ein Jahr beibehalten. Danach erneute Bestimmung der genannten Parameter unter Suppression sowie 6 und 12 Wochen nach deren Absetzen. Bei 18 der Patienten (12 nach Op. wegen blander Strumen, 6 wegen autonomer Adenome) zusätzliche Bestimmungen nach 3 und 9 Wochen.

## Ergebnisse

a) Früher postoperativer Verlauf. Die hypophysäre Stimulation ist nach Resektion blander Strumen gegenüber den autonomen Adenomen im beobachteten 6-Wochen-Zeitraum signifikant erhöht. Aufschlußreicher ist die zusätzliche Aufschlüsselung in Hinblick auf den durchgeführten Eingriff (Abb. 1 a + b): Hier zeigt sich ein

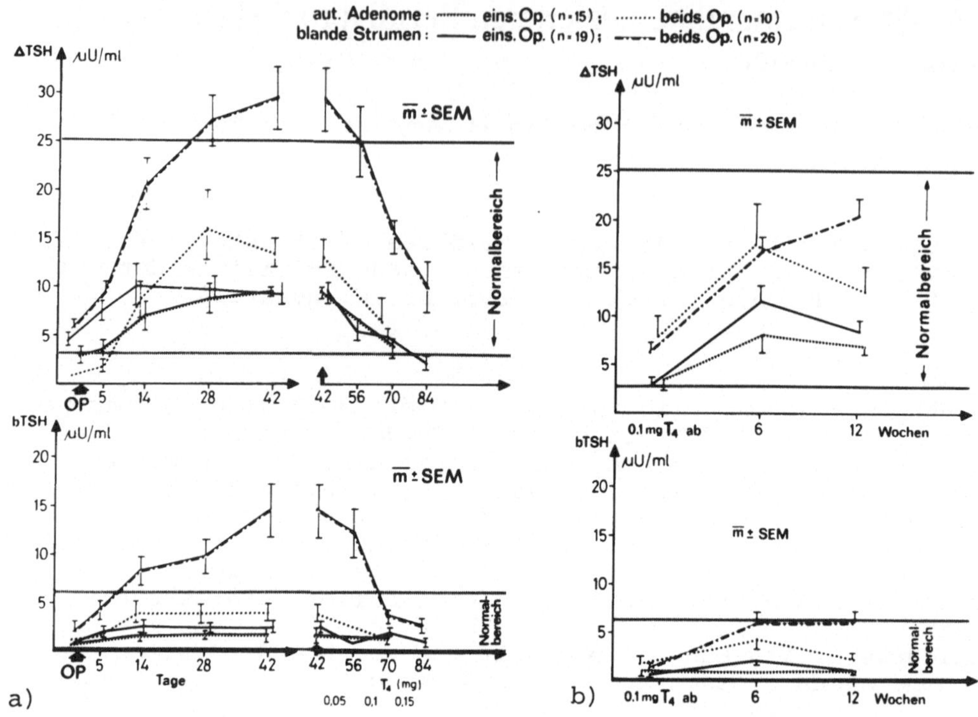


*Abb. 1. a) Postoperativer Verlauf von basalem TSH und ΔTSH während eines 6-wöchigen hormonfreien Intervalls und unter dann stufenweise gesteigerter Thyroxin-Gabe; b) Verlauf von basalem TSH und ΔTSH nach Absetzen einer einjährigen postoperativen Suppressionstherapie*

signifikant höherer Anstieg der basalen und TRH-induzierten TSH-Ausschüttung nach beidseits subtotaler Resektion wegen blander Strumen gegenüber einseitiger Resektion wegen blander Strumen (nach 4 Wochen bTSH: $p < 0{,}005$; ΔTSH: $p < 0{,}001$), einseitiger Resektion wegen autonomer Adenome und beidseitiger Resektion wegen autonomer Adenome. Unter den drei letztgenannten bestehen 4 und 6 Wochen postop. keine signifikanten Unterschiede. Unter postoperativer Suppressionstherapie mit 0,15 mg $T_4$/Tag liegt ΔTSH im Mittel bei den beidseits resezierten blanden Strumen mit 10,1 µU/ml noch nahezu doppelt so hoch wie bei den einseitig resezierten unter der niedrigen Dosierung von 0,05 mg/Tag (5,7 µU/ml). Insgesamt erreichen innerhalb der ersten 6 postoperativen Wochen 54 % der Patienten mit blanden Strumen (77 % der beidseits subtotal resezierten und nur 26 % der halbseitig operierten) nach den Kriterien des TRH-Tests den hypothyreoten Bereich und wären somit als besonders rezidivgefährdet zu betrachten. Noch während der hormonfreien postoperativen Phase gingen bei einseitig Resezierten 4/5 der erhöhten TSH-Spiegel spontan in den Normbereich zurück, während nach beidseitiger Resektion vor allem das basale TSH noch weiter anstieg. Bei den autonomen Adenomen lag die Rate dieser "Prähypothyreosen" mit 26 % gegenüber den blanden Strumen niedrig, die Aussage wird hier jedoch durch die Möglichkeit einer verzögerten Wiederaufnahme der thyreotropen Funktion eingeschränkt.

b) Bei den Kontrolluntersuchungen 6 und 12 Wochen nach Absetzen der einjährigen Suppressionstherapie liegt die Rate dieser präklinischen Hypothyreosen deutlich niedriger (Abb. 2, Gruppe IV).

| | autonome Adenome n = 23 | | euthyreote Strumen eins. reseziert n = 16 | | euthyreote Strumen bds. reseziert n = 30 | |
|---|---|---|---|---|---|---|
| | n | % | n | % | n | % |
| Gruppe I | 14 | 61 | 8 | 50 | 6 | 20 |
| Gruppe II | 7 | 30 | 6 | 38 | 9 | 30 |
| Gruppe III | 1 | 4 | 2 | 12 | 1 | 3 |
| Gruppe IV | 1 | 4 | 0 | 0 | 14 | 47 |

Rez.-Prophylaxe mit $T_4$ (38 % aller Patienten)
Rez.-Prophylaxe nicht erforderl. (41 % aller Patienten)
Rez.-Prophylaxe mit Jod (21 % aller Patienten)

*Abb. 2. Gruppeneinteilung (I bis IV) nach Kriterien des TRH-Tests, 12 Wochen nach Absetzen einer einjährigen postoperativen Suppressionsbehandlung*

Sie betrifft bei den blanden Strumen ausschließlich die beidseits subtotal resezierten und nimmt bei diesen von der 6. zur 12. Woche zu (22 % nach 6 Wochen, 47 % nach 12 Wochen). Bei den autonomen Adenomen nimmt sie von 15 % nach 6 Wochen auf 4 % nach 12 Wochen ab und betrifft Patienten nach beidseitig subtotaler Resektion wegen eines autonomen Adenoms in einem regressiv veränderten Kolloidknotenkropf. Die Darstellung des Verlaufs von bas. TSH und ΔTSH (Abb. 1) zeigt bei den bds. subtotal resezierten blanden Strumen einen gegenüber der frühpostoperativen Phase signifikant geringeren Anstieg ($p < 0,01$) mit jedoch zwischen der 6. und 12. Woche im Mittel noch ansteigendem ΔTSH. Bei den autonomen Adenomen und einseitig resezierten blanden Strumen sind bTSH und ΔTSH deutlich rückläufig, liegen bei Patienten mit autonomen Adenomen nach 12 Wochen signifikant niedriger als bei den blanden Strumen ($p < 0,005$) und nach einseitiger Operation signifikant niedriger als nach bds. subtotaler Resektion ($p < 0,0025$ bis 0,025). Die Einzelverläufe bei den Patienten mit zusätzlicher Bestimmung 3 und 9 Wochen nach Absetzen von $T_4$ bestätigen, daß das Maximum der TSH-Ausschüttung zuverlässig nach 3 bis 6 Wochen erreicht wird, mit Ausnahme eines Teils der Patienten nach bds. subtotaler Resektion wegen blander Strumen.

Wir haben nach den Kriterien des TRH-Tests die Patienten in 4 Gruppen aufgeteilt: Gruppe I: Unterer Normbereich (bTSH < 3; ΔTSH < 8); Gruppe II: Mittlerer Normbereich (bTSH < 6, ΔTSH 8 bis < 16); Gruppe III: Oberer Normbereich (bTSH < 6, ΔTSH 16 bis < 24); Gruppe IV: Hypothyreoter Bereich (bTSH > 6, ΔTSH > 24). Die Gruppierung 12 Wochen nach Absetzen der einjährigen Suppressionstherapie ist in Abb. 2 wiedergegeben. Folgerung: Unter der Prämisse, daß die hypophysäre Stimulation als entscheidender pathogenetischer Faktor des Strumawachstums anzusehen ist, halten wir folgendes weitere Vorgehen für vertretbar. Bei blander Struma: Gruppe I: Beobachtung ohne Therapie. Gruppe II: Sicherstellung ausreichender Jodzufuhr. Gruppe III und IV: Suppressionstherapie mit Thyroxin. Bei autonomen Adenomen nahmen wir wegen der Möglichkeit des multizentrischen Vorhandenseins potentiell autonomer Gewebsbezirke Abstand von einer Jodrezidivprophylaxe. Bei Patienten, deren thyreotrope Funktion postop. ohnehin im unteren Normbereich liegt oder spontan dorthin zurückkehrt, halten wir eine zusätzliche Rezidivprophylaxe nicht für sinnvoll. Die bisher generell geübte Rezidivprophylaxe mit Schilddrüsenhormon könnte durch ein an der Art der Erkrankung, dem Ausmaß des Eingriffs und der postop. thyreotropen Funktion orientiertes Vorgehen ergänzt werden mit entsprechenden Verlaufskontrollen bei Patienten, die keiner hormonellen Rezidivprophylaxe unterzogen werden.

## Zusammenfassung

Bei 70 Patienten (45 mit blanden Strumen, 25 mit autonomen Adenomen) wurden Veränderungen der Hypophysenschilddrüsenachse präoperativ, über ein 6-wöchiges hormonfreies postop. Intervall, unter anschließender einjähriger Suppressionstherapie und nach deren Absetzen über 12 Wochen verfolgt. Die postop. thyreotrope Funktion ist deutlich abhängig von der Art der Erkrankung und damit der Qualität des verbleibenden Restgewebes und von der Ausdehnung der Operation und damit der Masse des verbleibenden Restgewebes. Die Ergebnisse unterstreichen die Bedeutung einer funktionell orientierten Schilddrüsenchirurgie. Die Rate präklinischer Hypothyreosen ist vor allem nach beidseits subtotaler Resektion blander Strumen im frühen postop. Verlauf hoch, eine spontane Kompensationsmöglichkeit bei einem Teil dieser Patienten gegeben (pathologisch erhöhte TSH-Ausschüttung innerhalb 6 Wochen nach der Operation bei 77 %, nach einem Jahr bei 47 %). Nach einseitigen Eingriffen bei blanden Strumen und nach Resektionen oder Knotenenukleationen von autonomen Adenomen bleibt meist ausreichend funktionsfähiges Restgewebe zurück. Eine generelle Rezidivprophylaxe mit Schilddrüsenhormonen könnte durch ein differenzierteres, an der hypophysären Stimulation individuell orientiertes Vorgehen ergänzt werden.

## Summary

Changes of the pituitary-thyroid axis were studied in 70 patients (45 with euthyroid goiters, 25 with autonomous adenomas) preoperatively; over a 6-week postoperative interval without thyroidhormone treatment; under $T_4$ therapy increased stepwise and maintained for 1 year; and over a period of 12 weeks after its withdrawal. The postoperative thyrotropic function obviously depends on the preoperative condition and thereby on the quality of the remaining tissue as well as on the extent of the operation and thus the amount of remaining tissue. The frequency of a "prehypothyroid" status in the early postoperative course is high (77%) after bilateral resection for euthyroid goiter, but decreases 1 year after the operation (47%). After unilateral resection for euthyroid goiters and after bilateral and unilateral resection or enucleation for autonomous adenomas, the remaining tissue is for the most part sufficient to avoid increased pituitary stimulation. Prophylaxis of recurrent goiter with thyroid hormones could be prescribed individually on the basis of the postoperative function of the pituitary-thyroid axis.

## Literatur

1. GEMSENJÄGER, E., STRAUB, J., GIRARD, J., HEITZ, Ph.: Die hypophysäre TSH-Reserve in einem chirurgischen Krankengut von blander Struma und Rezidivstruma. Schweiz. med. Wschr. 106, 854 (1976).
2. HÜFNER, M., GRUSSENDORF, M., WAHL, R., RÖHER, H.D.: Das Verhalten der thyreotropen Hypophysenfunktion bei Strumapatienten nach Absetzen einer Langzeitsuppression mit Schilddrüsenhormonen. Klin. Wschr. 54, 535 (1976).
3. PICKARDT, C.R., ERHARDT, F., HORN, K., LEHNERT, P., SCRIBA, P.C.: Therapeutische Suppression der TSH-Sekretion bei blander Struma, Rezidivstruma und zur Rezidivprophylaxe nach Strumaresektion. Verh. dtsch. Ges. inn. Med. 80, 1352 (1974).

Dr. R. Wahl, Chirurgische Universitätsklinik Heidelberg, Im Neuenheimer Feld 110, D-6900 Heidelberg

# 32. Perioperative Ascorbinsäurespiegel und celluläre Abwehr

D. Emminghaus und E. Guthy

Klinik für Abdominal- und Transplantationschirurgie (Leiter: Prof. Dr. R. Pichlmayr), Medizinische Hochschule Hannover

Neben den besser bekannten Wirkungen auf Kollagensynthese und Wundheilung wird der Ascorbinsäure eine Rolle bei der Phagocyten- und Lymphocytenfunktion zugeschrieben. Eine pharmakologische Wirkung hoher Dosen mit Steigerung der körpereigenen Abwehr wird immer wieder postuliert (1). Wegen der Bedeutung der körpereigenen Abwehr für chirurgische Patienten mit Versagen multipler Organe und/oder septischen Komplikationen sollte an einem chirurgischen Krankengut untersucht werden:

1. Wie verhalten sich perioperative Ascorbinsäurespiegel in Plasma und Leukocyten?
2. Korrelieren sie mit der Funktion von Phagocyten und Lymphocyten?

## Krankengut

Bei 47 Patienten (23 Männer, 24 Frauen, 12 kleine, 20 mittlere, 15 große Eingriffe) wurde präoperativ und am 1., 3., 6. und 9. Tag heparinisiertes Venenblut (25 E/ml) entnommen. Die Patienten erhielten Klinikkost bzw. Infusionen ohne zusätzliche Ascorbinsäure. Bestimmt wurde Ascorbinsäure in Plasma und Leukocyten. Bei 10 Patienten wurden zusätzlich Phagocyten- und Lymphocytenfunktion in-vitro gemessen.

## Methoden

Ascorbinsäure wurde in Plasma und Leukocyten, Dextraisolierung nach DENSON und BOWERS (2) über Eisen II-$\alpha$-$\alpha$'-bipyridin gemessen.

Phagocytenfunktion. Sie wurde gemessen an einer eigenen modifizierten quantitativen NBT-Reduktion (3) in Ruhe und nach Stimulation mit Endotoxin (E. coli, 026:B 6, 10 µg) und in fmol Formazan/phagocyt ausgedrückt. Die Stimulationsrate ist der Quotient aus stimulierter und unstimulierter NBT-Konversion.

Lymphocytenfunktion. Periphere Lymphocyten wurden über Ficoll-Urografin isoliert und jeweils 2 x $10^6$ Zellen mit folgenden Mitogenen für 4 Std inkubiert: PHA, Concavalin A sowie pokeweed-mitogen in verschiedenen Konzentrationen. Die Stimulation wurde anhand des Einbaus von H3-Thymidin gemessen.

## Ergebnisse

Ascorbinsäurespiegel in Plasma und Leukocyten weisen schon präoperativ erhebliche Schwankungen auf; im Plasma 0,16 mg% bis 1,59 mg% ($\bar{x}$ = 0,73 ± 0,36), in den Leukocyten 2,59 - 25,06 µg/$10^8$ Zellen ($\bar{x}$ = 13,12 ± 5,95), wobei Frauen höhere Werte aufwiesen als Männer (Tabelle 1). Postoperativ verhielten sich die Ascorbinsäurespiegel unterschiedlich, eine einheitliche Tendenz oder signifikante Unterschiede waren trotz des Abfalls im Gesamtkollektiv wegen der großen Schwankungsbreite nicht zu erkennen. Verfolgt man dagegen den einzelnen Verlauf, so lassen sich folgende Verhaltensmuster unterscheiden:

Typ I: Abfall von Ascorbinsäure in Plasma und Leukocyten. 29 (61%) der Patienten zeigten am ersten postoperativen Tag einen Abfall im Plasma (x = -60,25 % ± 23,74 %) und Leukocyten (-66,68 % ± 21,14 %). Der weitere Verlauf in dieser Gruppe war uneinheitlich mit fallenden oder ansteigenden, konkordanten und diskordanten Tendenzen in beiden Verteilungsräumen ohne eindeutigen Bezug zur Grundkrankheit, Umfang der Operation, Leukocytose etc.

Typ II: Ein Anstieg von Ascorbinsäure in Plasma und Leukocyten wurde bei 6 Patienten am 1. postoperativen Tag beobachtet, ebenfalls mit uneinheitlichen weiteren Verläufen.

Typ III: Ein Anstieg von Ascorbinsäure im Plasma bei gleichzeitigem Abfall der Leukocytenspiegel wurde bei 4 Patienten beobachtet. Bei einem dieser Patienten (47 J., schwere Pneumonie nach Duodenopankreatektomie wegen Pankreascarcinom) blieben trotz hoher parenteraler Ascorbinsäurezufuhr die Leukocytenspiegel niedrig.

Phagocytenfunktion. Tabelle 2 zeigt keine signifikante Korrelation zwischen NBT-Konversion und Ascorbinsäurespiegel in Plasma und Leukocyten. Bemerkenswert sind jedoch die drei aufgeführten Einzelverläufe. Bei niedrigen Ascorbinsäurewerten und niedriger bis normaler NBT-Konversion fehlt insgesamt 5 x eine Stimulation der Phagocyten durch Endotoxin (Stimulationsfaktor 1), allerdings nicht bei den niedrigsten Ascorbinsäurewerten.

Lymphocytenfunktion. Tabelle 2 zeigt die Stimulationswerte bei den verschiedenen Mitogenen. Es ergibt sich weder ein einheitlicher Verlauf, noch eine Korrelation zu den Ascorbinsäurespiegeln.

## Diskussion

Ascorbinsäurespiegel weisen schon präoperativ so erhebliche Schwankungen auf und der postoperative Verlauf ist so unterschiedlich, daß Mittelwerte keine Aussage erlauben. Neben Alter, Geschlecht, Grunderkrankung und Größe der Operation existieren offenbar individuelle Verhaltensmuster des Verbrauches von Ascorbinsäure sowie der Verschiebungen zwischen Plasma und Leukocyten. Offenbar kann Ascorbinsäure aus anderen Geweben mobilisiert und in Plasma und Leukocyten verschoben werden. Auch eine begrenzte Ascorbinsäuresynthese wäre zu diskutieren. Hohe Plasmaspiegel ohne gleichzeitigen Anstieg der Leukocytenwerte bei einem septischen Verlauf könnten durch einen "Aufnahmeblock" oder aber

Tabelle 1. Perioperative Ascorbinsäurespiegel im Gesamtkollektiv und aufgeschlüsselt nach Geschlecht und den Verlaufsformen. Fall H.J., Pneumonie nach Duodenopankreatektomie mit hohen Plasmawerten und niedrigen Leukocytenwerten

| | | | präoperativ | 1. Tag | 3. Tag | 6. Tag | 9. Tag |
|---|---|---|---|---|---|---|---|
| Gesamtkollektiv | | Plasma mg% | 0.73±0.36 | 0.60±0.31 | 0.56±0.28 | 0.67±0.34 | 0.69±0.33 |
| | n = 46 | Leukocyten µg/$10^8$ Zellen | 13.12±5.95 | 10.65±5.70 | 10.77±4.41 | 12.99±4.71 | 12.93±4.13 |
| | | Plasma mg% | 0.59±0.32 | 0.53±0.27 | 0.55±0.29 | 0.60±0.29 | 0.64±0.35 |
| | n = 23 | Leukocyten µg/$10^8$ Zellen | 11.75±5.55 | 8.49±3.15 | 9.44±3.59 | 12.33±4.12 | 13.64±3.97 |
| | | Plasma mg% | 0.90±0.38 | 0.67±0.35 | 0.57±0.27 | 0.78±0.32 | 0.62±0.33 |
| | n = 23 | Leukocyten µg/$10^8$ Zellen | 14.90±6.11 | 13.13±6.94 | 12.64±4.86 | 14.00±5.52 | 11.38±4.41 |
| | | Plasma mg% | 0.79±0.41 | 0.52±0.29 | 0.59±0.31 | 0.70±0.35 | 0.63±0.35 |
| Typ I | n = 29 | Leukocyten µg/$10^8$ Zellen | 13.69±5.08 | 9.83±4.58 | 10.41±4.01 | 13.71±4.78 | 12.11±3.78 |
| | | Plasma mg% | 0.60±0.25 | 0.77±0.30 | 0.50±0.20 | 0.57±0.27 | 0.65±0.28 |
| Typ II | n = 17 | Leukocyten µg/$10^8$ Zellen | 11.73±7.44 | 12.53±7.58 | 11.54±5.26 | 10.73±3.94 | 16.00±4.44 |
| | | Plasma mg% | 0.68 | 0.29 | 2.08 | 1.20 | 3.04 |
| H.J. 47 Jahre | | Leukocyten µg/$10^8$ Zellen | 7.51 | 2.41 | 5.72 | 11.44 | 6.47 |

Tabelle 2. Perioperative Ascorbinsäurespiegel und in-vitro-Funktion von Phagocyten und Lymphocyten bei 10 Patienten. 3 Patienten mit niederen Ascorbinsäurewerten zeigten fehlende Phagocytenstimulation (Stimulationsfaktor 1)

| | | präoperativ | 1.Tag | 3.Tag | 6.Tag | 9.Tag |
|---|---|---|---|---|---|---|
| Ascorbinsäure | Plasma mg% | 0.64± 0.34 | 0.45± 0.22 | 0.42± 0.20 | 0.42± 0.20 | 0.53± 0.27 |
| | Leukocyten µg/$10^8$ Zellen | 12.24± 4.81 | 7.07± 1.88 | 7.42± 2.82 | 9.53± 2.88 | 13.38± 6.59 |
| NBT Konversion | fmol/phagocyt | 3.87± 2.04 | 3.57± 1.91 | 2.92± 1.32 | 3.69± 1.18 | 3.69± 1.44 |
| | Stimulationsfaktor | 1.47± 0.39 | 1.32± 0.38 | 1.42± 0.41 | 1.52± 0.22 | 1.92± 0.43 |
| Lymphocytenstimulation | PHA 1 µg | 131.09±80.26 | 153.33±100.83 | 135.54±71.59 | 113.42±69.93 | 83.7 ±56.68 |
| | Concavalin 1 µg | 37.57±44.75 | 16.36± 15.75 | 38.57±42.35 | 28.15±21.24 | 33.02±18.71 |
| | Pokeweed mitogen 1:100 | 35.12±42.13 | 63.84± 31.56 | 91.69±71.29 | 36.71±19.92 | 58.26±42.79 |
| Fall 1: totale Gastrektomie | Ascorbinsäure Plasma | 0.45 | 0.20 | 0.11 | 0.22 | 0.20 |
| | Leukoc. | 13.58 | 5.33 | 2.11 | 6.54 | 5.59 |
| | NBT-Konversion | 3.08 | 2.38 | 2.36 | 4.85 | 4.52 |
| | Stimulationsfaktor | 1.19 | 1 ! | 1.42 | 1.43 | 1.94 |
| Fall 2: Duodenopankreatektomie | Ascorbinsäure Plasma | 0.44 | 0.29 | 0.43 | 0.32 | 0.33 |
| | Leukoc. | 14.76 | 8.19 | 5.24 | 7.56 | 16.20 |
| | NBT-Konversion | 1.96 | 3.29 | 2.68 | 5.35 | 1.70 |
| | Stimulationsfaktor | 1.79 | 1 ! | 1 ! | 1.29 | 2.03 |
| Fall 3: Colostomie bei Sigmacarcinom | Ascorbinsäure Plasma | 0.23 | 0.44 | 0.36 | | |
| | Leukoc. | 6.04 | 4.19 | 5.11 | | |
| | NBT-Konversion | 4.31 | 2.73 | 2.64 | | |
| | Stimulationsfaktor | 1 ! | 1.20 | 1 ! | | |

durch eine hohe Avidität der Ascorbinsäure in den Leukocyten erklärt werden. Wenn auch die NBT-Konversion im Mittel den Ascorbinsäurewerten parallel verläuft, läßt sich keine absolute Korrelation finden. Lediglich in den 3 angeführten Fällen kam es bei deutlich reduzierten Leukocytenwerten ($\leq$ 6 µg/$10^8$ Zellen) zum Ausbleiben der Phagocytenstimulation durch Endotoxin; allerdings waren gerade bei den niedrigsten gemessenen Werten die Phagocyten noch stimulierbar. Ein kausaler Zusammenhang zwischen niedrigen Ascorbinsäurespiegeln und Phagocytenfunktion ist möglich, aber nicht bewiesen. Eine Aussage über die Stimulierbarkeit der Lymphocyten postoperativ ist wegen der großen Schwankungsbreite unmöglich, eine einheitliche Tendenz nicht zu erkennen.

## Folgerungen

Für die routinemäßige Gabe von Ascorbinsäure bei chirurgischen Eingriffen ergibt sich aus diesen Untersuchungen keine Indikation. Bei großen Eingriffen werden vor allem beim alten Patienten rasch niedrige Werte in Plasma und Leukocyten erreicht. Hier sollte früh Ascorbinsäure parenteral gegeben werden. Bei schweren septischen Verläufen können niedrige Leukocytenspiegel trotz hoher parenteraler Ascorbinsäurezufuhr persistieren.

## Zusammenfassung

Perioperative Ascorbinsäurespiegel korrelieren nicht mit in-vitro Funktionen von Phagocyten- und Lymphocytenfunktion. Lediglich bei sehr niedrigen Werten ($\leq$ 6 µg/$10^8$ Zellen) wird eine verminderte Stimulierbarkeit der Phagocyten beobachtet.

## Summary

There is no correlation between perioperative levels of ascorbic acid and in-vitro activity of phagocytes and lymphocytes. Only at low levels ($\leq$ 6 µg/$10^8$ cells) was diminished stimulation observed in phagocytes.

## Literatur

1. PAULING, L.: Evolution and the need for ascorbic acid. Proc. Nat. Acad. Sci. 67, 1643 (1970).
2. DENSON, K.W., BOWERS, E.F.: The determination of ascorbic acid in white blood cells. Clin. Sci. 21, 157 (1961).
3. GUTHY, E., O'BRIAN, D.: Ein einfacher quantitativer NBT-Test für Phagocyten. (in Vorbereitung).

Dr. E. Guthy, Abteilung für Abdominal- und Transplantationschirurgie der Medizinischen Hochschule Hannover, Karl-Wiechert-Allee 9, D-3000 Hannover 61

# 33. Patcherweiterungsplastik bei benignen Gallengangsstenosen von Hunden mit Teflon und Solcograft

R. Kirchner, H. Hartung, A. Oswald und K. Veith

Chirurgische Universitätsklinik Freiburg i. Br. (Direktor: Prof. Dr. M. Schwaiger)

Ätiologisch stehen bei benignen Gallengangsstenosen intraoperative Verletzungen im Vordergrund. Der überhängende Recessus am Gallenblasenhals, die Schrumpfgallenblase sowie der parallel verlaufende D. cysticus können bei der Cholecystektomie einer Gallenwegsläsion Vorschub leisten (1, 5). Bei Korrekturversuchen erweist sich häufig, daß die zu überbrückende Distanz nach Resektion des stenosierten Gallengangsabschnittes zu lang ist, als daß eine End-zu-End-Anastomose spannungsfrei möglich wäre. Andererseits ist eine biliodigestive Anastomose mit Komplikationen wie Cholangitis, erneuter entzündlicher Stenose und später biliärer Cirrhose behaftet. Ziel dieser Untersuchung ist daher die Wiederherstellung der Kontinuität des Gallenganges unter Erhaltung der Funktion des Sphinkter Oddi.

## Material und Methode

30 Hunde mit einem Körpergewicht von 20 - 30 kg wurden unter Pentobarbitalnarkose laparotomiert. Der distale Teil des D. choledochus wurde schonend freipräpariert und ligiert. Prä- und postoperativ wurden Bilirubin, GOT, GPT und alkalische Phosphatase im Serum bestimmt. 8 Tage später wurde im Bereich des stenosierten Choledochussegmentes eine Längsincision vorgenommen und eine Patcherweiterungsplastik durchgeführt, analog dem Verfahren von VOSSSCHULTE zur Behandlung der Aortenisthmusstenose (4) (Abb. 1). Bei 15 Hunden wurde als Patch großporiges gestricktes Teflon[1] (Porengröße über 30 Mikron) verwandt. An weiteren 15 Hunden kam ein Solcograft-Patch[2] zur Anwendung. Der Patch wurde jeweils mit 6 x o Dexon[3]-Einzelknopfnähten an den Rändern des Gallengangsdefektes befestigt. Das Operationsgebiet wurde nicht drainiert. Bilirubin, GOT, GPT und alk. Phosphatase wurden am 1., 3. und 5. postoperativen Tag und danach monatlich kontrolliert. Röntgenkontrollen (Infusionscholangiogramm und endoskopisch retrograde Cholangiographie) erfolgten nach 6, 12 bzw. 24

---

[1] Edwards Teflon gestrickt, A.D. Krauth, Hamburg.
[2] Solco Basel AG.
[3] Braun Melsungen AG.

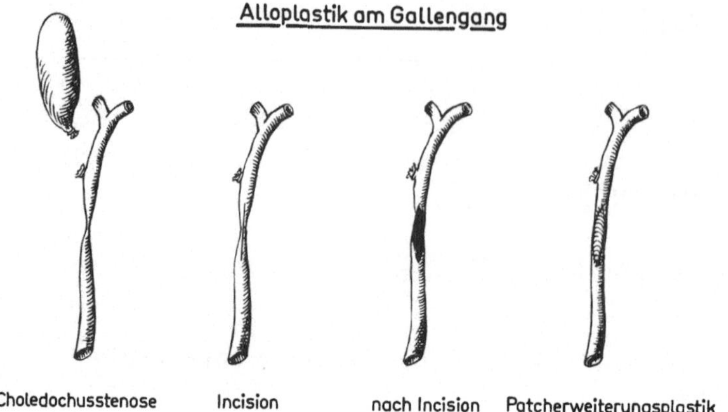


*Abb. 1. Teflon-Patch-Erweiterungsplastik zur Beseitigung einer benignen Choledochusstenose beim Hund*

Monaten. Die Hunde wurden in Abständen von 4 Wochen getötet. Leber und Gallengang kamen zur histologischen Untersuchung[1]. Die Galle wurde bakteriologisch untersucht. Der postoperative Beobachtungszeitraum nach Teflon-Patch-Plastik betrug 2 Jahre, der nach Solcograft-Patch-Plastik lediglich 1 Jahr.

## Ergebnisse

Nach Patcherweiterungsplastik normalisierten sich die laborchemischen Parameter bei allen Tieren innerhalb weniger Tage. Nach Teflon-Patch-Plastik ergab die Röntgenkontrolle auch noch 2 Jahre später einen glatten Abfluß der Galle in das Duodenum. Bei keinem Hund war eine erneute Striktur zu verifizieren. Dagegen kam es bei 4 Hunden nach Solcograft-Patch-Plastik innerhalb der ersten 12 Monate zum Gallengangsverschluß infolge Präzipitation von Gallensalzen.

Der Teflon-Patch war nach der 4. postoperativen Woche von festem glattem Bindegewebe umgeben. Die histologische Untersuchung zeigte, daß Fibroblasten den Teflon-Patch von außen durchwandert hatten und auf der Innenseite eine bindegewebige Matrix bildeten, die vollständig von Gallengangsepithel überzogen war. Es fanden sich nur vereinzelt Fremdkörperriesenzellen. Während der Solcograft-Patch ebenfalls nach 4 Wochen gut eingeheilt war, ließ sich selbst nach einem Jahr keine Epithelisierung nachweisen. Die Fremdkörperreaktion auf den Solcograft-Patch war ebenfalls gering. Weder bei Anwendung von Teflon noch von Solcograft kam es zur Schrumpfung des Patch. Die Leberhistologie bot 2 Jahre nach Teflon-Patch-Plastik keine pathologischen Veränderungen. Nach Solcograft-Patch-Plastik ließ sich bei allen Hunden mit Ausnahme

---

1 Wir danken Herrn Prof. Dr. W. SANDRITTER, Direktor des Pathologischen Institutes Freiburg, für die histologischen Befunde.

der 4 Fälle mit Choledochusverschluß ebenfalls ein regelrechter Leberbefund erheben. Bei keinem Hund war prä- oder postoperativ bakterielles Wachstum in der Galle nachzuweisen.

## Diskussion

Eigene Untersuchungen haben ergeben, wie dies auch andere Autoren zeigen konnten, daß körpereigenes Material wie Arterie, Vene und Ureter zur Verwendung bei Gallengangsplastiken ungeeignet ist, da es aufgrund unzureichender Blutversorgung des freien Gewebetransplantates zur Nekrose, Perforation und Schrumpfung kommt. Teflon, Polytetrafluorethylene ist weich, flexibel und chemisch völlig inert. Die Anwendung von gestrickten Teflonprothesen in der Gefäßchirurgie hat gezeigt, daß die Porengröße entscheidend für das Einwachsen von Bindegewebe, die Bildung einer neuen Intima sowie für die dauerhafte Durchgängigkeit der Prothese ist. Diese Untersuchung erwies, daß der von uns angewandte gestrickte Teflonpatch schon 4 Wochen nach Implantation am Gallengang vollständig epithelisiert war. In den Patch einwanderndes Bindegewebe sowie die Bildung einer bindegewebigen Matrix auf seiner Innenseite bedingen ein festes Haften der Epithelauskleidung.

Solcograft besteht aus Kälbercarotiden. Durch abgestufte Proteolyse in gepufferter Ficin-Lösung werden antigen wirkende celluläre Bestandteile sowie Kollagen vom Typ III eliminiert. Das zurückbleibende Kollagengerüst wird durch Quervernetzung mit Dialdehydstärke stabil (2, 3). Die rhombischen Maschen entsprechen in ihrer Ausdehnung Media-Muskelzellen. Berichte über Neointimabildung und sogar Endothelbildung bei Solcograftprothesen als Gefäßersatz veranlaßten uns, dieses Material als Patch am Gallengang auszuprobieren. In der bisher einjährigen Beobachtungszeit konnten wir jedoch keine Epithelisierung feststellen. Möglicherweise war das fehlende Epithel die Ursache der bei vier Hunden erfolgten Gallensalzpräzipitation im D. choledochus.

Während die Anwendung von Solcograft bei Gallengangsplastiken noch weiterer experimenteller Beobachtung bedarf, zeigen erste klinische Erfahrungen an der Chirurgischen Universitätsklinik Freiburg, daß Teflon bei der Beseitigung benigner Gallengangsstenosen gut geeignet ist.

## Zusammenfassung

Bei 30 Hunden mit einem Körpergewicht von 20 bis 30 kg wurde der D. choledochus ligiert. Prä- und postoperativ wurden Bilirubin, GOT, GPT und alk. Phosphatase bestimmt. 8 Tage später wurde eine Längsincision der Stenose vorgenommen und eine Patcherweiterungsplastik durchgeführt. Bei 15 Hunden wurde als Patch gestricktes Teflon, bei weiteren 15 Hunden Solcograft verwandt. Wenige Tage nach Patcherweiterungsplastik normalisierten sich die laborchemischen Paremeter. Röntgenkontrollen 2 Jahre nach Teflon-Patch zeigten keine Stenose, während es bei 4 Hunden mit Solcograft-Patch innerhalb des ersten postoperativen Jahres zum Choledochusverschluß kam. Der Teflon-Patch war schon nach 4 Wochen mit

Gallengangsepithel ausgekleidet. Beim Solcograft-Patch fand auch nach einem Jahr keine Epithelisierung statt.

Summary

In 30 dogs, weighing 20 to 30 kg, the common bile duct was ligated. Pre- and postoperative bilirubin, GOT, GPT and alc. phosphatase were controlled. Eight days later a longitudinal incision was made across the stenosed segment, which was then widened with a patch. 15 dogs received a Teflon patch - 15 other dogs a Solcograft patch. After patch-widening-plasty laboratory parameters returned to normal within a few days. X-ray controls could not find any stenosis two years after Teflon-patch-plasty, while after Solcograft-patch-plasty four dogs showed a common bile duct-stenosis within the first following year. Four weeks after Teflon-patch-plasty the patch was covered with bile duct epithelium inside. After Solcograft-patch-plasty within the first postoperative year no epithelization could be observed.

Literatur

1. MESTER, E., WACHTL, S.: Iatrogene Choledochusverletzungen. Chir. Praxis 14, 585 (1970).
2. ROSENBERG, N.: Arterial heterografts and their modifications. In: Fundamentals of vascular grafting (Wesolowski, S.A., Dennis, C., Eds.). New York: Mc Graw-Hill 1963.
3. ROSENBERG, N., MARTINES, A., SAWYER, P.N., WESOLOWSKI, S.A., POSTHETHWAIT, R.W., DILLON, M.L.: Tanned collagen arterial-prosthesis of bovine carotis origin in man. Ann. Surg. 164, 247 (1966).
4. VOSSSCHULTE, K.: Isthmusplastik zur Behandlung der Aortenisthmusstenose. Thoraxchirurgie 4, 443 (1956/57).
5. ZENKER, R., HAMELMANN, H.: Wiederherstellungsoperationen an den Gallengängen. Chirurg 29, 385 (1958).

Dr. R. Kirchner, Chirurgische Universitätsklinik, Hugstetter Straße 55, D-7800 Freiburg/i. Br.

# 34. Antibioticakonzentrationen der Gallenblase nach Cysticusverschluß. Klinische und tierexperimentelle Untersuchung

H. Wacha und H. Knothe

Chirurgische Klinik des Krankenhauses Nordwest, Frankfurt/Main (Direktor: Prof. Dr. E. Ungeheuer) und Hygiene-Institut der Universität Frankfurt/Main (Direktor: Prof. Dr. H. Knothe)

Über den Einsatz von Chemotherapeutika bei Gallenwegserkrankungen bestehen im Weltschrifttum unterschiedliche Meinungen. Dies ist im Mangel an Information über die Wertigkeit der bakteriellen Besiedelung bei Gallenwegserkrankungen einerseits und in der Problematik der Bewertung vergleichbarer klinischer Untersuchungen über Antibioticakonzentrationen der Gallenwege andererseits zu sehen. Während in Deutschland auch heute noch Tetracycline vielfach Verwendung finden, spielen in anderen Ländern Ampicillin und Cefazolin eine bedeutendere Rolle.

Unsere Untersuchung sollte an pathologisch veränderten Gallenwegen eine Aussage über die Wertigkeit verschiedener Antibiotica aufgrund der Antibioticakonzentrationen im Gewebe, in Galle und Serum ermöglichen.

## Material und Methode

Durchgeführt wurde eine klinische und eine tierexperimentelle Studie:

a) die klinische Studie umfaßte 24 Patienten. Alle kamen unter dem klinischen Erscheinungsbild einer akuten Cholecystitis bei Steinleiden zur Klinikaufnahme. Die Vorbehandlung erfolgte bei allen Patienten über 8 - 14 Tage konservativ ohne Antibioticagabe. Nach Abklingen der akuten Erscheinungen wurden am Operationstag 1 - 3 Std vor der Cholecystektomie bei je 8 Patienten 5 g Ampicillin, 2 g Cefazolin bzw. 275 mg Rolitetracyclin als Beispiel eines Tetracyclins parenteral appliziert. Die Abnahme von 10 ml Blut zur Gewinnung von Serum erfolgte zum Zeitpunkt der Gallenblasenentnahme. Gallenblasenwand und Gallenblaseninhalt wurden zusammen mit dem Blutserum bei minus 20 Grad Celsius eingefroren. Die Serum-, Galle- und Gallenblasenwandkonzentrationen der verschiedenen Antibiotica wurden mit dem Agar-Diffusionstest (Testkeim B. subtilis) bestimmt. Die Standardreihe wurde mit homolog. Menschenserum bzw. Galle angelegt.

b) Die tierexperimentelle Studie umfaßte 24 gesunde, ausgewachsene Kaninchen beiderlei Geschlechts zu 2000 bis 2500 g Körpergewicht. Bei allen Tieren wurde eine einfache Cysticusligatur als Modell eines akuten mechanischen Cysticusverschlusses durchgeführt. Die Operation erfolgte unter sterilen Kautelen bei anästhesiertem Tier (Phenobarbitalanästhesie 33 - 90 mg/kg Körpergewicht) von einer medianen Incision aus. 8 Tage später nach erneuter Laparotomie in Phenobarbitalnarkose wurden A. femoralis re. und Gallengang kanüliert. Während des Versuches blieb die Bauchhöhle mit Klammern verschlossen. Nach i.v. Applikation über eine Ohrvene von 2 mg Ampicillin oder 4 mg Cefazolin bzw. 5 mg Rolitetracyclin pro kg Körpergewicht bei je 8 Tieren wurden Galleproben und Blutproben synchron entnommen. Nach einer Stunde erfolgte dann die Cholecystektomie und Punktion des Gallenblaseninhaltes, welcher zusammen mit der Gallenblasenwand und den gewonnenen Proben bei minus 20 Grad zur späteren Bearbeitung eingefroren wurde. Lebergewebe wurde ebenfalls entnommen. Die Bestimmung der Antibioticakonzentrationen entsprach dem gleichen Verfahren, welches zuvor bei der klinischen Studie angewandt worden war. Zur Standardreihe wurde ein Kaninchenserumpool sowie ein Kaninchengallepool benutzt, wobei vorher besonders auf den pH einzelner Galleproben geachtet wurde. Der Galle-pH lag immer über 7,5 - 10. Galleproben, die einen geringeren pH zeigten, wiesen Eigenaktivität auf und wurden verworfen.

## Ergebnisse

Nach einmaliger Gabe von 5 g Ampicillin kam es zu durchschnittlich 5.02 mcg/ml in Gallenblasengalle, 2.24 mcg/g in Gallenblasenwand und 27.13 mcg/ml im Serum, 1 - 3 Std nach Applikation bei klinisch akuten Cholecystitiden. Bei 2 g Cefazolin betrugen die Konzentrationen 11.80 mcg/ml in Gallenblasengalle, 39.76 mcg/g in Gallenblasenwand und 73.12 mcg/ml im Serum.

Die Mittelwerte der Antibioticakonzentrationen von 275 mg Rolitetracyclin waren 21.8 mcg/ml in Gallenblasengalle, 8.3 mcg/g in Gallenblasenwand und 2.5 mcg/ml im Serum.

Wie aus der Literatur bekannt, sind die Streuungen beim Menschen beträchtlich. Aus diesen Gründen erschien es sinnvoll, tierexperimentelle Untersuchungen in die Betrachtung einzubeziehen. Eine Übersicht über die Ergebnisse beim Tier, bei denen noch Konzentrationsuntersuchungen der Leber hinzugefügt wurden, gibt Abb. 1. Aus äußeren Gründen wurden für Ampicillin und Cefazolin beim Tier niedrigere Dosen als beim Menschen verwendet. Die Kinetik nach intravenöser Gabe der verschiedenen Antibiotika für Serum und Galle bis Versuchsende wurde in Mittelwertskurven dargestellt. Als Beispiel für eine Kinetik von Serum und Galle soll Abb. 2 und 3 herangezogen werden.

## Diskussion

In Anbetracht der Tatsache, daß gerade beim alten Menschen häufiger Mikroorganismen in den Gallenwegen vorkommen und das Operationsrisiko sowie die postoperativen septischen Komplikationen, besonders der über 60jährigen Patienten, deutlich ansteigen, sollte hier aufgrund unserer Ergebnisse die Antibioticatherapie und insbesondere die unmittelbar vor der Operation

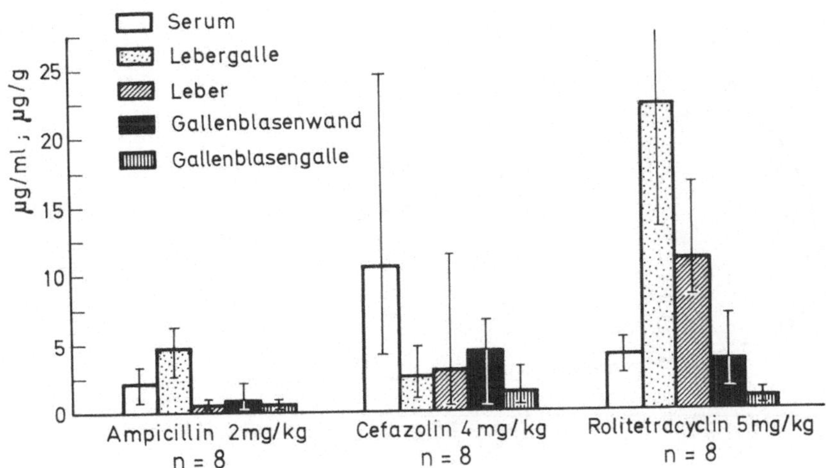


*Abb. 1. Mittlerer Serumspiegel und Spiegel in Lebergalle, Leber, Gallenblasenwand und Gallenblasengalle (µg/ml) beim Kaninchen. 1 Std nach intravenösen Gaben von 1 x 2 mg/kg Ampicillin, 1 x 4 mg/kg Cefazolin oder 1 x 5 mg/kg Rolitetracyclin*

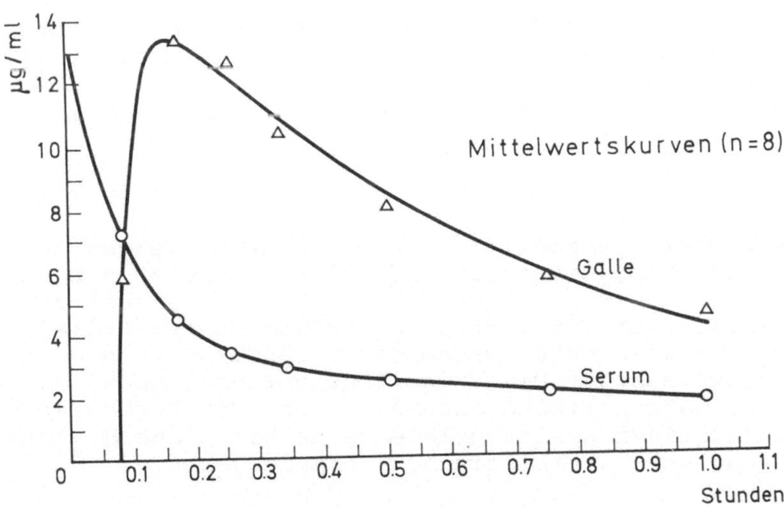


*Abb. 2. Ampicillin Serum- und Gallenspiegel beim Kaninchen nach intravenöser Gabe von 2 mg/kg*

verabreichte A.-Therapie neu überdacht werden. Neben dem pharmakokinetischen Parameter und den Antibioticakonzentrationen im entzündlichen Gewebe sollte gerade verstärkt auf das Erregerspektrum und deren derzeitige Resistenzlage,gegenüber der Antibiotica, die bei Gallenwegserkrankungen zum Einsatz kommen, geachtet werden. Ebenso wäre die Frage der Therapiedauer neu zu

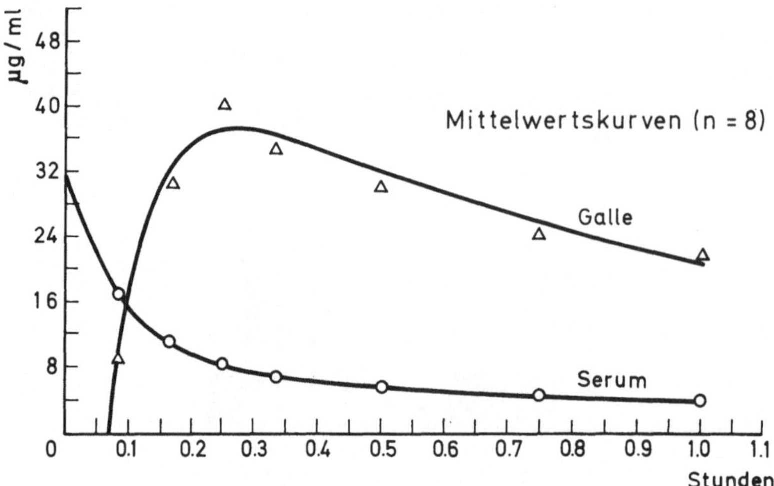


*Abb. 3. Rolitetracyclin Serum- und Gallespiegel beim Kaninchen nach intravenöser Gabe von 5 mg/kg*

überprüfen. Eine antibiotische Therapie müßte demzufolge nicht länger als 12 bis max. 48 Std erfolgen, zumal durch den operativen Eingriff die Grundvoraussetzung für die Ausheilung akuter obstruktiver Gallenwegserkrankungen gegeben wäre. Nach Sanierung der Gallenwege ist durch die chirurgische Therapie alleine die Grundvoraussetzung für die bakterielle Infektion beseitigt. Jede längere Therapie wäre dann unserer Auffassung nach nicht zweckmäßig.

## Zusammenfassung

Klinische und tierexperimentelle Untersuchungen zeigen am Beispiel von Ampicillin, Cefazolin und Rolitetracyclin die Ausscheidungsverhältnisse der Lebergalle und Serumspiegel sowie deren Korrelation zur Antibioticakonzentration der Gallenblasengalle und des Gewebes unter patholog. Veränderungen nach mechanischem Cysticusverschluß. Die Ergebnisse verdeutlichen, daß pharmakokinetische Daten alleine ohne Beachtung des Erregerspektrums und deren derzeitiger Resistenzlage keine hinreichende Auskunft über die zu wählende antibiotische Therapie geben.

## Summary

Serum and bile kinetics are measured after experimental cystic duct ligation in 24 rabbits and after acute stone obstruction in 24 clinical cases. Tissue, bile, and serum levels are compared. The results clearly demonstrate that pharmacologic data alone do not give sufficient indications for antibiotic therapy in biliary tract infection. Expected pathologic bacteria and their actual resistance are considered to be of great importance in the indication of antibiotic therapy.

## Literatur

1. WACHA, H., HARTEL, W., KNOTHE, H., LAUER, B.W.: Zur Wahl des Antibiotikums bei Gallenwegsentzündungen. Fortschritte d. Med. 93, 12, 672 (1973).
2. KNOTHE, M., MAROSKE, D., WACHA, H.: Bakteriologie von Gallenwegsinfektionen. Internationale Arbeitstagung Gallenweg - Infektionen Friedrichsruhe 1976.
3. KEIGKLY, M.R.B., DRYSDALE, R.B., QUORAISHI, A.H., BURDON, D.W., ALEXANDER-WILLIAMS, J.: Antibiotics in biliary disease: the relative importance of antibiotic concentration in the bile and serum. GUT 17, 495 - 500 (1976).

Dr. H. Wacha, Chirurgische Klinik des Krankenhauses Nordwest, Steinbacher Hohl 2 - 26, D-6000 Frankfurt/M. 21

# 35. Therapie der hepatalen Enzephalopathie. Beeinflussung des Plasmaaminogrammes durch Aminosäureinfusionen*

P. Ferenci, J. Funovics und F. Wewalka

Aus der I. Universitätsklinik für Gastroenterologie und Hepatologie (Vorstand: Prof. Dr. F. Wewalka) und der I. Chirurgischen Universitätsklinik (Vorstand: Prof. Dr. A. Fritsch) der Universität Wien

Wie vor kurzem gezeigt werden konnte, steigt der Plasmaspiegel aromatischer Aminosäuren und des Methionins mit zunehmender Einschränkung einzelner Leberfunktionen (1). Diesen Veränderungen, sowie der Verminderung der verzweigtkettigen Aminosäuren kommt eine wesentliche Rolle bei der Entstehung der hepatischen Enzephalopathie zu (1, 3, 5). Bei Hunden mit portocavalem Shunt wurde eine deutliche Verschlechterung des Zustandes unter länger dauernden Infusionen einer sog. "bedarfsadaptierten" Aminosäurelösung beobachtet. Aminosäurelösungen mit reduziertem Anteil an aromatischen und erhöhtem Anteil an verzweigtkettigen Aminosäuren wurden hingegen gut toleriert und führten zur Besserung der zentralvenösen Symptomatik (3). Wir konnten in ersten Untersuchungen mit einer von uns für Leberkranke konzipierten Aminosäurelösung ("Hepar II") beim Menschen ähnliche Resultate erheben (2).

In der Folge berichten wir über unsere Erfahrungen bei einer länger dauernden Anwendung dieser Lösungen bei Patienten mit Lebercirrhose mit und ohne hepatische Enzephalopathie.

## Material und Methodik

### 1. 5 Tage Versuche bei Patienten ohne hepatische Enzephalopathie

3 Patienten erhielten 5 Tage lang tgl. 500 ml Hepar II mit einer Infusionsgeschwindigkeit von 83 ml pro Stunde. Die Plasmaaminosäurebestimmungen erfolgten täglich vor, unmittelbar nach und 3 Std nach der Infusion.

* Mit teilweiser Unterstützung durch den Österreichischen Forschungsrat (Programm: M 2777).

## 2. Langzeitanwendung bei Patienten mit hepatischer Enzephalopathie

4 Patienten mit hepatischer Enzephalopathie (ein Patient Stadium I, 3 Patienten Stadium II-III) erhielten 1 - 2 g Aminosäuren pro kg Körpergewicht pro Tag infundiert; ein Patient intermittierend über 12 Std 5 Tage lang; 3 Patienten als kontinuierliche Infusion 5, 6 bzw. 14 Tage lang. Sobald es möglich war, wurden die Patienten zusätzlich peroral ernährt. Aminosäurebestimmungen erfolgten einmal täglich, morgens.

Alle Patienten erhielten während der Untersuchungen eine Diät mit 1600 Kalorien mit einem Eiweißanteil von 25 g täglich. Vor und nach der Behandlungsserie wurden die Serum-Eiweißwerte, die Pseudocholinesterase, der Normotest, sowie die üblichen Leber- und Nierenparameter bestimmt.

Die Aminosäurebestimmungen wurden mit dem Autoanalyser Multichrome-B (Beckman) durchgeführt. Die Lösung Hepar II[1] ist eine 8,8 prozentige Aminosäurelösung, mit einem Anteil von 42 % verzweigtkettiger Aminosäuren, 0.7 % aromatischen Aminosäuren und 0,8 % Methionin. Tyrosin ist in der Lösung nicht enthalten. Die übrigen Aminosäuren liegen in etwa der üblichen Konzentration vor. Außerdem enthält die Lösung 150 g Sorbit pro Liter.

# Ergebnisse

## 1. Langzeitbehandlung der Patienten ohne Enzephalopathie

In Tabelle 1 sind die Spiegel der Aminosäuren vor und nach täglicher Gabe von 500 ml Hepar II zusammengefaßt. Durch die Infusion konnte der Spiegel der verzweigtkettigen Aminosäuren jeweils um das 4- bis 6-fache des Ausgangswertes angehoben werden, Tyrosin und Phenylalanin sanken jedesmal deutlich ab. Bei Methionin und Gesamttryptophan zeigten sich keine signifikanten Veränderungen. Am nächsten Morgen war jeweils der Ausgangsspiegel aller Aminosäuren wieder erreicht. Die Harnaminosäureausscheidung stieg nur geringfügig an, die Tyrosin- und Phenylalaninausscheidung verminderte sich.

## 2. Coma-Therapie

In Abb. 1a und 1b ist der Verlauf der Spiegel der aromatischen Aminosäuren sowie des Quotienten aus der Summe der molaren Konzentration der verzweigtkettigen Aminosäuren und der aromatischen Aminosäuren bei mehrtägiger kontinuierlicher Infusion von Hepar II dargestellt. Patient E.M., 73 Jahre alt, mit therapierefraktärem Ascites bei einer lange bekannten Lebercirrhose wurde 6 Tage lang mit 1,5 g Aminosäuren pro kg Körpergewicht behandelt.

---

[1] Pfrimmer & Co., Erlangen.

Tabelle 1. Aminosäurespiegel unter tgl. Gabe von 500 ml Hepar II 5 Tage lang. Konzentration in µmol/l

| | Tag 1 | | Tag 2 | | Tag 3 | | Tag 4 | | Tag 5 | |
|---|---|---|---|---|---|---|---|---|---|---|
| | VW | NW | VW | NW | VW | NW | VW | NW | VW | NW |
| ILEU | 47± 5 | 290± 85 | 42±12 | 322±73 | 50± 6 | 261±50 | 43±13 | 409±202 | 48± 1 | 243±35 |
| LEU | 74± 5 | 312± 62 | 64±13 | 360±87 | 67±11 | 267±52 | 58±20 | 430±185 | 67± 2 | 265±20 |
| VAL | 129± 5 | 568± 63 | 132±13 | 584±69 | 143± 7 | 547±88 | 132±25 | 691±204 | 147± 7 | 498±68 |
| METH | 86±76 | 79± 77 | 74±65 | 77±69 | 83±81 | 77±82 | 75±69 | 93± 81 | | |
| TYR | 125±79 | 84± 59 | 95±49 | 69±41 | 100±47 | 69±42 | 94±46 | 65±40 | 83±38 | 65±52 |
| PHE | 65±12 | 42± 9 | 67±22 | 44±14 | 60±15 | 41±18 | 64±25 | 49±19 | 54±12 | 46±22 |
| TRP | 33± 9 | 41±0,3 | 47± 5 | 43± 4 | 45±12 | 48±10 | 53± 7 | 44± 5 | | |

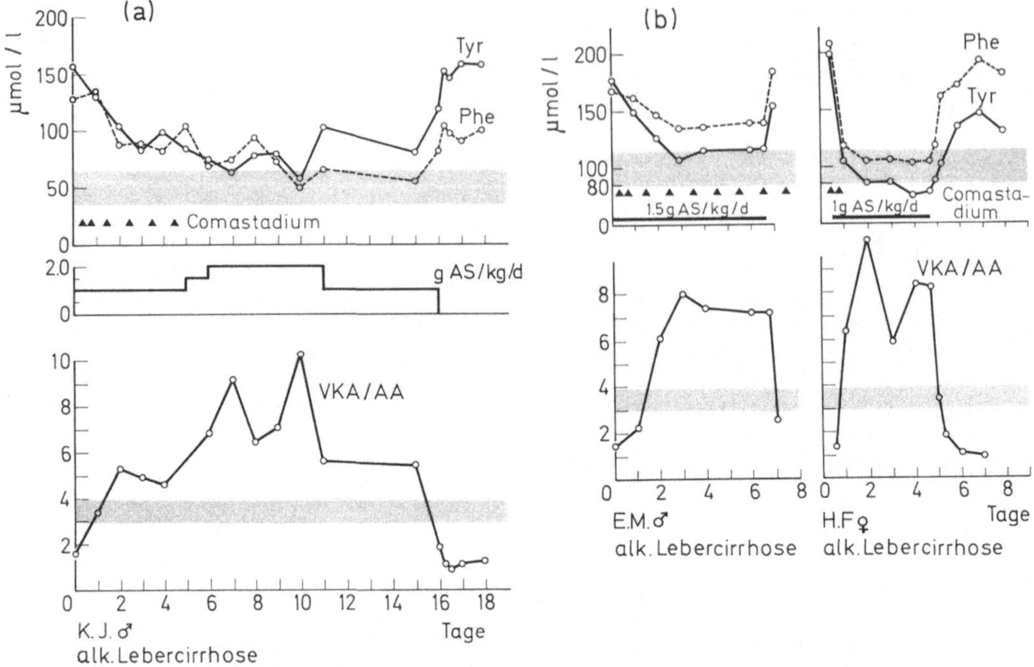


*Abb. 1a und b. Verhalten der aromatischen Aminosäuren und des Quotienten verzweigtkettiger Aminosäuren durch aromatische Aminosäuren (VKA/AA) unter kontinuierlicher Infusion von "Hepar II"*

Die zentralnervöse Symptomatik war bereits nach 24 Std deutlich gebessert, der Patient blieb jedoch die ganze Zeit über verwirrt. Nach 14 Tagen verstarb der Patient an einer kardialen Insuffizienz.

Die Patientin H.F., 54 Jahre alt, im Comastadium III bei einer alkoholischen Lebercirrhose mit einem therapieresistenten Ascites war bereits nach 12-stündiger Behandlung voll ansprechbar, räumlich und zeitlich orientiert. Im Verlauf der 5-tägigen Therapie mit 1 g Aminosäuren pro kg Körpergewicht nahm der Ascites massiv zu, welcher unter Steigerung der diuretischen Therapie beherrscht wurde. Der BUN (von 58 mg% auf 104 mg%) und das Serum Kreatinin (2,3 auf 3,2 mg%) stiegen stetig an. Nach Absetzen der Infusionstherapie kam es zu einer langsamen Besserung der Niereninsuffizienz. Die Patientin ist seither nicht wieder komatös geworden.

Patient K.J., 72 Jahre alt, mit dekompensierter alkoholischer Lebercirrhose erhielt 2 Wochen lang Hepar II. Am dritten Tag der Behandlung mit Hepar II waren die Zeichen der hepatischen Enzephalopathie verschwunden. Nach einer Woche wurde ein massives Absinken der Serumeiweißwerte verzeichnet. Das Serumalbumin sank von von 2,6 g% auf 1,5 g%, die pCHE von 1,3 kU/l auf 0,6 kU/l.

In der zweiten Woche änderten sich die Werte nicht mehr. Der Patient wurde nach 10 Tagen in häusliche Pflege entlassen, nach einem Monat verstarb er in einer erneuten Comaperiode.

Ein vierter Patient mit portocavalem Shunt bei posthepatitischer Leberzirrhose wurde nach einem Verwirrtheitszustand mit starkem "Flapping-Tremor" 5 Tage lang intermittierend mit 1 g Aminosäuren pro kg Körpergewicht behandelt und sprach ausgezeichnet auf die Behandlung an.

Bei allen Patienten wurden die pathologischen Abweichungen der aromatischen Aminosäuren korrigiert und der Quotient der verzweigtkettigen Aminosäuren vorübergehend durch die aromatischen Aminosäuren in einen "über-normalen" Bereich angehoben. Unmittelbar nach der Beendigung stiegen die Spiegel von Tyrosin und Phenylalanin wieder in einen pathologischen Bereich, ebenso sank der Wert des Quotienten wieder ab. Trotzdem kam es zu keiner Verschlechterung der zentralvenösen Symptomatik.

In Tabelle 2 sind die Veränderungen einzelner blutchemischer Parameter unter der Behandlung zusammengestellt, wobei das Absinken von Serumalbumin, Serumglobulin und Pseudocholinesterase für eine eher katabole Situation spricht.

Tabelle 2. Veränderungen biochemischer Parameter unter Langzeittherapie mit Hepar II bei Patienten mit hepatischer Enzephalopathie

| | Vorwert | bei Behandlungsende | |
|---|---|---|---|
| Gesamteiweiß | 7,7 ± 0,3 | 6,7 ± 0,7 | g/100 ml |
| Serumalbumin | 2,8 ± 0,4 | 2,4 ± 0,5 | g/100 ml |
| Serumglobulin | 5,0 ± 0,5 | 4,4 ± 0,4 | g/100 ml |
| pCHE | 0,88 ± 0,29 | 0,61 ± 0,14 | kU/l |
| Normotest | 45 ± 9,5 | 43 ± 5 | % |
| BUN | 37,5 ± 25 | 48 ± 35 | mg/100 ml |
| Kreatinin | 1,4 ± 0,8 | 1,5 ± 1,0 | mg/100 ml |
| $NH_3$ | 107 ± 74 | 80 ± 45 | µg/100 ml |

## Diskussion

Die pathologischen Veränderungen der Plasmaaminogramme, wie sie bei chronischer Leberinsuffizienz gefunden werden, lassen sich durch einmalige Gabe einer Infusion mit einer speziell für Leberkranke zusammengesetzten Aminosäurelösung (Hepar II) vorübergehend weitgehend korrigieren. Als therapeutische Wirkung fand sich bei 4 Patienten mit hepatischer Enzephalopathie eine vorübergehende weitgehende bzw. vollständige Besserung der zentralvenösen Symptomatik. Obwohl die pathologischen Aminosäurebefunde nach Infusionsende rasch wieder erreicht wurden, verschlechterte sich die zentralnervöse Symptomatik nicht. Da sich die Konzentrationen der Aminosäuren im Liquor und im Gehirn nicht parallel zu den Serumkonzentrationen ändern, wäre es möglich, daß die Konzentrationsänderungen im Zentralnervensystem die länger anhaltende Besserung erklären. Die Arbeitsgruppe um FISCHER (4) konnte mit ähnlich zusammengesetzten Aminosäurelösungen eine Abnahme des Oktopamingehaltes sowie der Konzentrationen von Tyrosin, Phenylalanin und Tryptophan im Gehirn nachweisen. Bei unseren Patienten wurden Liquor und Hirnuntersuchungen nicht durchgeführt.

Bei allen Patienten fand sich ein Absinken der Serumeiweißwerte. Ursache hierfür könnte einerseits ein ungenügendes Angebot an Energieträgern im Rahmen der partiellen parenteralen Ernährung, andererseits eine für die Zufuhr einer nicht ideal zusammengesetzten Aminosäurelösung zu kurze Adaptationsphase sein.

## Zusammenfassung

Durch Anwendung von Aminosäurelösungen mit einem hohen Anteil an verzweigtkettigen und einem reduzierten Anteil an aromatischen Aminosäuren gelingt:

1. eine kurzzeitige signifikante Senkung der pathologisch erhöhten Serumspiegel von Tyrosin und Phenylalanin
2. eine deutliche Anhebung des Quotienten der molaren Konzentration der verzweigtkettigen durch die aromatischen Aminosäuren
3. als therapeutischer Effekt bisher in allen Fällen eine deutliche Besserung der zentralnervösen Symptomatik im Coma hepaticum.

## Summary

When amino acid solutions with high concentrations of branched chained amino acids and low concentrations of aromatic amino acids were administered to patients with cirrhosis of the liver

1. the serum levels of tyrosine and phenylalanine were significantly reduced,
2. the molar ratio of the branched chained amino acids to the aromatic amino acids substantially increased, and
3. as therapeutic response in all cases treated, a marked improvement of hepatic encephalopathy was achieved.

## Literatur

1. FERENCI, P.: Plasmaaminosäurespiegel bei Zirrhotikern in Relation zu bestimmten Leberfunktionen und Graden der hepati-

schen Enzephalopathie. III. Internationales Ammoniak-Symposium, Baden bei Wien 1977 (Wewalka,F., Hrsg.). Stuttgart: Fischer 1977.

2. FERENCI, P., FUNOVICS, J., NIMMERVOLL, M., PAMPERL, H., WEWALKA, F.: Beeinflussung veränderter Plasmaaminosäurespiegel bei Leberzirrhotikern durch verschiedene Aminosäureinfusionen. III. Internationales Ammoniak-Symposium, Baden bei Wien 1977 (Wewalka, F., Hrsg.). Stuttgart: Fischer 1977.
3. FISCHER, J.E., FUNOVICS, J.M., AUGUIRRE, A., JAMES, J.H., KEANE, J.M., WESDORP, I.C., YOSHIMURA, N., WESTMAN, T.: The Role of Plasma Amino Acids in Hepatic Encephalopathy. Surgery 78, 276 (1975).
4. FISCHER, J.E., ROSEN, H.M., EBEID, A.M., et al.: The Effect of Normalisation of Plasma Amino Acids on Hepatic Encephalopathy in Man. Surgery 80, 77 (1976).
5. FUNOVICS, J.: Die zerebrale Manifestation im Syndrom des Coma hepaticum. Wien. klin. Wschr. 87, Suppl. 35 (1975).

Dr. P. Ferenci, I. Universitätsklinik f. Gastroenterologie und Hepatologie, Lazarettgasse 14, A-1090 Wien

# 36. Verbesserung der Sauerstoffversorgung der cirrhotischen Rattenleber durch Wahl der portocavalen Shuntform

M. Kessler und Ch. E. Brölsch

Aus dem Max - Planck - Institut für Systemphysiologie, Abtlg. 11 (Leiter: Prof. Dr. M. Kessler) und Klinik für Abdominal- und Transplantationschirurgie der Medizinischen Hochschule Hannover (Leiter: Prof. Dr. R. Pichlmayr)

Der Entzug des Pfortaderblutes durch eine portosystemische Anastomose bei Lebercirrhose und portaler Hypertension führt zu einer wesentlichen Beeinträchtigung der intrahepatischen Blutzirkulation mit einer Vielzahl von metabolischen und funktionellen Störungen bis hin zum progredienten Leberversagen. Zu den ätiologischen Faktoren hierfür muß der Ausfall der Substrat- und Hormonzufuhr aus dem Pfortaderzuflußgebiet, wie auch eine Minderversorgung mit Sauerstoff angenommen werden. Von daher ist es ein Ziel der Shuntchirurgie geworden, eine Restperfusion der Leber durch Auswahl der Shuntform zu erhalten (5). Die Wahl des Operationsverfahrens orientierte sich zumeist an prä- und intraoperativ gemessenen hämodynamischen Parametern, woraus sich jedoch keine klinisch relevanten Richtlinien zur Bevorzugung einer bestimmten Shuntform ableiten ließen (1). Als zusätzliche Methode zur Erfassung des zirkulatorischen Zustandes der Leber konnten wir im Tierexperiment die $O_2$-Spannung im Lebergewebe mit Hilfe der Platin-Mehrdrahtelektrode von KESSLER u. LÜBBERS nach portocavaler Anastomose und Leberarterialisation von der Organoberfläche aus bestimmen (2). In Fortführung dieser Versuche haben wir die Sauerstoffversorgung der normalen und cirrhotischen Leber nach verschiedenen Formen portosystemischer Anastomosen untersucht und sie den Veränderungen, wie sie beim end-zu-seit Shunt beschrieben worden sind, gegenübergestellt.

## Methodik

In 80 männl. Lewis-Ratten (200 - 250 g) wurden vier verschiedene Formen portosystemischer Anastomosen angelegt. 1. Portocavale End-Seit Anastomose (PCA), 2. Seit-Seit Anastomose (SSA), 3. Modifizierte Mesentericocavale Anastomose (MCA) mit Belassung der V. gastroduodenalis für die Leberversorgung und Umleitung des Restpfortaderblutes und 4. Splenocavale Anastomose (SCA). In 40 Tieren wurde durch orale Gabe von 0,3 gm Thioacetamid pro l Trinkwasser eine feinknotige Lebercirrhose erzeugt. Die lokale Sauerstoffkonzentration wurde mittels der Mehrdrahtelektrode an drei verschiedenen Leberlappen bestimmt und zwar unmittelbar vor und nach der Operation, nach weiteren 24 Std und schließlich nach 7

Tagen. Die gewonnenen Einzelmessungen wurden mit einem Computer in Sauerstoff-Partialdruck-Histogramme umgerechnet und ergaben folgende Übersicht.

## Ergebnisse

Ausgehend von dem $PO_2$-Verteilungsmuster der normalen Leber mit einem Gewebs-$PO_2$ zwischen 17 und 25 mm Hg fand sich nach Durchführung einer PCA ein Absinken von über 65 % aller Meßwerte in einen hypoxischen Bereich unter 5 mm Hg. Bereits während der Zwischenmessung nach 24 Std, aber vor allem aufgrund der Endmessung zeigte sich eine Rückkehr zu einer $PO_2$-Verteilung in normoxische Größen. Die Ansammlung von über 25 % der Einzelmessungen in einem Bereich über 30 mm Hg ohne Pfortaderblutversorgung zeigt die kompensatorische Mehrversorgung mit $O_2$ durch die A. hepatica.

Die cirrhotische Leber zeigte unmittelbar nach Anlage einer PCA einen ebenso starken Abfall der $O_2$-Partialdrucke mit einem Absinken von 80 % der $PO_2$-Werte in einen hypoxischen Bereich. Über ein kurzzeitiges Kompensationsintervall nach 24 Std fielen 7 Tage nach der Operation über 90 % der $PO_2$-Werte unter eine kritische Grenze von 5 mm Hg. Diese deutlichen Befunde lassen keine auch nur angedeutete Kompensation der $O_2$-Versorgung durch die A. hepatica erkennen.

Die Anlage einer SSA führte in der normalen Leber zu einer leichten Linksverschiebung im Histogramm ohne wesentliche Störungen in der Gesamt-$O_2$-Versorgung. In der cirrhotischen Leber war zunächst ein Absinken von 57 % aller $PO_2$-Werte in einen Bereich unter 5 mm Hg zu sehen, während sich nach 7 Tagen 47 % der Werte in einem ausreichend oxygenisierten Bezirk angesammelt hatten.

Nach Anlage einer modifizierten MCA zeigten sich in der normalen Leber nur in der ersten postoperativen Phase bis zu 24 Std Störungen der $O_2$-Verteilung, während sich nach 1 Woche die $O_2$-Versorgung im Gewebe weitgehend normalisiert hatte. In der cirrhotischen Leber fand sich ein Abfall im Sauerstoffgehalt mit einer Verteilung von 74 % der Werte unter 5 mm Hg, aber einem Verbleib von 26 % der $PO_2$-Werte im normoxischen Bereich. Damit war zwar eine schwerwiegende Zirkulationsstörung erkennbar, jedoch konnte ein vollständiger $O_2$-Entzug vermieden werden.

Die alleinige Ableitung des Milzvenenblutes verursachte in der normalen Leber anfänglich nur eine diskrete Umverteilung der $PO_2$-Werte. Auffallend war nach 7 Tagen eine zweigipflige Verteilung von $PO_2$-Werten im normoxischen Bereich. In der cirrhotischen Leber fand sich unmittelbar nach der Operation eine unwesentliche Störung im $PO_2$-Histogramm. Bereits nach 24 Std ergab sich jedoch ein Bild, wie es nach 7 Tagen eindeutig manifest wurde, mit einem Absinken von 71 % aller $PO_2$-Werte unter 5 mm Hg. Gemessen an der Quantität der verbliebenen Pfortaderversorgung bestand hier eine erhebliche Diskrepanz zwischen $PO_2$-Abfall und der verbliebenen $O_2$-Versorgung über A. hepatica und V. porta.

## Diskussion

Untersuchungen über Veränderungen der Leberdurchblutung und der Gewebsperfusion können mit der Platin-Mehrdrahtelektrode empfindlich genau erfaßt werden (4). Mit dieser Methode wurde im gleichen Versuchsmodell bereits gezeigt, daß im Falle einer Arterialisation des Pfortaderstumpfes eine intraoperative Adaptation der $O_2$-Versorgung erreicht werden konnte, die im weiteren Verlauf zu einer unbeeinflußbaren Überarterialisation und weiteren Parenchymschädigung der Leber führte (2). Andere Formen portosystemischer Anastomosen verursachen in der normalen Leber eine erkennbare, aber jederzeit kompensierbare Störung der intrahepatischen Zirkulation, so daß die an der normalen shuntoperierten Leber erhobenen Befunde nur von begrenztem Wert sind, wenn hämodynamische Störungen oder Stoffwechselveränderungen im Gefolge einer Shuntoperation im Experiment beurteilt werden. Im weitgehend einheitlichen Versuchsmodell der Thioacetamidcirrhose der Ratte zeigt sich nämlich, daß jede andere angewandte Shuntform hinsichtlich einer Restversorgung der Leber mit Sauerstoff besser ist, als eine End-Seit-Anastomose. Quantitativ ist in unserem Versuchsmodell sogar dem Seit-Seit-Shunt der Vorzug zu geben, was nicht nur ein versuchsspezifisches Ergebnis sein muß, denn auch bei menschlicher Lebercirrhose und intrahepatischer Druckerhöhung wird nicht alles Pfortaderblut durch eine Seit-Seit-Anastomose in die Cava abfliessen, sondern einen Restanteil für die Leberversorgung liefern. Bereits geringe Mengen Restperfusion der Leber reichen aus, um eine verbesserte $O_2$-Versorgung des Gewebes zu erreichen. Beim mod. MCA mit einem kleinen Volumenangebot aus der V. pancreaticoduodenalis - nach GRÜN et al. (3) lediglich 8 % des Pfortaderblutanteils - bleiben 26 % der Werte im normoxischen Bereich. Beim SCA bleiben trotz großen Volumenangebots aus dem restlichen Pfortadergebiet nur 18 % der Werte oberhalb von 5 mm Hg. Das Problem der hepatotrophen Qualität und weniger der Quantität des Pfortaderblutes stellt sich nach diesen Befunden nicht nur im Hinblick auf die Erhaltung der Regenerationsfähigkeit der Leber, sondern auch auf die hormonelle Beeinflussung der Leberdurchblutung durch vasoaktive Substanzen aus dem pancreaticoduodenalen Bereich. Diese Fragen müssen Gegenstand weiterer Untersuchungen sein, wobei die Erfassung der Veränderungen der Mikrozirkulation in der Leber mit Hilfe der Pt-Elektrode wichtige Hinweise geben kann (Abb. 1 - 4).

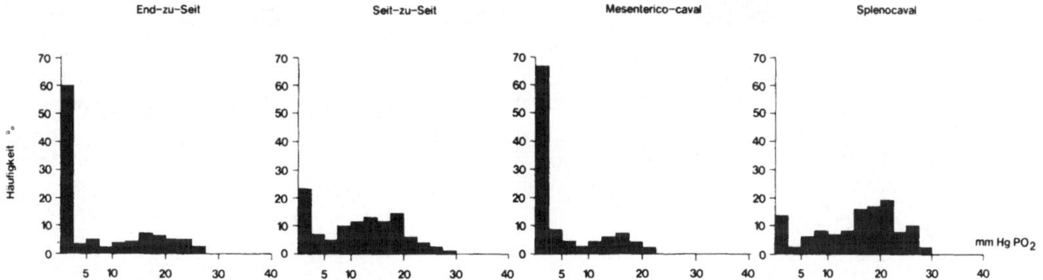


*Abb. 1. Vergleich der Häufigkeitsverteilung der Sauerstoffpartialdrucke in der normalen Leber, unmittelbar nach Anlage folgender Formen portocavaler Anastomosen*

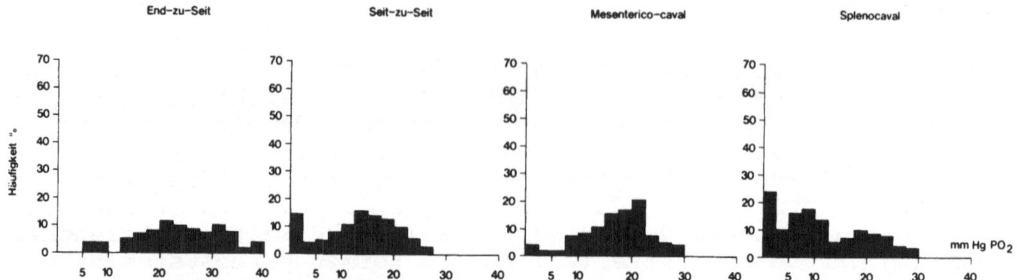


*Abb. 2. Vergleich der Häufigkeitsverteilung der Sauerstoffpartialdrucke in der normalen Leber, 7 Tage nach Anlage folgender Formen portocavaler Anastomosen*

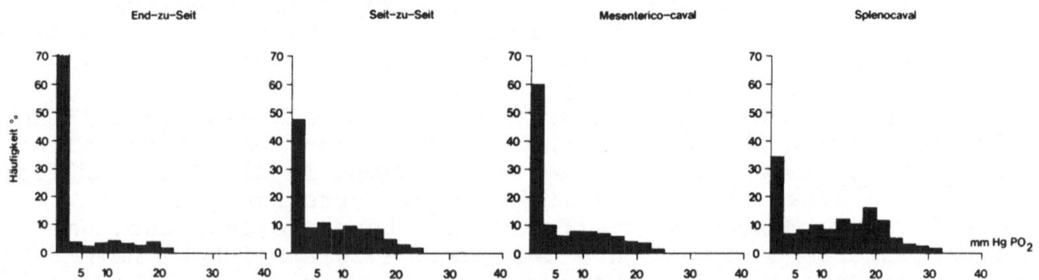


*Abb. 3. Vergleich der Häufigkeitsverteilung der Sauerstoffpartialdrucke in der cirrhotischen Leber, unmittelbar nach Anlage folgender Formen portocavaler Anastomosen*

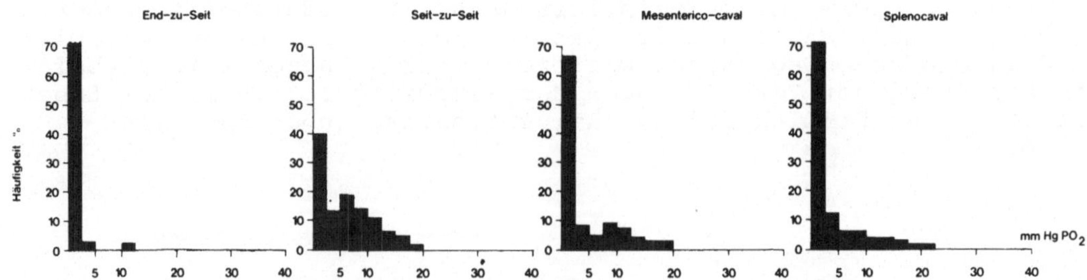


*Abb. 4. Vergleich der Häufigkeitsverteilung der Sauerstoffpartialdrucke in der cirrhotischen Leber, 7 Tage nach Anlage folgender Formen portocavaler Anastomosen*

## Zusammenfassung

Mit Hilfe der Pt-Mehrdrahtelektrode zur lokalen $PO_2$-Messung im Gewebe können intrahepatische Veränderungen der Leberdurchblutung nach portosystemischen Shuntoperationen erfaßt werden. Die normale Leber ist erkennbar kompensationsfähig gegen jede Form eines

Pfortaderblutentzuges. Bei toxisch induzierter Lebercirrhose in der Ratte bietet ein Seit-Seit-Shunt eine Verbesserung des $O_2$-Angebots in der Leber. Auch bei anderen Shuntformen wird durch eine Restperfusion der Leber die $O_2$-Versorgung gebessert. Dieser Einfluß korreliert nicht mit der Quantität der Restperfusion, sondern muß zunächst auf durchblutungsregulierende, hormonale Substanzen des pancreatico-duodenalen Zuflußgebietes zurückgeführt werden.

## Summary

Intrahepatic disturbances of circulation following various portasystemic shunting procedures can be monitored by means of the Pt-multiwire surface electrode. The normal liver is capable of compensating for each degree of portal blood deprivation. In the presence of a thioacetamide-induced liver cirrhosis in the rat a side-to-side PCS significantly improves oxygen supply of the liver. Preserving residual portal perfusion of the liver by choice of different portasystemic shunts, the oxygen supply is slightly improved, too. This effect does not correlate with the quantity of residual liver perfusion, but is possibly due to vasoactive hormonal substances, from a pancreatico-duodenal source, that regulate liver circulation.

## Literatur

1. BURCHELL, H.R., MORENO, A.H., PANKE, W.F., NEALON, T.F.: Hemodynamic variables and prognosis following portocaval shunts. Surg. Gynec. Obstet. 138, 359 - 369 (1974).
2. BROELSCH, Ch.E., STREHLAU, R., BOELLING, B., KESSLER, M.: Einfluß von portocavaler Anastomose und Leberarterialisation auf die Sauerstoffversorgung der normalen und zirrhotischen Leber. Langenbecks Arch. Chir., Chir. Forum 1977, 161 - 166.
3. GRÜN, M., LIEHR, H., RASENACK, U.: Die modifizierte portocavale Anastomose in der Ratte. Verh. dtsch. Ges. inn. Med. 83, 1977 (im Druck).
4. SINAGOWITZ, E., RAHMER, H., RINK, R., et al.: Die Sauerstoffversorgung von Leber, Pankreas, Duodenum, Niere und Muskel während des hämorrhagischen Schocks. Langenbecks Arch. Chir., Chir. Forum 1974, 301 - 306.
5. WARREN, W.D., ZEPPA, R., FOMON, J.J.: Selective transsplenic decompression of gastroesophageal varices by distal splenorenal shunt. Ann. Surg. 166, 473 - 455 (1967).

Prof. Dr. M. Kessler, Max-Planck-Institut für Systemphysiologie, Rheinlanddamm, D-4600 Dortmund

# 37. Einfluß der Leberarterialisation auf den Regenerationsverlauf der cirrhotischen Rattenleber

Ch. E. Brölsch

Klinik für Abdominal- und Transplantationschirurgie (Leiter: Prof. Dr. R. Pichlmayr), Medizinische Hochschule Hannover

Eine Arterialisation des Pfortaderstumpfes nach portosystemischen Anastomosen wird unternommen, um die schwerwiegenden Folgen des Pfortaderblutentzuges bei Lebercirrhose und portaler Hypertension zu vermeiden. Bisherige, im Tierexperiment durchgeführte Versuche mit der Arterialisation der normalen Leber ergaben Hinweise auf eine verbesserte Syntheseleistung und Entgiftungsfunktion der Leber (2, 3, 5). Demgegenüber sind bei Versuchen an cirrhotischen Lebern Verbesserung der Clearance-Funktion und der Syntheseleistung nur in einer postoperativen Übergangsphase beobachtet worden, während vor allem im langfristigen Experiment hohe Mortalität, Funktionsverschlechterung und vor allem schwere pathohistologische Veränderungen in den Periportalfeldern und den Blutgefäßen zu beobachten waren (1, 3, 4). In der vorliegenden Arbeit wurde versucht, den positiven Effekt der Leberarterialisation auf celluläre Syntheseleistungen der Leber - insbesondere in der Frühphase der Arterialisation - anhand empfindlicher Regenerationsparameter zu untersuchen und Unterschiede zwischen der normalen und der cirrhotischen Leber quantitativ zu erfassen.

## Material und Methode

60 männl. Lewis-Ratten (250 - 300 g) wurden in 3 Versuchsgruppen unterteilt. In je 10 Tieren einer Gruppe wurde eine feinknotige Lebercirrhose durch orale Gabe von 0,3 g Thioacetamid/l Trinkwasser induziert. Bei den Tieren der Kontrollgruppe wurde eine Laparotomie und temporäre Abklemmung der Pfortader durchgeführt; in der zweiten Gruppe eine portocavale End/Seit-Verbindung angelegt und in der dritten Gruppe eine zusätzliche Arterialisation des Pfortaderstumpfes durch Interposition eines isologen Gefäßtransplantats. Regeneratorische Prozesse wurden durch eine 2/3-Hepatektomie stimuliert. 7 Tage danach wurde den Tieren 250 μC H3-Thymidin intraperitoneal appliziert und die Tiere zwei Stunden später getötet. Als Parameter der Regenerationsaktivität galten Lebergewicht, Zellteilungsindex, radioaktiv markierte Zellkerne und die Menge des in DNS aufgenommenen Thymidins.

## Ergebnisse

Der Anstieg des Lebergewichts der normalen und cirrhotischen Tiere nach 2/3-Hepatektomie war nach 7 Tagen bei 128 ± 8 % und war damit in allen Gruppen nicht signifikant verschieden, außer in der Gruppe von Tieren mit Cirrhose und Shunt, die nur einen Gewichtsanstieg von 108 ± 6 % verzeichneten. Im Zellteilungsindex wurde die Anzahl der Mitosen eines bestimmten Gesichtsfeldes bei 400facher Vergrößerung erfaßt, die einen Aufschluß über die fortlaufende Zellreduplikation vermitteln (Abb. 1). In der normalen Leber fand sich bezogen auf eine normale Zellteilungszahl ohne Hepatektomie von 1,2 ± 0,3 Mitosen/100 Felder, eine vermehrte Zellteilung bis zu 7,8 Mitosen/100 Felder. Eine PCA reduzierte diese Zahl auf 2,9 Mitosen/100 F, während die arterialisierte normale Leber einen weit erhöhten Zellteilungsindex von 12,7 Mitosen/100 F. aufwies. Zellteilungsvorgänge konnten auch in der cirrhotischen Leber beobachtet werden, wogegen sich auch nach Arterialisation eine Steigerung nicht erzielen ließ. Nach Auszählung der autoradiographisch markierten Zellkerne (Abb. 2) zeigte sich in der normalen Leber eine vermehrte Zellmarkierung, die in der cirrhotischen Leber auch nach Arterialisation nicht gesehen wurde.

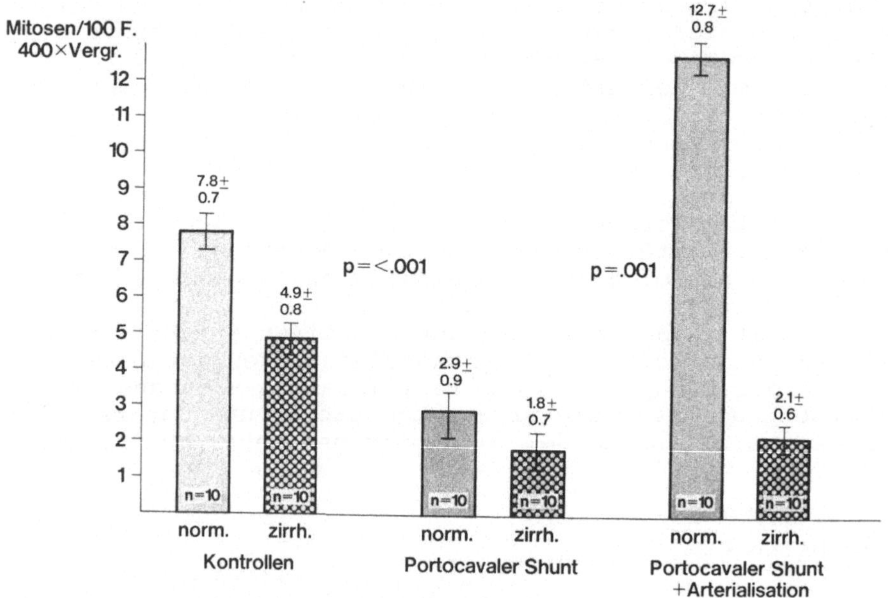


*Abb. 1. Zellteilungsindex. 7 Tage nach 70 %-Hepatektomie*

Die quantitativ erfaßte Einbaurate von H3-Thymidin in DNS (Abb. 3) zeigte nicht signifikant unterschiedliche Einbauraten von normaler und cirrhotischer Leber nach jeder Form der Pfortaderzuflußveränderung, während eine deutlich verminderte Einbaurate bei einer Lebercirrhose vorlag, die durch eine zusätzliche Arterialisation nicht gesteigert werden konnte.

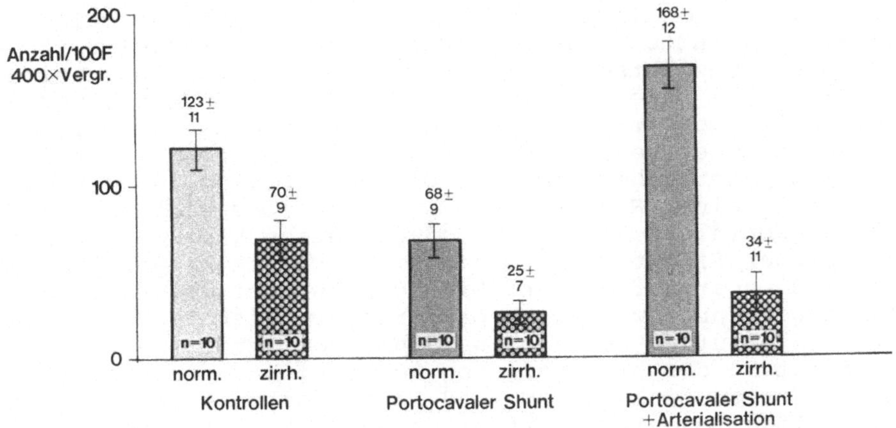


*Abb. 2. Radioaktiv markierte Zellkerne. 7 Tage nach 70 %-Hepatektomie*

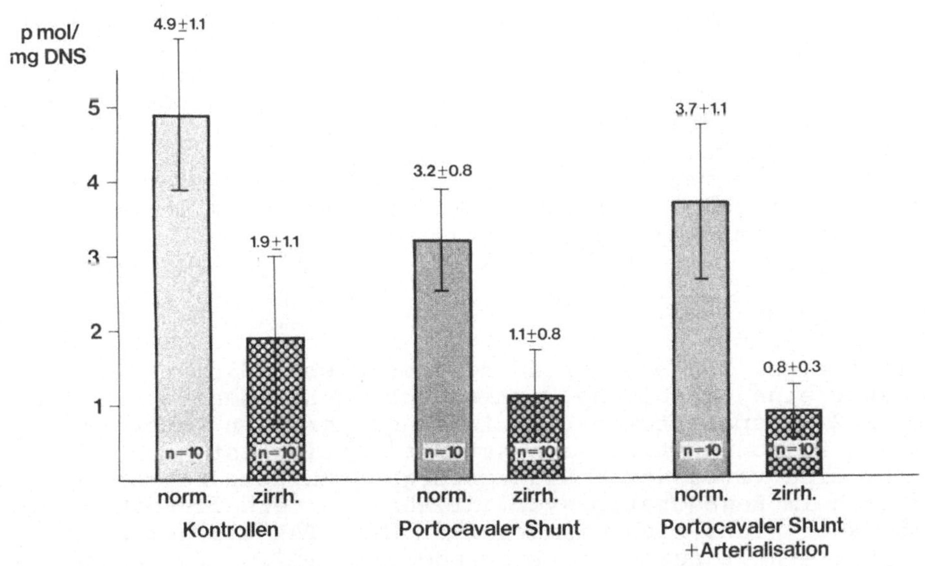


*Abb. 3. Aufnahme von H3-Thymidin in DNS. 7 Tage nach 70 %-Hepatektomie*

## Diskussion

Bei einem Vergleich der Regenerationsleistung der normalen und cirrhotischen Rattenleber mit regulärer Pfortaderversorgung zeigte sich, daß auch die cirrhotische Leber zur erheblichen Regenerationsaktivität befähigt ist, jedoch das Maß der normalen Leber nicht erreicht. Gelegentlich noch angegebene Veränderungen sind in dieser Untersuchung nur genannt, um wieder die Unstimmigkeit zwischen Gewichtsveränderungen und Regenerationsaktivität aufzuzeigen. Die in den präziseren Parametern der cellulären Reduplikation erfaßten Regenerationsleistungen spiegeln sich keineswegs in den Gewichtsunterschieden wieder. Nach Alnage einer PCA findet sich 7 Tage nach 2/3-Hepatektomie ein deutlicher Abfall der Zellteilungsrate und der DNS-Syntheserate, der in der cirrhotischen Leber besonders schwerwiegend ausgeprägt ist. Der Entzug des hepatotrophen Pfortaderblutes führt in der cirrhotischen Leber zu einem Rückgang der Regenerationsleistung, der von dem Maß der normalen cellulären Reduplikation kaum zu unterscheiden ist. Dieser Effekt wird scheinbar durch die Arterialisation der normalen Leber aufgehoben. Die hohe Zellteilungsrate der normalen Leber kann zwar als hepatotropher Effekt aufgrund der vermehrten Blutzufuhr gedeutet werden, aber gerade weil sich dieser Effekt in der cirrhotischen Leber nicht reproduzieren läßt, ist eher zu diskutieren, daß in der normalen Leber durch die Arterialisation eine zusätzliche Noxe gesetzt wird, die das Parenchym mit der zu ihm einzigen möglichen Reaktion, nämlich einer gesteigerten Zellreduplikation beantwortet. Der Einfluß der Arterialisation auf die Regeneration wird danach nicht mehr vergleichbar mit den Befunden der beiden übrigen Gruppen, da die Ausgangssituation der 2/3-Hepatektomie überschritten wurde. Das Fehlen eines solchen Regenerationsschubes in der gleichen Gruppe der cirrhotischen Leber aber läßt die Vermutung zu, daß durch die Arterialisation kein spezifisch hepatotropher Stimulus ausgeübt wird. Die durch eine sinusoidale Druckerhöhung oder ein Überangebot an $O_2$ verursachten Parenchymschäden scheinen in der druckresistenteren cirrhotischen Leber nicht zu entstehen, womit der zusätzliche Regenerationsstimulus ausbleibt. Das dennoch vermehrte Volumenangebot beantwortet die cirrhotische Leber nicht mit einer erhöhten Regenerationsleistung.

## Zusammenfassung

Die Anlage einer PCA bewirkt in der normalen und cirrhotischen Rattenleber eine erhebliche Verminderung der Regenerationsleistung nach 2/3-Hepatektomie. Der in einer normalen Leber nachweisbare Regenerationsanstieg nach Arterialisation ist nicht unbedingt auf eine verbesserte Blutversorgung zurückzuführen, da er in der sich im Regenerationsverlauf ähnlich verhaltenden cirrhotischen Leber nicht nachweisbar wird. Eine TAA-cirrhotische Rattenleber erhält durch die Pfortaderarterialisation keine Verbesserung ihrer Regenerationsaktivität.

## Summary

A portocaval shunt in the normal and cirrhotic rat liver results in a considerably diminished regenerative response following a 70% hepatectomy. Increased regenerative activity of a normal liver after arterialization of the portal vein is not necessarily due to improvement of total blood supply, since a similar regenerative response in the cirrhotic liver does not occur, although regenerative activity in a cirrhotic liver is quite similar to that in a normal liver. In the presence of a TAA-induced liver cirrhosis, liver regeneration 7 days after PCS and 70% hepatectomy is not improved by additional arterialization of the portal vein.

Literatur

1. BROELSCH, Ch.E., STREHLAU, R., BOELLING, B., KESSLER, M.: Einfluß von portocavaler Anastomose und Leberarterialisation auf die Sauerstoffversorgung der normalen und zirrhotischen Leber. Langenbecks Arch. Chir. Chir. Forum 1977, 161 - 166.
2. COHN, R., HERROD, Ch.: Some effects upon the liver of complete arterialization of its blood supply. Surgery 32, 214 - 218 (1952).
3. FISHER, B., RUSS, C., FEDOR, E., et al.: Further experimental observations on animals with arterialized livers. Surgery 38, 181 - 193 (1955).
4. LECOMPTE, Y., FRANCO, D., MARTIN, E.D., BISMUTH, H.: Liver arterialization with portocaval shunt in the cirrhotic rat. Surgery 75, 161 - 168 (1974).
5. MCCREDIE, J.A., DOGGART, J.R., WELBOURN, R.B.: Total arterialization of the liver. Brit. J. Surg. 45, 83 - 100 (1957).

Dr. med. Ch.E. Brölsch, Klinik für Abdominal- und Transplantationschirurgie der Medizinischen Hochschule, Karl-Wiechert-Allee 9, D-3000 Hannover 61

# 38. Autotransplantation von Pankreasfragmenten an total pankreatektomierten Hunden unter Verzicht auf Trennung von exo- und endokrinem Gewebe

G. J. Kretschmer, D. E. R. Sutherland, A. J. Matas und J. S. Najarian

Aus der Abteilung für Gefäßchirurgie und Organtransplantation (Leiter: Prof. Dr. F. Piza) an der I. Chirurgischen Universitätsklinik (Vorstand: Prof. Dr. A. Fritsch) in Wien und dem Department of Surgery (Chairman: John S. Najarian, M.D., F.A.C.S., Prof. of Surgery) University of Minnesota, Minneapolis, Minnesota

Es wurde wiederholt nachgewiesen, daß ein experimentell induzierter Diabetes mellitus bei Laboratoriumsnagetieren durch Auto- oder Allotransplantation isolierter Langerhans'scher Inseln gebessert werden kann - Literaturübersicht bei (5). Nur sporadische Berichte existieren über erfolgreiche Inseltransplantationen an größeren Tieren, wohl weil die an Nagetieren so erfolgreichen Methoden der Inselgewinnung bei höheren Spezies problematisch anzuwenden sind.

Eine versprechende Alternative wäre die Transplantation von Pankreasfragmenten unter Verzicht auf jegliche Isolationsmaßnahmen. Als Implantationsort wurde die Milzpulpa gewählt.

## Material und Methoden

22 Hunde bildeten die normale Kontrollgruppe und dienten der Festlegung von Nüchternblutzuckerwerten sowie der normalen intravenösen Tolbutamid und intravenösen Glucosetoleranztestkurven (GTT).

41 Hunde wurden total pankreatektomiert. 15 pankreatektomierte Tiere wurden weder mit Insulin noch mit Transplantation behandelt und bildeten die apankreatische Kontrollgruppe (A.P.C.).

Die übrigen 26 Tiere wurden zufällig vier experimentellen Gruppen zugeordnet und erhielten Pankreasfragmente in die Milzpulpa transplantiert. Für die ersten drei postoperativen Tage wurde Ringerlactat intravenös gegeben, hernach erhielten die Tiere Standardhundefutter mit Zulage von Pankreasfermenten, um die exokrine Insuffizienz zu kompensieren.

## Technik der Gewebsaufbereitung und Transplantation

Der Ductus pancreaticus major wurde kanüliert, das Pankreas mit kalter (4°C) Hanksscher Lösung aufgedehnt. Nach Entfernung wurde das Organ in einem Gewebeschneider zerkleinert und bei 37°C im schüttelnden Wasserbad mit Kollagenase (600 E/ml Gewebe) für 0, 15, 20, 25 min inkubiert. Den vier experimentellen Gruppen lag also die Dauer der Kollagenase-Behandlung zugrunde. Unmittelbar nach der Gewebsaufbereitung wurde das gesamte Gewebe in die Milzpulpa transplantiert, wobei besonderer Wert auf eine möglichst gleichmäßige Verteilung des Gewebes innerhalb der Milzpulpa gelegt wurde. Die Blutstillung wurde mit einem Stückchen Gelatineschwamm, das über die Punktionsstelle der Milzkapsel genäht wurde, erzielt - technische Einzelheiten siehe bei (2).

Die Blutzuckerwerte wurden nach der Glucoseoxydase-Methode an einem Beckmann-Autoanalyzer doppelt bestimmt (1).
Als Normoglykämie wurde ein Blutzuckerwert von unter 150 mg% nach 12stündigem Fasten definiert. Für die intravenösen Glucosetoleranzteste wurden 0,5 g Glucose pro kg Körpergewicht, für die Tolbutamidteste 50 mg Tolbutamid pro kg Körpergewicht injiziert. Die K-Werte wurden aus den 10, 20 und 30 min Proben der intravenösen Glucosetoleranzteste entsprechend der Methode nach Moorehouse berechnet (4).

## Ergebnisse

### 1. Apankreatische Hunde (APC)

Alle 15 Tiere verendeten innerhalb von 15 Tagen nach der Operation ($\bar{x}$ = 7 ± S.E./Tage). Die Blutzuckerwerte stiegen unmittelbar postoperativ auf Werte über 300 mg% an und blieben bis zum Tode erhöht. Intravenöse G.T.T. und intravenöse Tolbutamid-Testkurven an denjenigen Tieren, die mindestens 5 Tage lebten, bestätigten den funktionell apankreatischen Zustand (Abb. 1; Tabelle 1) dieser Hunde.

Tabelle 1. Ergebnisse der Autotransplantation von Pankreasfragmenten beurteilt anhand der Häufigkeit der aufgetretenen Normoglykämie sowie der K-Werte

| Dauer der Kollagenase-inkubation | Anzahl der Versuche | Normoglykämie | Diabetes | Mittlere K-Werte $\bar{x}$ ± S.E.% |
|---|---|---|---|---|
| 0' | 5 | 0 | 5 | --- |
| 15' | 8 | 7 | 1 | 1,20 ± 0,19 |
| 20' | 7 | 7 | - | 1,60 ± 0,25 |
| 25' | 6 | 6 | - | 0,18 ± 0,08 |

Normale K-Werte : $\bar{x}$ = 3,30 ± 0,27 %.
APC K-Werte : $\bar{x}$ = 0,35 ± 0,05 %.

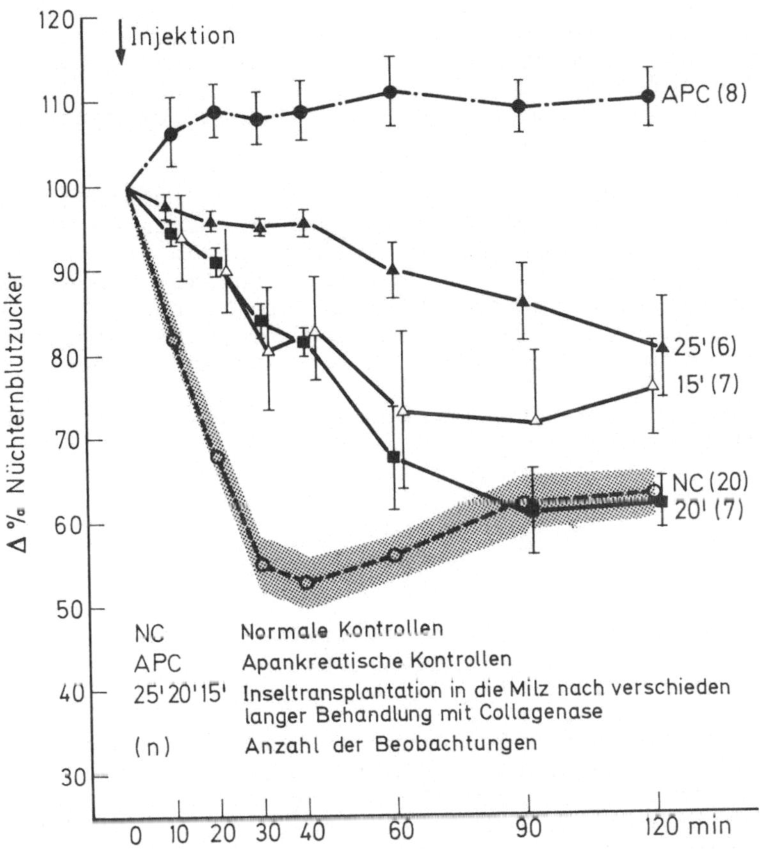


*Abb. 1. I.V. Tolbutamid-Test (50 mg Tolbutamid pro kg Körpergewicht). Prozentuelle Änderung der Blutzuckerwerte angegeben als Mittelwert ± S.E*

## 2. Experimentelle Gruppen

a) Keiner der Versuche, Gewebe zu transplantieren, das ohne Kollagenase (0 min) aufbereitet worden war, verlief erfolgreich. Die Hunde blieben hyperglykämisch und starben zwischen dem 4. und 56. postoperativen Tag ($\bar{x}$ = 22 ± 12 S.E. Tage).

b) 20 der 21 Hunde, bei denen Gewebe transplantiert wurde, das für 15, 20 oder 25 min der Kollagenasebehandlung unterworfen worden war, wurden normoglykämisch.

Die Unterschiede zwischen erfolgreich transplantierten, normalen und apankreatischen Hunden sind an Hand der Tolbutamidtestkurven (Abb. 1) und der K-Werte der intravenösen Glucosetoleranzteste dargestellt (Tabelle 1).

1 Hund der 15 Minuten-Kollagenasegruppe blieb hyperglykämisch und überlebte 33 Tage. Bei der Obduktion wurde im Bereich des unteren Milzpols eine Cyste gefunden, die offenbar auf ungleichmäßige Verteilung des implantierten Pankreasgewebes zurückging.

Die Milzexstirpation ließ bei 12 Hunden die diabetische Stoffwechsellage sofort wieder auftreten. Die Blutzuckerwerte lagen über 300 mg% und die Tiere starben zwischen 1 und 14 Tagen postoperativ ($\bar{x}$ = 4,8 ± 1,5 S.E. Tage). Die verbliebenen erfolgreich transplantierten Hunde wurden bis zu 6 Monate postoperativ beobachtet und blieben normoglykämisch.

Unsere Experimente und die Resultate anderer Gruppen (3, 5) zeigen, daß es bei Hunden möglich ist, eine diabetische Stoffwechsellage durch Transplantation von Pankreasfragmenten positiv zu beeinflußen, wobei auf eine Trennung von exo- und endokrinen Gewebsteilen verzichtet werden konnte. Die Milzpulpa war in der Lage, größere Mengen von Gewebe aufzunehmen, die anfallen müssen, wenn die Langerhans'schen Inseln nicht isoliert werden.

Das Vorhandensein exokrinen Gewebes schien keinen nachteiligen Effekt auszuüben.

## Zusammenfassung

An 41 Hunden wurde die diabetische Stoffwechsellage durch totale Pankreatektomie induziert. 15 Hunde dienten als diabetische Kontrollen und starben innerhalb von $\bar{x}$ = 7 ± 1 Tagen.

Die Hunde der experimentellen Gruppen zeigten die besten Ergebnisse (an Hand von K-Werten der intravenösen Glucosetoleranzteste und von intravenösen Tolbutamidtesten festgestellt) nach 20 minütiger Inkubation mit Kollagenase und sofortiger Transplantation in die Milzpulpa. Wurde für 15 oder 25 min inkubiert, trat zwar regelmäßig Normoglykämie auf, die Resultate waren jedoch schlechter als nach 20 minütiger Behandlung. Splenektomie ließ die diabetische Stoffwechsellage prompt wieder auftreten und führte zum Tod in der Hyperglykämie nach $\bar{x}$ = 4,8 ± 1,5 (S.E.) Tagen.

## Summary

By total pancreatectomy 41 dogs were made diabetic. Of these, 15 dogs remained untreated, served as diabetic controls, and died within $\bar{x}$ = 7 ± 1 days postoperatively.

In the experimental groups the best results were obtained (as judged by K values of iv glucose tolerance test and iv Tolbutamide test curves) after 20 min of incubation with collagenase and immediate transplantation into the splenic pulp. After 15 and 25 min of incubation, normoglycemia regularly occurred, but in the 20 min collagenase group the K values resembled most closely those of normal dogs. The animals stayed normoglycemic and were observed for up to 6 months. Splenectomy led to reoccurrence of the diabetic state and death within 4.8 ± 1.5 (S.E.) days.

Literatur


1. KADISH, A.H., LITLE, R.L., STERNBERG, J.G.: A new and rapid method for the determination of glucose by measurement of rate of oxygen consumption. Clin. Chem. 114, 116 - 131 (1968).
2. KRETSCHMER, G.J., SUTHERLAND, D.E.R., MATAS, A.J., STEFFES, M.W., NAJARIAN, J.S.: The dispersed pancreas: Transplantation without islet purification in totally pancreatectomized dogs. Diabetologia 13, 495 - 502 (1977).
3. MIRKOVITCH, V., CAMPICHE, M.: Intrasplenic autotransplantation of canine pancreatic tissue. Maintenance of normoglycemia after total pancreatectomy. Europ. Surg. Res. 9, 173 - 190 (1977).
4. MOOREHOUSE, J.A., GRAHAM, G.R., ROSEN, N.J.: Relationship between intravenous glucose tolerance and fasting blood glucose level in healthy and diabetic subjects. J. Clin. Endocrinol. 24, 145 - 159 (1964).
5. SUTHERLAND, D.E.R., MATAS, A.J., NAJARIAN, J.S.: Pancreas and islet transplantation. World J. Surg. 1, 185 - 195 (1977).


Dr. G.J. Kretschmer, Abteilung für Gefäßchirurgie und Organtransplantation an der I. Chirurgischen Universitätsklinik, Alser Straße 4, A-1097 Wien

# 39. Endokrine Hemmung der exokrinen Pankreassekretion am wachen Hund im Langzeitversuch

J. Funovics[1], N. Hölbling[1], R. Rauhs[1], H. Pointner[2], G. Niebauer[3] und I. Walde[3]

[1] Aus der Experimentellen Abteilung (Leiter: Prof. Dr. R. Gottlob) und der I. Chirurgischen Universitätsklinik (Vorstand: Prof. Dr. A. Fritsch); [2] der I. Medizinischen Universitätsklinik (Vorstand: Prof. Dr. E. Deutsch); und aus der [3] Chirurgischen Klinik der Veterinärmedizinischen Universität (Vorstand: Prof. Dr. E. Eisenmenger) in Wien

Anhand eines neuen Langzeitmodelles am wachen Hund wurde die Wirkung von vier wesentlichen Substanzen des "Gastro-Entero-Pancreatic Endocrine System" (GEP-System) auf die exokrine Pankreasfunktion untersucht.

## Material und Methodik

Die Bedingungen des Langzeitversuches am wachen Tier:

1. Freie Beweglichkeit auf engem Raum, 2. ausschließlich parenterale Ernährung, 3. kontrollierte parenterale Medikation und 4. isoliert meßbare Gewinnung des gesamten Pankreassekretes wurden wie folgt erfüllt:

In einer ersten Operation wird der Choledochus und Pylorus durchtrennt und eine Cholecysto- und Gastro-Jejunostomie mit Enteroanastomose angelegt. In Höhe der Papilla Vateri wird eine Thomas-Kanüle implantiert. Nach 14 Tagen wird ein Cava-superior-Katheter eingeführt und zwischen den Schulterblättern herausgeleitet. Von diesem Tag an werden die Tiere in speziellen Stoffwechselkäfigen über ein Dudrick-Infusionsbesteck (2) bei freier Beweglichkeit ausschließlich parenteral ernährt. Die Gewinnung des Pankreassekretes erfolgt durch die Thomas-Kanüle, nach Einlegen eines reversiblen Ballonverschlusses knapp distal der Papille.

Von insgesamt 22 operierten Hunden kamen 14 Tiere in den Versuch. An diesen wurden 52 Einzelversuche zu 13 Std und 4 Einzelversuche zu 24 Std ausgeführt.

Geprüft wurde die Hemmung der basalen, sowie der CCK und Sekretin stimulierten (jeweils 1 E/kg/h) Sekretion durch: SST (50 µg/h) (1), Calcitonin (4 µg/h) (5), $PGE_1$ (150 µg/h) (4) und Glucagon (1 mg/h) (3). Als Beurteilungskriterien würde die Volumen-, Bicarbonat- und Trypsinausschüttung ausgewertet.

## Ergebnisse

Die aufgezeigten Ergebnisse wurden nach dem Wilcoxon-Test ausgewertet. Angegeben sind die Medianwerte bei Signifikanz von $p < 0{,}05$ (Tabelle 1).

Tabelle 1

| | Trypsin mU/h | Volumen ml/h | Bicarbonat mVal/h |
|---|---|---|---|
| SST-Hemmung: | | | |
| Basal | 17645 → 10540 * | 42,4 → 22,5 * | 3,14 → 1,3 * |
| CCK | 23176 → 18654 * | 62,5 → 31,5 * | 5,08 → 1,5 * |
| Sekretin | 26795 → 11490 | 107,5 → 50 * | 11,2 → 5,08 * |
| Calcitonin-Hemmung: | | | |
| Basal | n.s. | n.s. | n.s. |
| CCK | 14520 → 6976 * | 45 → 32 * | n.s. |
| Sekretin | 20700 → 13110 * | 105 → 75 * | 10,08 → 7,35 * |
| $PGE_1$-Hemmung: | | | |
| Sekretin | 20470 → 11988 * | n.s. | n.s. |
| Glucagon-Hemmung: | | | |
| Sekretin | 18820 → 12040 * | 90,4 → 62 * | 9,94 → 4,73 * |

* = $p < 0{,}05$.

Es wird geschlossen, daß SST die basale und stimulierte Sekretion in allen Parametern signifikant hemmt (Abb. 1). Calcitonin hemmt signifikant nur die stimulierte Sekretion (Abb. 2), $PGE_1$ nur die sekretinstimulierte Trypsinausschüttung. Glucagon schließlich hemmt die sekretinstimulierte Ausschüttung in allen drei Parametern (Abb. 3).

## Zusammenfassung

Anhand eines neuen Modelles einer reversiblen chronischen Pankreasfistel am wachen, frei beweglichen Hund wurde die Wirkung von vier Substanzen des GEP-Systems auf die exokrine Pankreasfunktion untersucht. Die Ergebnisse legen nahe, daß SST sowohl die basale als auch die stimulierte Volumen-, Bicarbonat- und Trypsinausschüttung hemmt. Calcitonin hemmt nur die stimulierte Sekretion, während $PGE_1$ nur die sekretinstimulierte Trypsinausschüttung und Glucagon die Sekretinstimulation in allen Parametern hemmt.

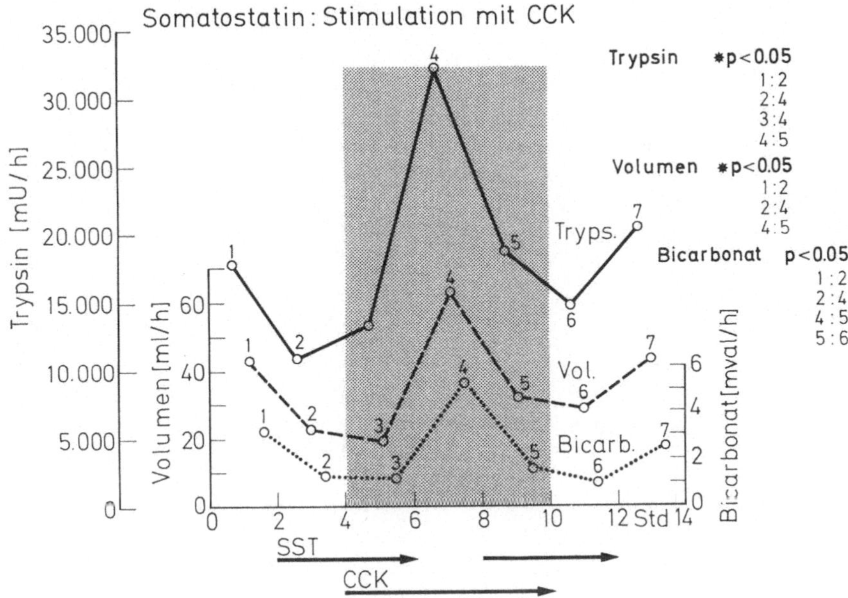


*Abb. 1. Kurvenbild der Medianwerte von Trypsin, Volumen und Bicarbonat bei Stimulation mit CCK: Signifikante Hemmung der basalen und der stimulierten Sekretion (p < 0,05) durch SST*

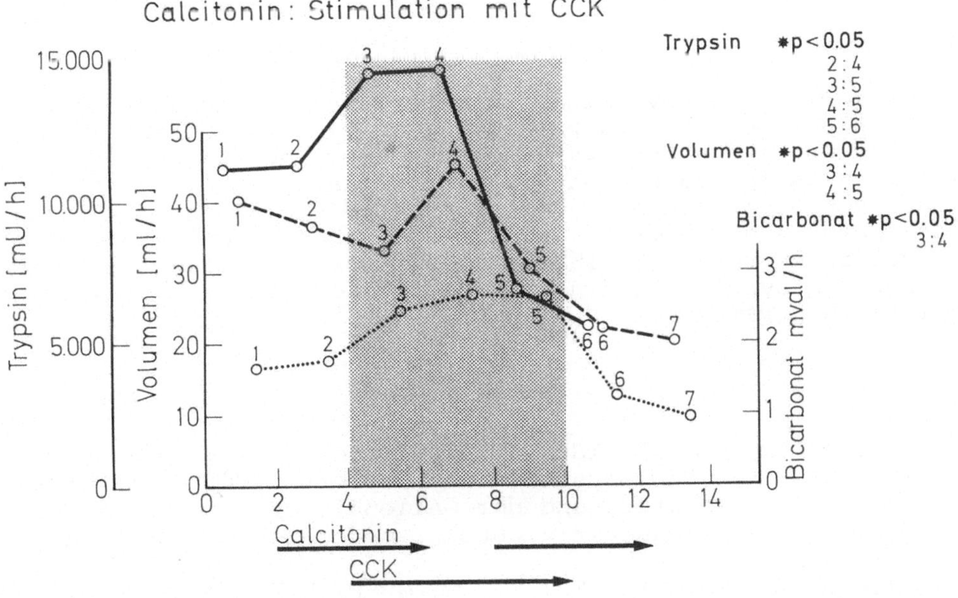


*Abb. 2. Kurvenbild der Medianwerte von Trypsin, Volumen und Bicarbonat bei Stimulation mit CCK: Signifikante Hemmung der stimulierten Sekretion (p < 0,05) von Volumen und Trypsin durch CALCITONIN*

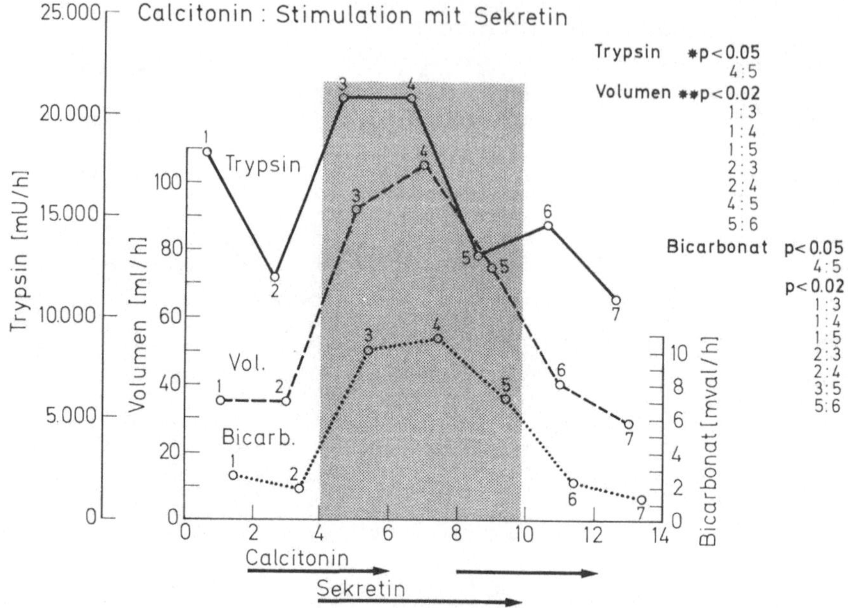


*Abb. 3. Kurvenbild der Medianwerte von Trypsin, Volumen und Bicarbonat bei Stimulation mit SEKRETIN: Signifikante Hemmung der stimulierten Sekretion ($p < 0,05$) in allen Parametern durch CALCITONIN*


## Summary

A new model of a reversible long-term pancreatic fistula was used on an alert, unrestrained dog to test the effect of four substances of the GEP system on the exocrine pancreatic function. The results indicate that SST significantly inhibits not only the basal secretion but also the stimulated secretion of volume, bicarbonate, and trypsine. Calcitonine inhibits only the stimulated secretion whereas $PGE_1$ inhibits only the secretin-stimulated output of trypsine. Glucagon inhibits secretin stimulation in all three parameters.


## Literatur


1. CREUTZFELD, W., LANKISCH, P.G., FÖLSCH, U.R.: Hemmung der Sekretin- und Cholecystokinin induzierten Saft- und Enzymsekretion des Pankreas und der Gallenblasenkontraktion des Menschen nach Somastatin. Dtsch. med. Wschr. 100, 1135 - 1138 (1975).
2. DUDRICK, St.J., STEIGER, E., WILMORE, D.W., VARS, H.M.: Continuous long-term intravenous infusion in unrestrained dog. Lab. animals care 20, 521 - 529 (1970).
3. DYCK, W.P., RUDICK, J., HOEXTER, B., JANOWITZ, H.D.: Influence of Glucagone on pancreatic exocrine secretion. Gastroenterology 56, 531 - 537 (1969).

4. RUDICK, J., GONDA, M., DREILING, D.A., JANOWITZ, H.D.: Effects of Prostaglandine $E_1$ on pancreatic exocrine function. Gastroenterology 60, 272 - 278 (1971).
5. SCHMIDT, H., HESCH, R.D., HÜFNER, M., PASCHEN, K., CREUTZFELD, W.: Hemmung der exokrinen Pankreassekretion des Menschen durch Calcitonin. Dtsch. med. Wschr. 45, 1773 - 1775 (1971).

Dozent Dr. J. Funovics, I. Chirurgische Universitätsklinik, Alserstraße 4, A-1090 Wien

# 40. Diagnostik maligner Prozesse des Colon und Rectums mittels eines neuen Verfahrens zum Nachweis sensibilisierter Lymphocyten (PAL-Test)

H. W. Bauer[1], H. Richter[2], S. Schottler[1] und W. Ax[1]

[1] Behringwerke AG 355 Marburg
[2] Chir. Univ. Klinik 355 Marburg (Direktor: Prof. Dr. H. Hamelmann)

Besitzen maligne Zellen sogenannte tumorassoziierte Antigene, so könnte die Fähigkeit des Immunsystems diese zu erkennen, eine sehr sensitive Diagnostik maligner Neubildungen ermöglichen. Auf Grund dieser Hypothese versuchten E.J. FIELD und E.A. CASPARY (1970) den Nachweis der an Lymphocyten gebundenen Immunantwort gegen tumorassoziierte Antigene über den indirekten Weg der Freisetzung von Lymphokin beim Antigenzweitkontakt zu führen. In Ergänzung hierzu gelang es uns möglicherweise mittels des PAL-Tests, die im Rahmen einer Sensibilisierung durch tumorassoziierte Strukturen stattfindenden Lymphocytenmembranveränderungen direkt nachweisbar zu machen (BAUER, H.W. und AX, W., 1977).

Es wurde dieses neue, technisch einfache Verfahren auf seine diagnostische Wertigkeit bei Carcinomen im Bereich des Colon und Rectums untersucht.

## Material und Methode

Lymphocyten von 45 Patienten mit Colon-Rectumerkrankungen sowie 30 gesunden Kontrollpersonen wurden mittels eines Ficoll-Isopaque Gradienten nach D. ENGLISH und B.R. ANDERSON (1974) inkubiert und auf eine Konzentration von 6 x $10^6$ Zellen pro ml Hanks-Lösung, pH 7,4 eingestellt. Es war zweckmäßig, eine weitgehend reine Lymphocytenpräparation zu verwenden, da nicht-lymphoide Zellen das Testergebnis verfälschten. Das Antigen, ein Lysinoligopeptid wurde in physiol. Kochsalzlösung aufgenommen und in einer Konzentration von 0,05 mg/ml zu einer 6 x $10^6$ Zellen/ml zählenden Lymphocytensuspension zugegeben. Das Lymphocyten-Antigengemisch wurde für 30 min im Brutschrank bei 37°C inkubiert, portionsweise auf Mikrotiter-Platten aufgebracht und im umgekehrten Mikroskop bei 100facher Vergrößerung ohne Kenntnis der Diagnose ausgewertet. Die Auswertung vollzog sich derart, daß Proben mit mehr als 5 Agglutinaten positiv beurteilt wurden, wobei man als Agglutinat eine Zusammenballung von mehr als 5 Zellen definierte (Abb. 1 und 2).

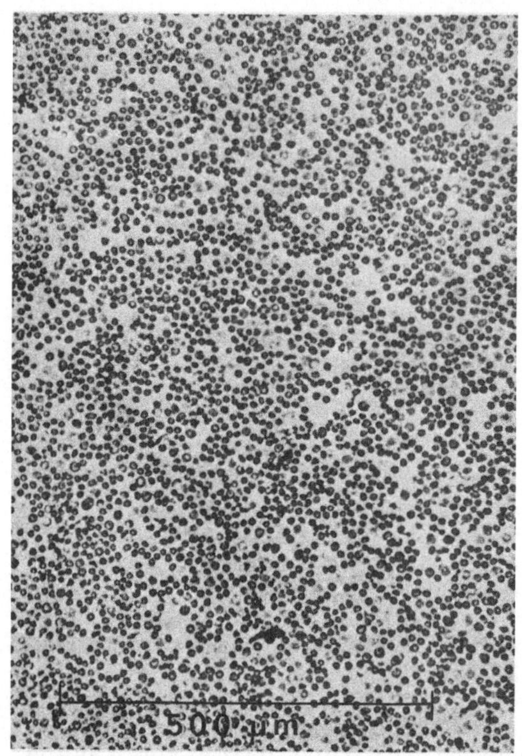


*Abb. 1. PAL-Test: negative Reaktion, 100-fache Vergrößerung $6 \times 10^6$ Lymphocyten/ml*

Ergebnisse

Die Lymphocyten von 30 Patienten mit Carcinomen des Colon- und Rectumbereichs zeigten in 28 Fällen positive Reaktionen. Im Gegensatz dazu fanden sich bei dem gesunden Kontrollkollektiv, aus Laborpersonal und Blutspendern bestehend, keine positive Reaktion. Die beiden Patienten mit Rectumcarcinom, deren Testergebnis negativ war, unterschieden sich weder im Alter noch im "Tumorstaging", "Tumortyping" oder "Tumorgrading" von den anderen Patienten (Tabelle 1).

Bei den 15 Patienten mit zunächst nicht-malignen Veränderungen fanden sich 5 positive und 10 negative Reaktionen. Eine dieser zunächst falsch-positiven Reaktionen fand sich bei einer 26 jährigen Patientin mit familiärer Polyposis, die sich im Anschluß daran einer subtotalen Colektomie unterzog. In der späteren, überaus sorgfältigen histologischen Aufarbeitung des gesamten Colons fand sich ein neoplastisch veränderter Polyp. Ein weiterer falsch-positiver Befund stammte von einem Patienten mit einem villösen Rectumpolyp. Ein Krankheitsbild mit einer bekannt hohen Entartungsrate von 30 - 40 %. Des weiteren reagierten 2 von 3 Patientinnen mit Colitis ulcerosa und ein Patient mit einem gestielten

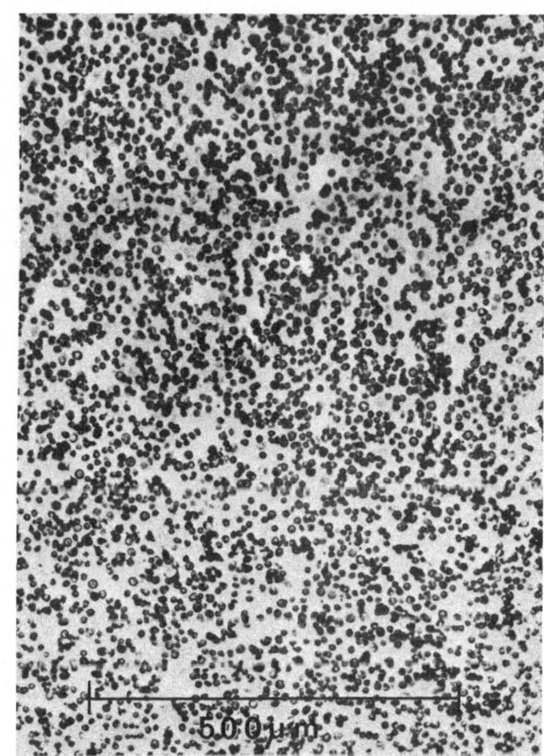


*Abb. 2. PAL-Test: positive Reaktion, 100-fache Vergrößerung $6 \times 10^6$ Lymphocyten/ml*

Rectumpolyp positiv. Auf das nicht ausgewählte Gesamtkollektiv, bestehend aus 45 Colon-Rectumpatienten und 30 gesunden Kontrollpersonen, bezogen, handelt es sich um eine fast 90 %ige Trefferquote, ein für eine biochemisch immunol. Methode unerreichtes Ergebnis.

Untersuchungen mit dem PAL-Test über Carcinome im Colon-Rectum-Bereich hinausgehend haben gezeigt, daß es sich um kein für den Gastrointestinaltrakt spezifisches Phänomen handelt. Die Erklärungsversuche für den PAL-Test haben nach wie vor stark hypothetischen Charakter, da die Spezifizierung der reagierenden Receptoren noch aussteht.

Man kann einerseits an ein vielen Malignomen eigenes basisches Protein mit struktureller Verwandtschaft zu Lysinoligomeren denken, das zur Sensibilisierung führt. Eine andere Erklärungsmöglichkeit ergibt sich daraus, daß auf der Lymphocytenoberfläche von Tumorträgern verstärkt saure Ladungsträger - z.B. in Form von Transamidasen - vorkommen. Diese können durch Salzbildung mit basischen Gruppen abgedeckt werden, wobei es infolge der

Tabelle 1. Ergebnisse des PAL-Tests bei 45 Patienten mit Colon- und Rectumerkrankungen, sowie 30 gesunden Kontrollpersonen

| | PAL-Test | |
|---|---|---|
| | positiv | negativ |
| Patienten mit Colon- und Rectumcarcinomen | ■■■■■■■■<br>■■■■■■■■<br>■■■■■■■■<br>■■■■<br>28 | ■■<br>2 |
| Gesunde Kontrollpersonen | | ■■■■■■■■<br>■■■■■■■■<br>■■■■■■■■<br>■■■■■■<br>30 |
| Colitis ulcerosa | ■■ | ■ |
| Gestielte Polypen | ■ | ■■■ |
| Villöser Rectumpolyp | ■ | |
| Fam. Polyposis | ■ | |
| Diverticulitis | | ■■■■ |
| Hämorrhoiden | | ■■ |
| | 5 | 10 |

veränderten Tertiärstruktur des Enzyms zu dessen Aktivierung kommt. Die erforderlichen basischen Gruppen eines einzigen Moleküls würden dabei durch das im PAL-Test verwandte Lysinoligomer bereitgestellt.

## Zusammenfassung

Die Lymphocyten von 45 Patienten mit Colon-Rectum-Erkrankungen sowie 30 gesunden Kontrollpersonen wurden mit einem neuen technisch einfachen Verfahren, einem Mikrolymphocytenagglutinationstest (PAL-Test) untersucht. Dabei ergaben sich bei den 30 Carcinompatienten 28 positive Reaktionen, während das Kontrollkollektiv einheitlich negativ reagierte. Bei den 15 Patienten mit benignen oder prämalignen Colon-Rectum-Erkrankungen fanden sich 5 positive und 10 negative Reaktionen. Diese Ergebnisse entsprechen einer Trefferquote von fast 90 %.

## Summary

Peripheral blood lymphocytes of 45 patients with colon-rectum disease and 30 healthy controls were tested in a simple rapid microagglutination test (PAL test) for cancer diagnosis. In 30 cancer patients 28 positive reactions were obtained. All healthy controls were negative. The 15 patients with benign or premalignant lesions showed 5 positive and 10 negative reactions. Results of the PAL test were about 90 % accurate.

Literatur

1. BAUER, H.W., AX, W.: Detection of Sensitized Human Blood Lymphocytes by Agglutination with Basic Peptides (PAL-Test). Brit. J. Cancer 36, 708 (1977).
2. FIELD, E.J., CASPARY, E.A.: Lymphocyte Sensitization: An In vitro Test for Cancer. Lancet 1970 II, 1337.
3. ENGLISH, D., ANDERSON, B.R.: Single Step Separation of Red Blood Cells, Granulocytes and Mononuclear Microcytes on Discontinuous Density Gradients of Ficoll Hypaque. J. immunol. Methods 5, 249 (1974).

Dr. med. Hartwig Wilh. Bauer, Kreiskrankenhaus, D-7920 Heidenheim

# 41. Leukocytenmigrationstest und Bestimmung des carcinoembryonalen Antigens in der postoperativen Nachsorge des Colon- und Rectumcarcinoms

U. Schulz, M. Zoeller und S. Matzku

Chirurgische Universitätsklinik Heidelberg (Direktor: Prof. Dr. Dr. h.c. mult. F. Linder); Institut für Nuklearmedizin, Deutsches Krebsforschungszentrum Heidelberg (Direktor: Prof. Dr. K.E. Scheer)

Die Verfolgung des carcinoembryonalen Antigenspiegels (CEA) nach chirurgischer Behandlung des Colon- und Rectumcarcinoms wird als wertvolle diagnostische Maßnahme bei der Überwachung dieser Tumorpatienten angesehen. Einer breiten klinischen Anwendung der CEA-Bestimmung steht jedoch die Tatsache entgegen, daß ebenso wie das Frühstadium des Primärtumors auch das chirurgisch angehbare lokale Rezidiv oder die Solitärmetastase häufig von unauffälligen CEA-werten begleitet sind (1, 2). Der Leukocytenmigrationstest (LMT) bietet weitere Möglichkeiten der Immundiagnostik bei Tumorpatienten. In einer Blindstudie konnten wir beim Colon- und Rectumcarcinom mit einem modifizierten Testverfahren eine hohe Treffsicherheit und Nachweisempfindlichkeit erreichen (4). In der vorliegenden Untersuchung wird das diagnostische Potential des direkten LMT und eines CEA-Radioimmunoassay bei Kranken mit Colon- und Rectumcarcinomen vor und nach Radikal- bzw. Palliativeingriffen gegenübergestellt. Beide Tests werden auch bei gesunden Probanden und Patienten mit gutartigen Dickdarmerkrankungen durchgeführt.

## Methodik

Zur Antigenherstellung werden histologisch klassifiziertes Gewebe aus verschiedenen colorectalen Carcinomen und normale Colonschleimhaut mit 3m KCl extrahiert. Gereinigte periphere Leukocyten von Kranken mit Colon- und Rectumcarcinomen, Patienten mit gutartigen Dickdarmerkrankungen und gesunden Spendern werden mit 5 verschiedenen Colon- und Rectumcarcinomextrakten sowie einem Normalmucosaextrakt inkubiert (3, 4). Als Migrationsindex (MI) wird das Verhältnis der Wanderungsfläche mit Extrakt zu der mit Medium für Extraktkonzentrationen von 2,5 mg und 0,5 mg Protein/ml Zellsuspension errechnet und gemittelt. Die MIs gesunder Spender mit Normalmucosa und Tumorextrakten liegen zwischen 0,80 und 1,17 (Mittelwert ± doppelte Standardabweichung). Werte außerhalb dieses Normbereichs werden als pathologisch angesehen (Abb. 1). Bei der Testung innerhalb eines Satzes von 5 Tumorextrakten ist

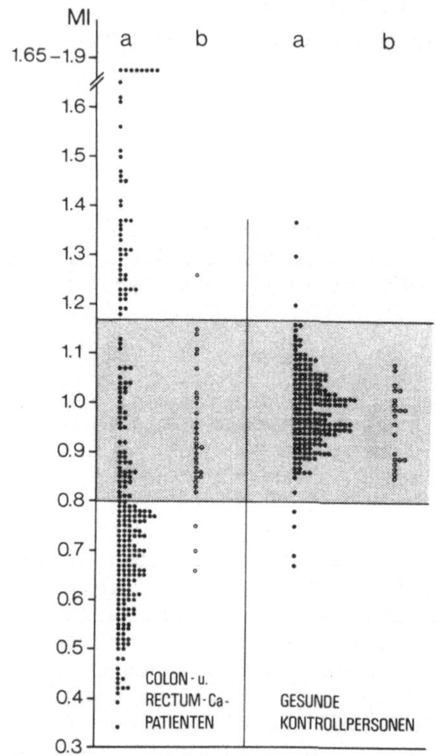


*Abb. 1. Migrationsindices (MI) von Colon- und Rectumcarcinompatienten sowie gesunden Kontrollpersonen nach Inkubation der Leukocyten mit 3m KCl-Extrakten aus Colon- und Rectumcarcinomen (a) und aus normaler Colonmucosa (b). Der Normbereich (> 0,80 und < 1,17) ist schraffiert dargestellt*

das Auftreten pathologischer MIs mit mindestens 3 von 5 Tumorextrakten als positive Reaktivität definiert (Abb. 2). Die CEA-Bestimmungen werden mit dem CEA-Roche-Ria-Test durchgeführt. Plasmaspiegel über 2,5 ng/ml werden als CEA-positiv betrachtet.

## Ergebnisse

Die Trefferquote des LMT von 86 % bei der präoperativen Untersuchung der Patienten in den operablen Tumorstadien liegt weitaus höher als die des CEA-Ria von 41 %. Bei den Kranken mit weiter fortgeschrittenen inoperablen Tumoren weisen beide Verfahren positive Testergebnisse in gleich hohem Umfang auf. Nach Probelaparotomie oder Palliativeingriffen bleibt diese positive Reaktion bestehen. Während der ersten 6 Monate wird bei klinisch und röntgenologisch symptomfreien Radikaloperierten im LMT eine positive Reaktivität in 36 %, später in 10 % der Fälle beobachtet. Bei diesen Patienten liefert die CEA-Bestimmung in 18 bzw. 19 % erhöhte Plasmatiter. Beim lokalen Rezidiv reagieren LMT und CEA-RIA erneut etwa in dem Umfang positiv wie präoperativ in den operablen Tumorstadien.

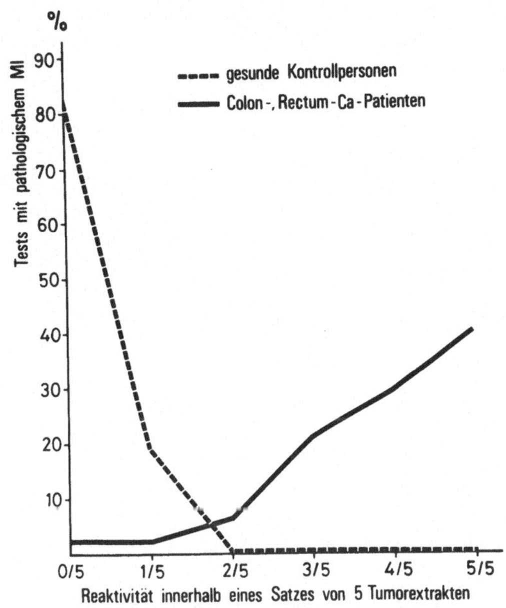


*Abb. 2. Reaktivitätsprofile der Leukocyten von Kranken mit colorectalen Carcinomen und gesunden Kontrollpersonen bei Testung innerhalb eines Satzes von 5 Tumorextrakten. Es ist jeweils der prozentuale Anteil der Tests mit pathologischem Migrationsindex (MI) mit 0/5 - 5/5 Tumorextrakten bezogen auf alle mit 5 Tumorextrakten getesteten Blutproben angegeben. Gesunde reagieren innerhalb des Satzes nur in wenigen Fällen mit einem Tumorextrakt, niemals mit mehreren Tumorextrakten. Dagegen zeigen die meisten Carcinompatienten mit mindestens 3/5 Tumorextrakten ein pathologisches Wanderungsverhalten*

Fernmetastasen vor allem in die Leber werden vom CEA-RIA besonders gut signalisiert. Die Rate falsch-positiver Ergebnisse des LMT von 15 % bei gutartigen Dickdarmerkrankungen ist im Zusammenhang mit den in dieser Gruppe enthaltenen Kranken mit Morbus Crohn und Colitis ulcerosa zu sehen. Gesunde Probanden weisen keine positive Leukocytenreaktivität, aber in einer Rate von 12 % positive CEA-Titer auf. Bei den gutartigen Dickdarmerkrankungen sind immerhin 3 von 13 Patienten CEA-positiv (Tabelle 1).

In Tabelle 2 sind die Ergebnisse im Hinblick auf die Korrelation des LMT und CEA-RIA bei den einzelnen Patienten zusammengestellt. Auch hier wird die Überlegenheit des LMT gegenüber dem CEA-RIA bei der Erfassung der operablen Tumorstadien und der lokalen Rezidive deutlich. Nur in einzelnen Fällen liefert der CEA-RIA bei negativer Leukocytenreaktivität einen Hinweis auf das Tumorgeschehen.

## Zusammenfassung

Der direkte Leukocytenmigrationstest (LMT) gestattet bei einer Trefferquote von 86 % eine weitaus bessere Erfassung früher Stadien des Colon- und Rectumcarcinoms als die CEA-Bestimmung. Als

Tabelle 1. Übersicht über das Gesamtergebnis des Leukocytenmigrationstests (LMT) und der Bestimmung des carcinoembryonalen Antigens (CEA)

| | LMT positiv | CEA positiv (> 2,5 ng/ml) |
|---|---|---|
| präoperativ: | | |
| operabler Tumor | 51/59 (86 %) | 24/59 (41 %) |
| inoperabler Tumor | 12/13 (92 %) | 13/13 (92 %) |
| nach Radikaloperation: | | |
| symptomfrei < 6 Mon. | 8/22 (36 %) | 4/22 (18 %) |
| symptomfrei > 6 Mon. | 6/57 (10 %) | 11/57 (19 %) |
| lokales Rezidiv | 8/ 9 (89 %) | 5/ 9 (55 %) |
| Fernmetastasen | 4/ 5 (80 %) | 5/ 5 (100%) |
| gutartige Dickdarmerkrankungen | 2/13 (15 %) | 3/13 (23 %) |
| gesunde Probanden | 0/17 ( 0 %) | 2/17 (12 %) |

Tabelle 2. Leukocytenmigrationstest (LMT) und carcinoembryonales Antigen (CEA): Zusammenfassung und Gegenüberstellung der bei den einzelnen Individuen erzielten Testergebnisse in Abhängigkeit von ihrer Korrelation

| | n | LMT pos. | CEA pos. | LMT neg. | CEA neg. | LMT pos. | CEA neg. | LMT neg. | CEA pos. |
|---|---|---|---|---|---|---|---|---|---|
| präoperativ: | | | | | | | | | |
| operabler Tumor | 59 | 22 | | 6 | | 29 | | 2 | |
| inoperabler Tumor | 13 | 11 | | 0 | | 1 | | 1 | |
| nach Radikaloperation: | | | | | | | | | |
| symptomfrei < 6 Mon. | 22 | 1 | | 11 | | 7 | | 3 | |
| symptomfrei > 6 Mon. | 57 | 3 | | 43 | | 3 | | 8 | |
| lokales Rezidiv | 9 | 4 | | 0 | | 4 | | 1 | |
| Fernmetastasen | 5 | 4 | | 0 | | 0 | | 1 | |
| gutartige Dickdarmerkrankungen | 13 | 0 | | 8 | | 2 | | 3 | |
| gesunde Probanden | 17 | 0 | | 15 | | 0 | | 2 | |

aufwendiges immundiagnostisches Verfahren kommt er für ein Screening und die präoperative Routinediagnostik nicht in Betracht. In der postoperativen Nachsorge dieser Tumorpatienten kann der LMT als empfindlicher diagnostischer Parameter eingesetzt werden. Leukocytenreaktivität und CEA-Titer werden nach der Radikaloperation in hohem Umfang negativ, bleiben aber nach Palliativeingriffen positiv. Lokale Rezidive werden vom LMT (89 %) weitaus sicherer erfaßt als durch die CEA-Bestimmung (55 %), welche nur bei Fernmetastasierung eine höhere diagnostische Treffsicherheit bietet.

## Summary

Preoperative and serial postoperative CEA determinations have become widely accepted tools to aid the early detection of recurrent colorectal cancer. The panel modification of the direct leukocyte migration test (LMT) has proved to be an excellent monitor in these tumor patients. In this study LMT and CEA-RIA were compared. Peripheral blood leukocytes were pulsed with a high dose (2.5 and 0.5 mg/ml) of 3m KCl extracts of five different colorectal tumors as well as with one 3m KCL extract of normal colonic mucosa. Patients showing a pathologic migration index (< 0.80 and > 1.17) of 3 or more out of five tumor extracts were considered to be "positives." With this test mode 51 of 59 (86 %) patients with resectable tumors were reactive, while only 24 of 59 (41 %) yielded elevated CEA values. Both LMT and CEA-RIA were positive in 12 of the 13 patients with nonresectable tumors. After curative surgery most patients' leukocyte migration and CEA values were in the normal range. Of the nine patients with localized tumor recurrence, eight were LMT reactive and five showed elevated CEA values. Of five patients with distant metastases, four demonstrated a positive reaction in the LMT and five a rise in CEA levels. The combination of the LMT with the CEA-RIA promises to improve the detection of recurrent colorectal cancer before the appearance of clinical evidence of recurrence.

## Literatur

1. FUKS, A., BANJO, Ch., SHUSTER, J., FREEMANN, S.O., GOLD, P.: Carcinoembryonic antigen (CEA): Molecular biology and clinical significance. Biochim. biophys. Acta (Amst.) 417, 123 - 152 (1974).
2. LAMERZ, R., FATEH-MOGHADAM, A.: Carcinofetale Antigene. II. Carcinoembryonales Antigen (CEA). Klin. Wschr. 53, 193 - 203 (1975).
3. SCHULZ, U., ZÖLLER, M., MATZKU, S.: Verbesserung der Spezifität und Nachweisempfindlichkeit des Leukocytenmigrationstests für die Diagnostik und Nachsorge des Magencarcinoms. Langenbecks Arch. Chir., Chir. Forum Suppl. 1977, 63 - 68.
4. ZÖLLER, M., MATZKU, S., SCHULZ, U.: Colorectal Cancer Diagnosis by a Direct Leukocyte Migration Test Using a Panel of Tumour Extracts. Cancer Immunol. Immunother. 2, 257-265 (1977).

Dr. U. Schulz, Chirurgische Universitätsklinik Heidelberg, Im Neuenheimer Feld 110, D-6900 Heidelberg

# 42. Quantitatives und funktionelles Verhalten lymphatischer Subpopulationen unter einer adjuvanten intermittierenden Chemoimmunotherapie beim Mammacarcinom*

M. Betzler, H. D. Flad, R. Huget, W. Schreml, P. Schlag und Ch. Herfarth

Aus der Abteilung für Allgemeine Chirurgie des Departments für Chirurgie, Abteilung für Mikrobiologie, Laborbereich Immunologie, Abteilung für Innere Medizin und Hämatologie der Universität Ulm

Es ist bekannt, daß Cytostatika, die bei Patienten gegen maligne Erkrankungen verwendet werden, immunsuppressiv wirken. Diese Feststellung beinhaltet aber auch gleichzeitig, daß der Immunstatus des Patienten definiert werden muß, bevor Aussagen über die Wirkung dieser Substanzen auf das Immunsystem gemacht werden können.

## Zielsetzung

Die Untersuchungen wurden mit dem Ziel durchgeführt, Parameter für die Funktion des Immunsystems unter intermittierender cytostatischer Chemotherapie bzw. Chemoimmunotherapie zu finden, wobei versucht wurde, auf folgende Fragen eine Antwort zu erhalten:

1. Welchen Einfluß hat die Chemotherapie kurzfristig und langfristig auf die Funktionen des Immunsystems, und können diese Veränderungen durch eine unspezifische Immuntherapie modifiziert werden?
2. Gibt es Hinweise für einen Immunparameter, der mit dem klinischen Bild der Patientinnen korreliert?

## Material und Methodik

Die Patientinnen sind mit kurativem Ziel operiert (modifizierte radikale Mastektomie mit Axillaausräumung) und frei von nachweisbaren Fernmetastasen, haben aber aufgrund des T- und N-Stadiums eine hohe Rezidivwahrscheinlichkeit. Die Ausfallkriterien ent-

---

* Mit Unterstützung der Deutschen Forschungsgemeinschaft.

sprechen den für die adjuvante Therapie akzeptierten Prinzipien. Die Stratifikation erfolgt nach lateralem und medialem Tumorsitz und nach dem Kriterium "weniger als 4" oder "4 und mehr befallene axilläre Lymphknoten". Entsprechend einem Randomisationsplan werden die so stratifizierten Patientinnen in 2 Gruppen eingeteilt. Die eine Gruppe erhält eine Chemotherapie, die andere Gruppe eine Chemotherapie und Immuntherapie.

Die Patientinnen werden 21 Tage nach der Operation in die Studie aufgenommen. Die Chemotherapie besteht aus 6 Stößen von jeweils 50 mg/m$^2$ /KO Adriblastin und 500 mg/m$^2$ /KO Endoxan i.v. in monatlichen Abständen. Die für die Immuntherapie randomisierte Gruppe erhält in der 3. und 4. Woche jeden Stoßes an zwei aufeinanderfolgenden Tagen jeweils 150 mg Laevamisole oral. Die Immuntherapie wird nach Abschluß der Chemotherapie weitergeführt.

Die Untersuchungen des Immunstatus erfolgen vor dem ersten, 3. und 6. Stoß und in größeren Abständen nach Chemotherapie. Dabei werden folgende Immunparameter bestimmt:

1. Absolute Lymphocytenzahl im peripheren Blut.
2. Die Bestimmung der lymphatischen Subpopulationen umfaßt die AET-rosettenbildenden Zellen (T-Zellen), die EAC-rosettenbildenden Zellen (B-Zellen) und die HEA-rosettenbildenden Zellen (Fc-Receptortragende Zellen) (2, 5).
3. Zur Bestimmung der Killerzellaktivität im peripheren Blut wurde ein Testsystem etabliert, welches aus 51-Chrom markierten L-1210-Maus-Lymphomzellen, einem Kaninchen-L-1210-IgG-Antikörper und verschiedenen Mengen von Effektorzellen - Populationen von Lymphocyten mit Fc-Receptor und hoher Affinität für humanes C3b - besteht (1, 3, 4).
4. Die Stimulation der Lymphocyten wird als Funktionstest der T-Zellen mit Phytohämagglutinin, Concanavalin A und in der gemischten Lymphocytenkultur als Funktionstest der T- und B-Zellen mit Pokeweed-Mitogen vorgenommen.

## Ergebnisse

### Absolute Lymphocytenzahl

Sowohl in der Gruppe ohne Laevamisole als auch in der Gruppe mit Laevamisole, besonders vor dem 6. Therapiestoß, kommt es zu einer Lymphopenie, die auch nach Absetzen der Chemotherapie anhält.

### T-Lymphocyten

Die relativen Prozentsätze der T-Zellen im peripheren Blut verändern sich im Verlauf der Chemotherapie und der Chemoimmunotherapie kaum, sie sind mit den normalen, relativen Prozentsätzen vergleichbar. Dagegen fallen die absoluten Zahlen der T-Zellen in beiden Gruppen im Verlauf der Therapie deutlich ab und erholen sich auch nicht in den nachfolgenden Kontrollen.

## B-Lymphocyten

Ebenso verändern sich die relativen Prozentsätze der Blutlymphocyten mit C3-Receptor, also der B-Zellen im Verlauf kaum, während die absoluten Zahlen der B-Zellen im Therapieverlauf wieder deutlich erniedrigt sind.

## Fc-Receptortragende Zellen

Auch die Fc-IgG-Receptortragenden Zellen sind in ihren relativen Prozentsätzen nicht, wohl aber in ihren absoluten Zellzahlen im Vergleich zur Norm etwas vermindert. Zu dieser Population gehören sowohl B- als auch aktivierte T-Zellen.

## K-Zellaktivität

Diese Killerzellaktivität ist bei einer Reihe von Patienten vor der Therapie erniedrigt, bei anderen wiederum nicht. Es besteht der Eindruck, daß insgesamt die K-Zellaktivität, sei sie auf $10^6$-Zellen oder auf den ml Blut bezogen, weniger durch die Chemotherapie beeinflußt wird, als die zuvor aufgeführten Immunparameter, da immer eine Reihe von Patientinnen Werte im Normbereich aufweisen.

## Stimulation der Lymphocyten

Vergleicht man den Einbau an radioaktiv markiertem Thymidin in der DNS von stimulierten Zellen, so zeigt sich, daß besonders die Reaktion der T-Zellen auf Concanavalin A bei Patienten unter Chemo- und Chemoimmunotherapie vermindert ist; die Reaktion gegen Pokeweed-Mitogen und gegen allogene Zellen in der gemischten Lymphocytenkultur sind weniger betroffen. Weder in Mitogen- noch in Alloantigen-stimulierten Kulturen wurden eine gesteigerte Reaktion nach Absetzen der Chemotherapie im Sinne eines "Rebound-Overshoot"-Effektes beobachtet.

## Diskussion

Bemerkenswert scheint der Befund, daß sich an den immunologischen Parametern kein Unterschied zwischen der Gruppe mit Chemotherapie und der Gruppe mit Chemoimmunotherapie ergab. Die Befunde mit der deutlichen Beeinträchtigung der peripheren Lymphocytenzahl und der absoluten Verminderung der T-Zellen und B-Zellen im peripheren Blut sprechen dafür, daß diese Beeinträchtigung durch die kombinierte Chemotherapie bedingt ist, da bekannt ist, daß die Gesamtlymphocytenzahl und Zahl der T-Zellen bei nicht behandelten Tumorpatienten im Verlauf der Erkrankung lange Zeit normal ist. Auch die Reaktion der Lymphocyten auf Phytohämagglutinin und Concanavalin A sind bei nicht behandelten Tumorpatienten normal und nur präterminal vermindert.

## Zusammenfassung

Bei Patientinnen, welche mit kurativem Ziel an einem Mammacarcinom operiert wurden und postoperativ im Rahmen einer prospektiven randomisierten Studie eine adjuvante intermittierende Chemotherapie bzw. Chemoimmunotherapie erhielten, wurden immunologische Verlaufskontrollen durchgeführt. Die verschiedenen Subpopulationen der Lymphocyten werden durch die cytostatische Therapie in unterschiedlicher Weise beeinflußt. Eine Korrelation zwischen einem der gemessenen Immunparameter und dem klinischen Bild ist bei Patienten, die unter Chemotherapie bzw. Chemoimmunotherapie stehen, nicht festzustellen. Eine Besserung des Immunstatus durch Laevamisole bei Patientinnen unter intermittierender kombinierter Chemotherapie ist umstritten.

## Summary

In this study, an attempt was made to describe and evaluate in vitro immune parameters in patients with breast cancer undergoing modified radical mastectomy and adjuvant chemoimmunotherapy. T and B lymphocytes and their in vitro functions were markedly reduced by intermittent combination chemotherapy with adriamycin and cyclophosphamide. Laevamisole was not found to influence immune parameters, neither when given between chemotherapy treatments nor when given after chemotherapy. Lymphocytes expressing Fc receptors and mediating antibody-dependent cell-mediated cytotoxicity were less affected and were even found to be elevated in some patients prior to initiation of therapy. Whether or not antibody-dependent cell-mediated cytotoxicity plays a role in patient defense against tumors remains to be investigated.

## Literatur

1. FLAD, H.D., FINK, U., DIEDRICH, M.P.: K cell activity of normal and chronic lymphocytic leukaemia lymphocytes: association with lymphocytes bearing receptors for human C3b. In: Haematology and Blood Transfusion, Vol. 20, 197, S. Thierfelder. Berlin-Heidelberg-New York: Springer 1977.
2. KAPLAN, M.E., CLARK, C.: An improved rosetting assay for detection of human T lymphocytes. J. Immunol. Meth. 5, 131 (1974).
3. Mc LENNAN, I.C.M.: Antibody in the induction and inhibition of lymphocyte cytotoxicity. Transplant. Rev. 13, 67 (1972).
4. PERLMANN, P., PERLMANN, H., MÜLLER-EBERHARD, H.J.: Lymphocyte mediated cytotoxicity in vitro. Induction and inhibition by humoral antibody and nature of effector cells. Transplant. Rev. 13, 91 (1972).
5. ROSS, G.D., POLLEY, M.J.: Specificity of human lymphocyte complement receptors. J. Exp. Med. 141, 1163 (1975).

Dr. M. Betzler, Abteilung für Allgemeine Chirurgie des Departments für Chirurgie der Universität Ulm, D-7900 Ulm

# 43. Prätherapeutische Cytostatica Sensibilität-Testung des Mammacarcinoms

P. Schlag, G. Geier, J. Veser, D. Breitig, M. Betzler und Ch. Herfarth

Aus der Abteilung für Allgemeine Chirurgie des Departments für Chirurgie, Department für Gynäkologie und Geburtshilfe, Abteilung für Biochemie und zentraler Laborbereich für Isotopenanwendung der Universität Ulm

Vor Einleitung einer cytostatischen Therapie wäre eine Information über Chemosensibilität oder Resistenz eines Carcinoms von unschätzbarem Wert, da hier doch bei einem Teil der Patienten eine wirkungslose, aber unter Umständen mit schweren Begleiterscheinungen verbundene Behandlung vermieden werden könnte. Da die meisten verfügbaren Cytostatica proliferationshemmende Substanzen sind, die bevorzugt auf den Nukleinsäurestoffwechsel wirken, ist die Kenntnis der Proliferation eines malignen Tumors eine Grundvoraussetzung für eine gezielte postoperative Zusatztherapie (3).

Es wurde daher untersucht, welches Proliferationsverhalten der Mammacarcinome in vitro vorliegt und inwieweit dieses durch Cytostatica beeinflußbar ist. Da die cytologische Untersuchung von Aspiraten eine einheitliche Klassifikation auch bei den bekannten unterschiedlichen histologischen Wachstumsformen ein- und desselben Mammacarcinoms erlaubt (2), wurde die Beziehung der zellkinetischen Parameter zum cytologischen Differenzierungsgrad überprüft.

## Methode

Die Untersuchungen wurden an Einzelzellsuspensionen im Kurzzeittest nach Modifikation einer von VOLM (5) angegebenen Methode durchgeführt. Hierzu wurde aus dem Tumormaterial eine Zellsuspension von $10^6$ Zellen/ml TCM-199-Kulturmedium hergestellt. Der Einbau von $^3$H-Thymidin, $^3$H-Desoxyuridin und $^3$H-Uridin wurde 90 min nach Vorinkubation der Zellsuspension im 37°C Schüttel-Wasserbad mit und ohne Cytostaticazugabe über 90 min bestimmt. Als Cytostatica wurden Adriamycin und 4-Hydroxyperoxycyclophosphamid, eine Transportform der aktiven Cyclophosphamid-Metaboliten (1) in 10- und 30-facher therapie-äquivalenter Konzentration getestet. Nicht in die DNS bzw. RNS eingebaute radioaktive Präcursoren wurden nach Fällung mit 5 %iger eiskalter TCA über eine Nutsche extrahiert, wobei der eingebaute Anteil auf einem Filter verblieb. Nach Trocknung wurden die Filter in Soluene aufgelöst und zur Flüssigkeitsszintillations-Photometrie mit Instagel überschichtet.

Die cytologische Klassifikation der getesteten Tumoren wurde an Ausstrichpräparaten nach Zellart, Kerngröße, Dissoziation und Polymorphie durchgeführt.

## Ergebnisse

Ein Tumorgewicht unter 200 - 250 mg sowie cirrhöses Wachstum waren die Ursache, daß von 65 Mammacarcinomen nur bei 56 eine standardisierte Tumorzellsuspension gewonnen werden konnte. Cytologisch handelt es sich bei den 56 Tumoren um 13 hoch-, 22 mäßig- und 21 entdifferenzierte Carcinome. Die Proliferation der Malignome, gemessen am Einbau von $^{3}$H-Thymidin und $^{3}$H-Uridin, der über 90 min linear erfolgte, war unterschiedlich. Es bestand eine Korrelation zur Cytologie des Tumors. Hochdifferenzierte Carcinome bauten kaum, mäßig- und vor allem entdifferenzierte Carcinome gesteigert die entsprechenden Nukleinsäurepräkursoren ein (Abb. 1). Der Einbau konnte bei den mäßig- und entdifferenzierten hoch-

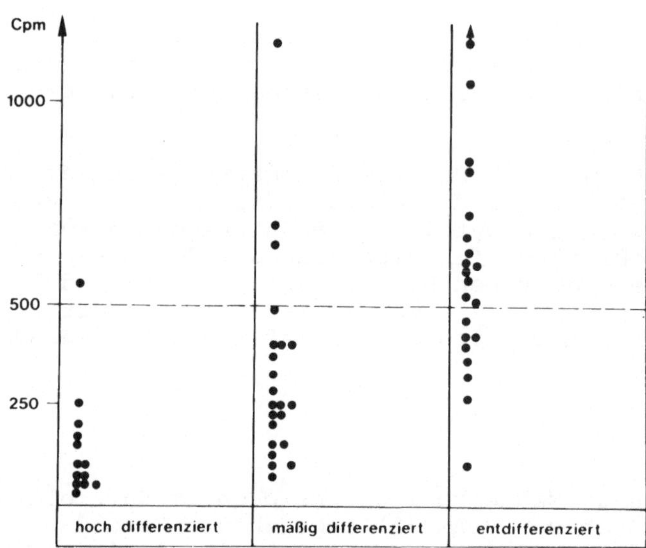


*Abb. 1. Beziehung zwischen $^{3}$H-Uridin-Einbau und cytologischem Differenzierungsgrad von 56 Mammacarcinomen im Kurzzeittest*

proliferierenden Tumoren durch Cytostatica teilweise gehemmt werden, während dieser bei den hochdifferenzierten und gering proliferierenden Carcinomen weitgehend unbeeinflußt blieb.

Eine Cytostaticasensibilität gegenüber Adriamycin bestand häufiger als gegenüber Cyclophosphamid. Maximale Hemmeffekte ließen sich durch Cyclophosphamid beim $^{3}$H-Thymidin-Einbau, durch Adriamycin beim $^{3}$H-Uridin-Einbau nachweisen. 16 der getesteten Mammacarcinome sprachen gleichzeitig in gleicher Weise auf beide Cytostatica an. Die prozentuale Einbauhemmung war dosisabhängig (Abb. 2a + b). Bei Hemmung der Inkorporation von $^{3}$H-Thymidin über

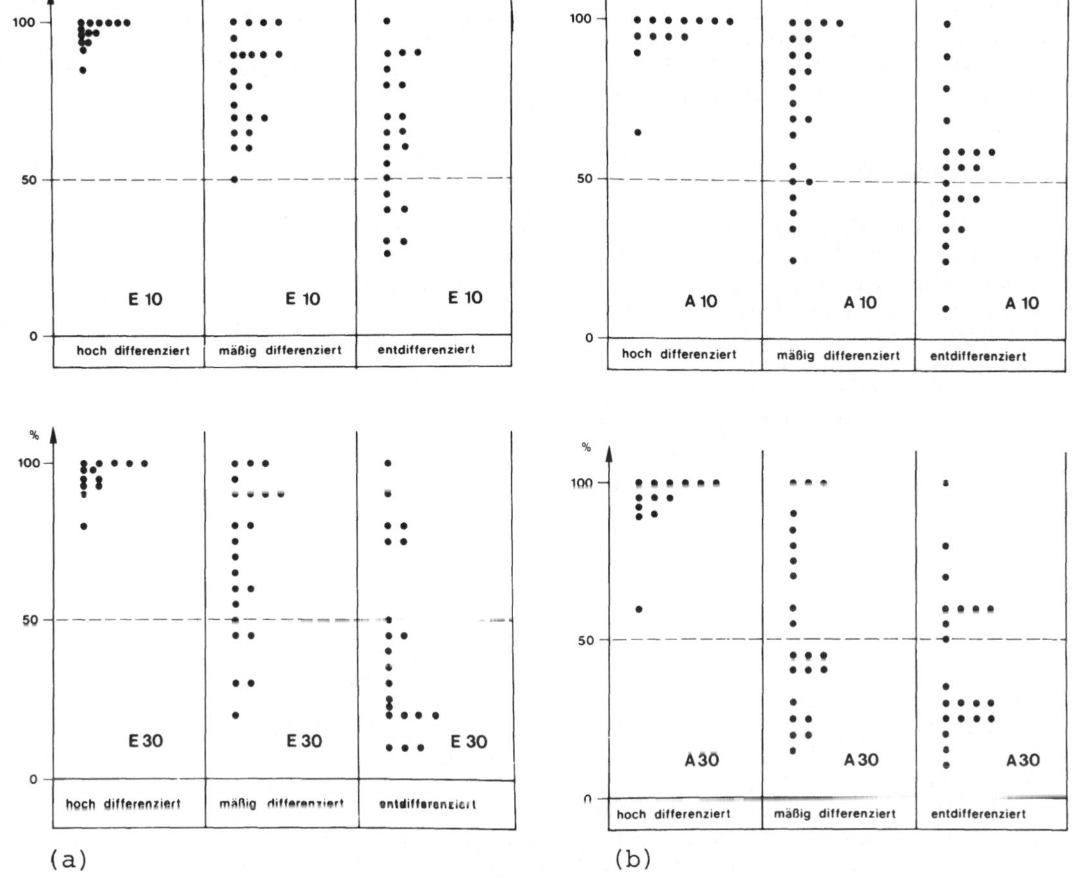


(a) (b)

*Abb. 2 a und b. Prozentualer $^{3}$H-Thymidin-Einbau unter Cyclophosphamid- und $^{3}$H-Uridin-Einbau unter Adriamycin bei 10- und 30-facher therapie-äquivalenter Dosierung im Vergleich zur unbehandelten Kontrolle in Abhängigkeit vom cytologischen Differenzierungsgrad der untersuchten 56 Mammacarcinome*

den "salvage-pathway" der Tumorzelle konnte ein Überwiegen der "de novo-synthese" durch $^{3}$H-Desoxyuridineinbaumarkierung ausgeschlossen werden.

## Diskussion

Durch Messung der Einbaurate von radioaktiv markierten Nukleinsäurepräkursoren kann die summarische Proliferationsaktivität eines Tumors beurteilt werden (4). Vorliegende Ergebnisse zeigen, daß hierbei Beziehungen zum cytologischen Differenzierungsgrad der untersuchten Mammacarcinome bestehen. Ein cytostatischer Effekt war entsprechend dem Wirkungsmechanismus der getesteten Substanzen nur bei proliferations-aktiven Tumoren nachweisbar, wobei sich ein Teil biochemisch resistenter Malignome abgrenzen ließ. Proliferations-träge Tumoren erwiesen sich als primär resistent. Da durch den beschriebenen Kurzzeittest der Anteil zum

Testzeitpunkt nicht proliferierender Zellpopulationen sowie die Poolgrößen der Nukleotide ebenso wie pharmakologische Faktoren unberücksichtigt bleiben, können die gewonnenen Ergebnisse nur Anhaltspunkte für eine Aussage über Cytostaticasensibilität oder Resistenz des Mammacarcinoms liefern (3).

## Zusammenfassung

Durch Messung der Einbaurate radioaktiv markierter Nukleinsäurepräkursoren in die DNS bzw, RNS bei Mammacarcinom-Zellsuspensionen ergeben sich Hinweise auf eine unterschiedliche Proliferationsaktivität der Tumoren. Der Markierungsindex korrelierte weitgehend mit dem cytologischen Differenzierungsgrad des Carcinoms. Mäßig- und entdifferenzierte Carcinome zeigten einen gesteigerten Einbau. Dieser wurde nur bei einem Teil der Tumoren durch Adriamycin oder Cyclophosphamid gehemmt, so daß in vitro eine Gruppe cytostatica-empfindlicher und biochemisch resistenter Malignome abgegrenzt werden konnte. Primär resistent gegenüber den getesteten Cytostatica erwiesen sich die gering proliferierenden und hochdifferenzierten Carcinome.

## Summary

With and without addition of cytostatic agents, incorporation of radiolabeled precursors into the nucleic acid of breast cancer cells was determined in short-term culture. The labeling index, a measure of tumor proliferation, depended largely on cytologic differentiation. Incorporation of radiolabeled precursors in moderately and low differentiated breast cancers was significantly high, whereas only in a part of these tumors was incorporation inhibited by adriamycin and cyclophosphamide. Therefore a group of drug sensitive and metabolic drug resistant tumors could be defined in vitro. Primary resistance against the tested cytostatic agents has been proved in low proliferating and high differentiated breast cancer cells.

## Literatur

1. BASTERT, G., VOELCKER, G., PETER, G., SCHMIDT-MATTHIESEN, H., HOHORST, H.J.: In vitro assay for cyclophosphamide sensitivity of human tumors. Z. Krebsforsch. 85, 299 (1976).
2. GEIER, G., KÖRNER, B., SCHUMANN, R.: Differential cytology of breast cancer. Exp. Cell. Biol. 45, 167 (1977).
3. HALL, C.T.: Predication of responses to therapy and mechanism of resistance. Sem. Oncology 4, 193 (1977).
4. RAJEWSKY, M.F.: In vitro studies of cell proliferation in tumors. Europ. J. Cancer 1, 281 (1965).
5. VOLM, M., KAUFMANN, M., MATTERN, J., WAYSS, K.: Sensitivity tests of tumors to cytostatic agents. Z. Krebsforsch. 83, 85 (1975).

Dr. med. P. Schlag, Abteilung für Allgemeine Chirurgie des Departments für Chirurgie, Postfach 3880, D-7900 Ulm

# 44. Immunologic Changes in Regional Lymph Nodes of Melanoma Patients

C. Hammer[1], M. G. Lewis[2], G. Rowden[2] und T. Phillips[2]

[1] Institute for Surgical Research, Department of Surgery, University of Munich
[2] Cancer Research Unit, McGill University, Montreal, Canada

Until today no clear guidelines for surgical treatment of regional lymph nodes that are draining carcinomas are given. This is due to the controversy concerning the immunologic role of the draining lymph nodes in patients suffering from such malignancies. In an attempt to correlate histologic changes with humoral and cellular immunologic parameters, draining and thus "involved" lymph nodes of 17 patients with stage I, II, and III melanomas as well as some contralateral "uninvolved" lymph nodes were studied and their functions compared with those of peripheral lymphocytes.

In order to distinguish the different antibody (AB) responses against various components of the autologous tumor cells, the studies centered on the identification of anti-tumor AB directed against the tumor cell membrane and the tumor cell cytoplasm. The first type, the anti-membrane AB (AM-AB) was shown to be a complement-dependent, cytotoxic AB (1). This AB appeared to be individually specific, that is, not cross-reacting with cells of other patients. Anti-cytoplasmic AB (AC-AB) directed against internal tumor cell antigens (AG) cross-react also with melanoma AG of other patients and are only group specific. AM-AB appears to be the most clearly related to the stage of the disease in that it is largely confined to the early premetastatic phase of the melanoma (2). The AB to cytoplasmic AG has been shown to vary independently of the stage of the disease and often persists into the metastatic phase of malignancy. The AM-AB appears to be independent of the size of the tumor or the tumor burden of the individual at the time (3). Due to the fact that only small amounts of immunoglobulins were detected by immunofluorescence on the surface of melanoma cells from subcutaneous nodules, independent of the level of the AB in the serum at that time, auto-anti-anti-bodies circulating in the peripheral blood were found to be responsible for the AB fluctuations (4).

In addition to these humoral changes, T and B cell numbers in the draining lymph nodes were found to vary considerably and in some respect behave abnormally. Deviations in the role of these lymphoid cells regulating the immune response, both enhancing and suppressing, are assumed to disturb the normal immune response during tumor growth so that the tumor is able to "sneak through" immune defences (5).

## Methods

Single cell suspensions of tumors and lymph nodes were prepared by mechanical dispersion. Lymphocytes were stained by direct immunofluorescence, tumor cells by indirect immunofluorescence with FITC-conjugated anti-human-$\gamma$-globulins after prior incubation with autologous serum. Using immunofluorescence on either living or snap-frozen autologous tumor cells and the enzyme-linked immuno-sorbent assay (ELISA), the presence of antigens within the cytoplasm and on the membrane could be shown.

To demonstrate the suppressive activity of these lymphocytes, it was necessary to develop an appropriate *in vitro* test system. This technique is based on the assumption that precursors for suppressor cells preexist in the lymphoid network and can be activated spontaneously within 2 days to a more expressed function when stimulated with Concanavalin A (9 µg/ml). When these suppressor cells (1 x $10^5$) are added to populations of freshly prepared autologous or allogeneic lymphocytes (1 x $10^5$), they prevent to various degrees these target cells from further stimulation by the same or other mitogens (PHA, PWM) and allogeneic lymphocytes (MLC), as measured by the $^3$H-thymidin uptake after 3 or 5 days of culturing at 37°C.

## Results

Lymph nodes from stage I patients reveal sinus histiocytosis with a predominance of T cells. The eluates from these nodes contain immunoglobulins that were found to belong to the individually specific AM-AB and the group-specific AC-AB. Neither tumor antigen nor anti-AB could be detected at that stage of the disease. The suppressor cell activity was high compared to that of the controls.

Stage II patients show increasing numbers of immunoglobulin positive lymphocytes accompanied by germinal center hyperplasia. Both types of AB, AM-AB, and AC-AB are still present. In some cases tumor antigen could be eluated from the draining lymph nodes. At this stage of the disease, production of anti-AB was highest, while the activity of the suppressor cells was inhibited (Table 1, Fig. 1).

In stage III an increase of AC-AB and anti-AB occurred. AM-AB disappear at that stage of disease. A high amount of tumor AG trapped in the draining lymph nodes could be evaluated. The suppressive activity of lymphocytes increases to highest values.

## Discussion

These results show evidence that humoral immunity is being diverted from the production primarily of individually specific AB against membrane AG to less specific AC-AB, directed against internal tumor AG with progression of the disease and that the presence of germinal center hyperplasia is not necessarily detrimental. When the peripheral blood lymphocytes were examined

Table 1. Suppressor cell activity in tumor draining "involved" and contralateral "non-involved" lymph nodes compared with the activity of peripheral blood lymphocytes. Expressed as % cpm of 2 x $10^5$ target cells

| | P. B. (n = 10) | | | Ø-LNN (n = 5) | | | TU - LNN (n = 3) | | |
|---|---|---|---|---|---|---|---|---|---|
| | PHA | CON-A | PWM | PHA | CON-A | PWM | PHA | CON-A | PWM |
| No tumor | 39 | 43 | +12 | | N D | | | ——— | |
| Stage I | 57 | 41 | 53 | 65 | 50 | + 5 | | ——— | |
| Stage II | 47 | 9 | 6 | 9 | +23 | +84 | 19 | 37 | ±66 |
| Stage III | 66 | 55 | +33 | 18 | 38 | +26 | 55 | 71 | 44 |
| Stage IV | 66 | 60 | +33 | | ——— | | | N D | |

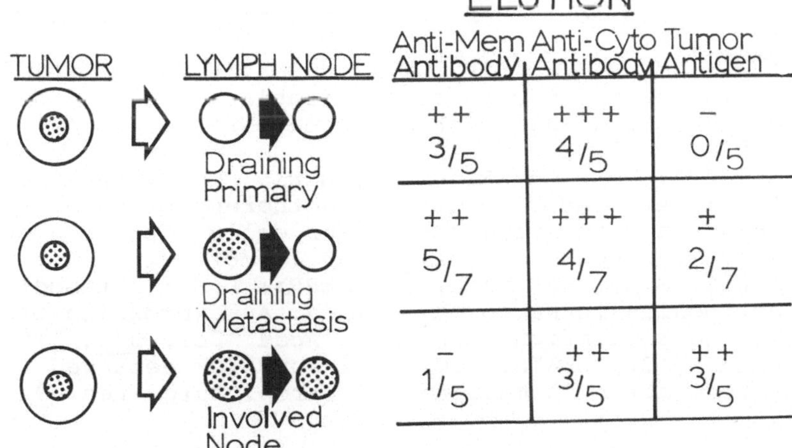


*Fig. 1. Schematic summary of changes occurring in regional lymph nodes in melanoma patients with various degrees of tumor involvement*

for T and B cells, a distinct correlation was noted when compared with lymph node cells. The suppressive activity described here is expressed mainly by T lymphocytes but supported by macrophages. Tumor draining lymph nodes are first involved in changes of suppressive activity possibly influenced by the shift from T to mainly B cells in the lymph node with progression of the tumor from stage I to stage II, where metastases occur.

## Summary

In tumor-draining lymph nodes, humoral immunity is diverted from individually specific, cytotoxic anti-membrane AB to less specific anti-cytoplasmic AB with progression of the disease. Auto-anti-anti-bodies and suppressor cells seem to be involved in the failure of control of metastasis.

## Zusammenfassung

Mit fortschreitendem Tumorwachstum wechselt die humorale Immunität der den Tumor drainierenden Lymphknoten von der Produktion individualspezifischer, zytotoxischer Anti-Membran-Antikörper zu der weniger spezifisch gegen zytoplasmatische Antigene gerichteter Antikörper. Auti-Anti-Antikörper und Suppressorzellen scheinen an der Störung der Kontrolle der Metastasierung beteiligt zu sein.

## Literatur

1. LEWIS, M.G., IKONOPISOV, R.L., NAIRN, R.C., PHILLIPS, T.M., HAMILTON-FAIRLEY, G., BODENHAM, D.C., ALEXANDER, P.: Tumor specific antibodies in human malignant melanoma and their relationship to the extent of the disease. Brit. Med. J. 1969 III, 547.
2. LEWIS, M.G., PHILLIPS, T.M., COOK, K.B., BLAKE, J.: Possible explanation for loss of detectable antibody in patients with disseminated malignant melanoma. Nature (Lond.) 232, 52 (1971).
3. SHIBATA, H.R., JERRY, L.M., LEWIS, M.G., MANSELL, P.W., CAPEK, A., MARQUIS, G.: Immunotherapy of human malignant melanoma with irradiated tumor cells, oral BCG and Levamisole. Ann. N.Y. Acad. Sci. 277, 355 (1976).
4. LEWIS, M.G., HARTMANN, D., JERRY, L.M.: Antibodies and anti-antibodies in human malignancy: an expression of deranged immune regulation. Ann. N.Y. Acad. Sci. 276, 316 (1976).
5. HAMMER, C., LEWIS, M.G.: Evidence for deranged cellular immunoregulation in malignancy. Europ. Surg. Res. 9, 289 (1977).

PD Dr. C. Hammer, Institut für Chirurgische Forschung an der Chirurgischen Klinik der Universität München, Nußbaumstraße 20, D-8000 München 2

# 45. Permeabilität der Magenschleimhaut für Carcinogene bei taurocholatinduzierter Schädigung der Mucosabarriere

R. Schiessel, M. Starlinger, F. Hofbauer und P. Bratusch-Marrein

Aus der Abteilung für experimentelle Chirurgie (Leiter: Prof. Dr. R. Gottlob) der I. Chirurgischen Universitätsklinik in Wien (Vorstand: Prof. Dr. A. Fritsch) und der I. Medizinischen Universitätsklinik in Wien (Vorstand: Prof. Dr. E. Deutsch)

Die Mucosabarriere des Magens verhindert unter Normalbedingungen eine Rückdiffusion von H-Ionen. DAVENPORT (3) erkannte, daß zahlreiche Substanzen (Acetylsalicylsäure, Gallensalze, Urea, Alkohol, Lysolecithin etc.) die Mucosabarriere schädigen und zu einer Rückdiffusion von H-Ionen führen können. Die Schleimhaut wird dann nicht nur für Ionen, sondern auch für kleine Moleküle wie Erythrol und Dextran vermehrt permeabel (1, 4). Wegen der möglichen klinischen Bedeutung erschien es sinnvoll, die Frage zu untersuchen, ob eine geschädigte Mucosabarriere zu verstärkter Aufnahme von niedermolekularen Carcinogenen aus dem Magenlumen führt. Als Testsubstanz wurde Methyl-N-Nitro-N-Nitrosoguanidin (MNNG) gewählt. Diese und analoge Substanzen führen bei peroraler Applikation nicht nur zu Magencarcinomen bei verschiedenen Species, sondern auch zur Schädigung der Magenschleimhaut (6). Es ergab sich daher folgende Fragestellung:

1. Besteht bei geschädigter Mucosabarriere des Magens eine gesteigerte Permeabilität für MNNG?
2. Führt MNNG selbst zu einer Schädigung der Mucosabarriere?

## Methodik

Die Versuche wurden an 5 Hunden mit einem Durchschnittsgewicht von 15 kg durchgeführt. 4 Wochen nach Anlegen eines Heidenhainpouches wurde mit den Experimenten begonnen. Nach 12-stündiger Nüchternperiode wurde in Halothan-Lachgas-Sauerstoffnarkose nach folgendem Schema vorgegangen:

(I) 30 min Basalsekretion

(II) Instillation von Lösung A (100 mMol HCl, 75 mMol Mannitol, 35 mMol NaCl) nach 30 min Aspiration der Lösung

(III) Spülung mit Ringerlösung

(IV) Instillation von Lösung B (100 mMol HCl, 75 mMol MNNG mit 4,2 μCi 14C-MNNG markiert, 35 mMol NaCl). Aspiration nach 30 und 60 min

(V) Spülung mit Ringerlösung

(VI) Instillation von Lösung C (100 mMol HCl, 75 mMol markiertes MNNG, 35 mMol Na-Taurocholat). Aspiration nach 30 und 60 min

Vor, 30 bzw. 60 min nach Instillation der Lösungen wurden Proben für folgende Bestimmungen entnommen: Na, H-Ionenkonzentration durch Titration auf pH = 7 (Autoburette Radiometer), Osmolarität. Für Periode IV, VI, VII zusätzlich 14C-Aktivität (Packard Scint. Counter) und Radiochromatografie.

Die statistische Auswertung der Daten erfolgte mit dem Wilcoxon Test für paarige Werte und dem Test nach Wilcoxon-Wilcox für multiple Vergleiche abhängiger Stichproben.

## Ergebnisse

Es fand sich kein Unterschied in den Ionenverschiebungen bei Na und H zwischen Lösung A und B (Tabelle 1). Daraus ergibt sich,

Tabelle 1. Mediane und Extremwerte der Unterschiede von $H^+$, $Na^+$ und Osmolarität vor und 60 min nach Instillation der Lösungen (Ergebnisse von 10 Experimenten)

| Lösung | $\Delta H^+$ in µVal $\tilde{m}$ ($x_{min}$ - $x_{max}$) | | $\Delta Na^+$ in µVal $\tilde{m}$ ($x_{min}$ - $x_{max}$) | | ΔmOsmol $\tilde{m}$ ($x_{min}$ - $x_{max}$) | |
|---|---|---|---|---|---|---|
| A | -536 (-114 - -1089) | | +493 (+240 - +681) | | -17 (-59 - +29) | |
| | n.s. | | n.s. | | n.s. | |
| B | -529 (-74 - -972) | * | +320 (+160 - +473) | * | -20 (-27 - +48) | * |
| | * | | * | | * | |
| C | -2956 (-2353 - -3914) | | +1680 (+1292 - +2588) | | -33 (-65 - -19,5) | |

n.s. = nicht signifikant; Wilcoxon-Wilcox-Test; * $p < 0{,}05$.

daß MNNG in der untersuchten Konzentration zu keiner Schädigung der Mucosabarriere führt. Der Zusatz von Taurocholat führt zu einer beträchtlichen Rückdiffusion von H-Ionen und einer Sekretion von Na in das Lumen (Tabelle 1). MNNG wird in Lösung B auch nach 60 min nicht wesentlich resorbiert. Hingegen kommt es nach Taurocholatzusatz zu einer signifikanten Abnahme der intraluminalen MNNG-Konzentration, die durch Verlängerung der Expositionszeit noch gesteigert werden kann (Tabelle 2). Die Osmolarität von Lösung A und B ist vor und nach der Instillation unverändert. Lösung C hat nach 60 min eine signifikant niedrigere Osmolarität.

## Diskussion

Die eingangs gestellten Fragen können aufgrund der Ergebnisse dahingehend beantwortet werden, daß MNNG selbst die Mucosabarriere nicht schädigt, aber in Gegenwart eines "Barrierenbrechers"

Tabelle 2. Mediane und Extremwerte der Konzentrationsabnahme von 14C-MNNG nach 30 und 60 min (Ergebnisse von 10 Experimenten)

| Lösung | Δcpm% 30 min $\tilde{m}$ ($x_{min}$ - $x_{max}$) | | Δcpm% 60 min $\tilde{m}$ ($x_{min}$ - $x_{max}$) | |
|---|---|---|---|---|
| B | 5 (3 - 9) | * * | 13 (5 - 15) | * |
| C | 24 (13 - 28) | | 37 (31 - 39) | |

* * $p < 0{,}01$; * $p < 0{,}05$; Wilcoxon Test für Paardifferenzen.

vermehrt aus dem Lumen aufgenommen werden kann. Dieses Resultat könnte Experimente erklären, bei denen die orale Applikation von MNNG bei Ratten mit Magenresektion zu einer höheren Rate an Magencarcinomen führte als bei Nichtresezierten (2). N-Nitrosoverbindungen können aus sekundären Aminen und Nitrit im Magen gebildet werden. Die notwendigen Reaktionsparameter kommen in der Umwelt vor (5). Die vorliegende Untersuchung stützt daher die Hypothese, daß der gallige Reflux die Entstehung von malignen Magentumoren begünstigt.

## Zusammenfassung

An Hunden mit einem Heidenhainpouch wurde untersucht, ob Methyl-N-Nitro-N-Nitrosoguanidin (MNNG) nach taurocholatinduzierter Schädigung der Mucosabarriere des Magens vermehrt aus dem Lumen aufgenommen wird und ob MNNG selbst die Mucosabarriere schädigen kann. Die Ergebnisse von 10 Experimenten zeigten keine Beeinflussung der Mucosabarriere durch MNNG, jedoch einen signifikanten Abfall der intraluminalen MNNG-Konzentration in Gegenwart von Taurocholat, der durch Verlängerung der Expositionszeit gesteigert werden konnte.

## Summary

The influence of taurocholate-induced damage of the gastric mucosal barrier on transmucosal movement of methyl-N-nitro-N-nitrosoguanidine (MNNG) was investigated on dogs with Heidenhain pouches. We also investigated whether or not MNNG influences the mucosal barrier. The results of 10 experiments revealed no effect of MNNG on the mucosal barrier, but a significant time-related decrease of intraluminal MNNG concentration in the presence of taurocholate.

## Literatur

1. BIRKETT, D., SILEN, W.: Alteration of physical pathways through the gastric mucosa by sodium taurocholate. Gastroenterology 67, 1131 (1974).

2. DAHM, K., WERNER, B.: Experimentelles Anastomosenkarzinom. Ein Beitrag zur Pathogenese des Magenstumpfkarzinoms. Arch. klin. Chir. 333, 211 (1973).
3. DAVENPORT, H.W.: The gastric mucosal barrier. Past, present, future. Proc. Mayo Clin. 50, 507 (1975).
4. FLEMSTRÖM,G.,MARSDEN, N.V.B.: Dextran permeability, electrical properties and $H^+$-secretion in isolated frog gastric mucosa after acetylsalicylic acid. Gastroenterology 64, 278 (1973).
5. PREUSSMANN, R.: Chemische Karzinogene in der menschlichen Umwelt. In: Handbuch der Allg. Pathologie VI/6/448. Berlin-Heidelberg-New York: Springer 1975.
6. TABUCHI, Y., MITSUMO, T., SUGIYAMA: Mucosal damage induced by various gastric carcinogens in the glandular stomach of the rat. J. nat. Cancer Inst. 55, 1395 (1975).

Dr. R. Schiessel, I. Chirurgische Universitätsklinik, Alserstraße 4, A-1090 Wien

# 46. Tierexperimentelle Untersuchungen über die Beeinflußbarkeit der Knochenbruchheilung durch Wachstumshormon (STH)

G. Senk, H. Peters, K. W. Zilkens, J. E. Bubenzer und J. van Wersch

Abteilung Chirurgie (Vorstand: Prof. Dr. M. Reifferscheid), Abteilung Pathologie (Vorstand: Prof. Dr. J. Schoenmackers), Klinisch-Chemisches Zentrallaboratorium (Leiter: Prof. Dr. Dr. H. Greiling) der Medizinischen Fakultät an der RWTH Aachen

## Zielsetzung

Wachstumshormon wurde therapeutisch bislang bei Kindern mit hypophysärem Minderwuchs sowie vereinzelt bei Patienten mit Osteoporose und Osteogenesis imperfecta eingesetzt. MISOL u. Mitarb. (1) berichten über einen Fall von verzögerter Knochenbruchheilung bei einem gesunden Patienten mit erniedrigtem Wachstumshormonspiegel im Serum. MÜHLBACH et al. (2) sowie ZIELINSKI et al. (3) objektivierten bei Hunden eine Beschleunigung der endostalen und periostalen Callusbildung nach Verabreichung von bovinem STH. KOSKINEN und Mitarb. (4) setzten Wachstumshormon bei 20 Patienten mit schlecht heilenden Tibiafrakturen erstmals klinisch ein. In allen 20 Fällen, bei denen der STH-Spiegel vor Behandlungsbeginn erniedrigt war, kam es nach Therapie zu einer knöchernen Konsolidierung. Ziel unserer Untersuchungen war es, die mit humanem STH erzielten klinischen Ergebnisse im Tierexperiment an Hand verschiedener objektiver Parameter zu überprüfen.

## Methodik

Für die Untersuchung wurden 50 drei Monate alte, 200 g schwere weibliche Wistar-Ratten eines Inzuchtstammes ausgewählt, denen manuell Brüche des linken Tibiaschaftes beigebracht worden waren. Die Brüche wurden nicht fixiert. Anschließend wurden 25 Ratten 13 Tage lang mit täglich 0,4 I.E. (2 I.E./kg KG) eines handelsüblichen Wachstumhormonpräparates i.m. behandelt.

Vor Versuchsbeginn wurden bei allen Tieren Blutproben zur Ermittlung der Normalwerte von Calcium, Phosphat und alkalischer Serumphosphatase entnommen. Am 14. Versuchstag wurde erneut Blut gewonnen. Am 24. Tag wurden bei behandelten und unbehandelten Tieren vergleichende Szintigramme mit einer Phosphatverbindung von $^{99m}$Tc angefertigt. Am 29. Tag wurden vergleichende Röntgenuntersuchungen durchgeführt. Für die histologische Beurteilung entkalkter bzw. nicht entkalkter Knochenschnitte wurden am 14., 23., 29., 36. und 43. Tag je 2 Tiere beider Gruppen getötet.

## Ergebnisse

Bereits nach 8 Tagen waren die Frakturen in beiden Gruppen klinisch so fest, daß keine Bewegungen der Frakturfragmente gegeneinander möglich waren.

### Röntgenuntersuchung

Röntgenologisch handelte es sich 31 x um Schrägbrüche und 19 x um Querbrüche. Bei der behandelten Gruppe wurde ein mittlerer Callusdurchmesser von 5 mm, bei der Kontrollgruppe von 7 mm objektiviert.

### Längen- und Umfangmaße

In beiden Gruppen kam es zu einer mittleren Beinverkürzung von 7 mm. Der Beinumfang in Höhe der Bruchstelle nahm bei den behandelten Tieren um durchschnittlich 4 mm, bei den Kontrolltieren um 8 mm zu.

### Laborparameter

Die Serum-Calciumwerte zeigten gegenüber dem Ausgangsbefund (8,9 ± 0,26 mg/100 ml) bei der Kontrolluntersuchung weder in der behandelten (8,9 ± 0,13 mg/100 ml) noch in der unbehandelten (8,89 ± 0,17) Gruppe eine Änderung. Das Serumphosphat war gegenüber dem Ausgangswert (6,7 ± 0,91 mg/100 ml) sowohl bei behandelten (5,99 ± 0,22) als auch bei unbehandelten (6,09 ± 0,39) Tieren geringgradig erniedrigt. Die alkalische Serumphosphatase fiel in beiden Gruppen (197 ± 36 mU/ml bzw. 225 ± 43 mU/ml) gegenüber dem Ausgangswert (283 ± 60 mU/ml) ab.

### Szintigraphie

Die über der Bruchstelle szintigraphisch nachweisbare Aktivität gilt als Maß für die Intensität des dort ablaufenden Stoffwechsels, der dem Heilungsvorgang entspricht. Parameter ist der Quotient aus Aktivität über der Bruchstelle und Aktivität über der korrespondierenden Stelle des gesunden Beins. Bei der behandelten Gruppe betrug der Quotient durchschnittlich 5,25, bei der Kontrollgruppe 4,07.

## Histomorphologie

In beiden Gruppen waren sämtliche Frakturen nach 16 Tagen durch primären Callus überbrückt. Die behandelten Tiere zeigten eine vermehrte periostale Callusbildung, die distal der Frakturlinie begann und bereits Umbau in trabeculären Knochen zeigte. Auch im endochondralen Ossifikationsbereich war gegenüber den Kontrolltieren eine vermehrte desmale Ossifikation mit breiten Bindegewebsknorpelbezirken zu erkennen. Nur im unmittelbaren Frakturbereich waren hyaline Knorpelinseln nachweisbar. Die Kontrolltiere zeigten zum gleichen Zeitpunkt zum Teil breite lobulierte hyaline Knorpelareale sowohl im periostalen als auch im endochrondralen Ossifikationsbereich.

In späteren Stadien der Frakturheilung unterschieden sich die behandelten Tiere von den Kontrolltieren durch einen schnelleren Umbau des primären Callus in trabeculäre Knochenbezirke mit Ausbildung von polarisationsoptisch nachweisbaren Trasektorien am 43. Tag der Versuche. Die Kontrolltiere wiesen hingegen auch zu diesem Zeitpunkt neben trabeculärem Knochen im periostalen und endochondralen Bereich breite hyaline Knorpel und spärliche Bindegewebsknorpelareale auf.

## Diskussion

Da die Brüche nicht fixiert wurden, bildete sich in beiden Gruppen reichlich knorpeliger Callus. Behandelte und unbehandelte Tiere wiesen jedoch deutliche Unterschiede bezüglich Menge und mikroskopischer Struktur des Callus auf. Knochenumfang und -durchmesser lagen in der behandelten Gruppe infolge ökonomischerer Callusbildung unter den Werten der Kontrollgruppe. Für eine bessere osteogene Callusbildung spricht auch die szintigraphisch objektivierbare deutlich höhere Stoffwechselaktivität über der Bruchstelle bei den behandelten Tieren. Die STH-Behandlung stimuliert anscheinend eine vermehrte, weiter peripher ausladende periostale Ossifikation überwiegend über den Weg der desmalen Knochenbildung sowie einen schnelleren Umbau des primären desmalen Callus in trabeculären Knochen. Dagegen stand bei den Kontrolltieren die chondrale Ossifikation mit hyalinen Knorpelbezirken im Vordergrund, wobei der Umbau in bleibende trabekuläre Knochenbezirke gegenüber den behandelten Tieren deutlich verlangsamt war.

Unterschiede hinsichtlich osteoblastischer und osteoklastischer Aktivität, Breite der Osteoidsäume oder des Mineralisationsgehaltes konnten dagegen nicht nachgewiesen werden.
Die ermittelten Stoffwechselparameter lassen ebenfalls keine Aussagen zu.

Für den breiten klinischen Einsatz von Wachstumshormon zur Therapie schlecht heilender Frakturen sind unsere Ergebnisse jedoch noch keine ausreichende Grundlage. Die bisher an kleinen Patientenkollektiven klinisch ermittelten Resultate sind rein empirisch und erlauben ebenfalls keine bindenden Schlüsse.

## Zusammenfassung

Humanes Wachstumshormon (STH) scheint die Heilung bei Unterschenkelfrakturen mit verzögerter Callusheilung zu beschleunigen. An Hand tierexperimenteller Untersuchungen an Ratten sollten Parameter für eine eventuelle Verbesserung der Frakturheilung nach Gabe von STH objektiviert werden. Die Untersuchungen der Stoffwechselparameter zeigten keine signifikanten Unterschiede zwischen behandelten und unbehandelten Tieren. Messungen von Beinlänge und -umfang, vergleichende Röntgenuntersuchungen, Szintigraphie und histomorphologische Untersuchungen ergaben dagegen Hinweise auf eine verbesserte knöcherne Konsolidierung unter dem Einfluß von Wachstumshormon.

## Summary

Human growth hormone seems to improve fracture healing. Using rat experiments, the clinical experiences of other authors were reviewed critically. Examination of metabolic parameters showed no useful results. Measurement of bone length and circumference and comparison of radiographs, scintigraphs, and histologic examinations indicated positive results with regard to the improvement of osseous consolidation when influenced by growth hormone.

## Literatur

1. MISOL, S., SAMANN, N., PONSETI, V.: Growth Hormone in Delayed Fracture Union. Clin. Orthop. 74, 206 (1971).
2. MÜHLBACH, R., TARSOLY, E., TRZENSCHIK, K., HIRTHE, D.: Zur Beeinflussung des Skelettstoffwechsels und der Knochenbruchheilung durch Wachstumshormon. Acta chir. sci. hung. 13, 51 (1972).
3. ZIELINSKI, S., CZERWINSKI, F.: Effect of Somatotropin on Bone Defects in the Light of Histological Examination. Pol. Przegl. Chir. 47, 1225 (1975).
4. KOSKINEN, E., LINDHOLM, R., NIEMINEN, R., PURANEN, J., ATTILA, U.: Humanes Wachstumshormon bei Frakturen der langen Röhrenknochen mit verzögerter Knochenbruchheilung. Med. Welt (Stuttg.) 26, 1905 (1975).

cand. med. G. Senk, Abteilung Chirurgie der Medizinischen Fakultät an der RWTH Aachen, Goethestraße 27 - 29, D-5100 Aachen

# 47. Osteogenetische Potenz von Gelatine und Kollagen im ersatzschwachen Knochenlager (Tierexperimentelle Studie)

E. Plank[1], C. Burri[1] und P. Hutzschenreuter[2]

1 Abteilung für Unfallchirurgie, Plastische und Rekonstruktive Chirurgie, Universität Ulm
2 Abteilung für Experimentelle Chirurgie, Universität Ulm

Die guten Ergebnisse mit der Transplantation autologer Spongiosa und corticospongiöser Späne (3, 4) in der operativen Frakturbehandlung haben uns ermutigt zu überprüfen, ob durch die Applikation der organischen Grundsubstanz allein Osteoinduktion erfolgt. In den letzten Jahren wurde von verschiedenen Untersuchern geprüft, ob Kollagen osteogenetische Potenz zukommt (1, 2).

Die vorliegenden Ergebnisse sind unterschiedlich. In dieser Studie untersuchten wir daher an einem standardisierten Modell (4) die Stimulierbarkeit der Knochenneubildung durch Kollagen, Gelatine und einer Mischung aus beiden.

## Versuchsanordnung

Bei 16 1 1/2 bis 2jährigen männlichen Schafen mit einem Gewicht zwischen 55 und 65 kg frästen wir in Intubationsnarkose an den Mediaflächen beider Tibiae Kompaktalöcher mit jeweils 2 mm Tiefe und 7 mm Durchmesser. Das Periost wurde zuvor türflügelartig abgehoben. Die Kompaktalöcher sind mit Spezialbohrern und Fräsen hergestellt (4), und alternierend seitengleich mit Gelatine, Kollagen und einer Mischung aus Gelatine und Kollagen gefüllt. Ein weiteres Loch diente zur Kontrolle. Die von jeder Behandlung hergestellten Plomben füllten die Kompaktalöcher schlüssig.

Gelatine stand als Gelatina alba in Pulverform von Infusionsqualität, Kollagen heterolog denaturiert antigenisiert ebenfalls in Pulverform zur Verfügung. Beide Substanzen waren jeweils Gamma-Strahlensterilisiert. Durch Zusatz von physiologischer Kochsalzlösung und Erwärmen auf 38°C im Wasserbad entstand eine viscöse Flüssigkeit, aus der in einer Metallform die einzelnen Plomben hergestellt wurden, welche die Kompaktalöcher schlüssig auffüllten. Die Vascularisation vom Periostmuskellappen wurde mit einem Milipore-Filter nylonverstärkt ausgeschaltet, den wir mit Histoacryl deckelförmig aufklebten. Postoperativ führten wir Markierungen mit Fluoreszenzfarbstoffen durch (Calcein Grün, Tetracyclin und Xylenol orange). Die Tötung der ersten 8 Schafe erfolgte nach 6, die der zweiten nach 12 Wochen. Die Tibiae wurden explantiert und die behandelten Segmente mit Metacrylat eingebettet. Nichtentkalkte Knochenschliffpräparate werteten wir mit Hellfeld und Fluoreszenztechnik aus. Die Umbauraten bestimmten wir mit dem 20 Punkte-Okular nach BLASCHKE.

## Ergebnisse

Die Tabelle 1 zeigt die Umbauraten in Prozenten nach 6 und 12 Wochen. Die Standardabweichung der Mittelwerte wurde aus der Varianzanalyse entnommen und beträgt ± 4,8 (SEM).

Tabelle 1

| | Leer-loch | Gelatine | Kollagen | Gemisch aus Gelatine und Kollagen |
|---|---|---|---|---|
| 6 Wochen | 19,4 | 14,2 | 19,6 | 18,9 |
| 12 Wochen | 38,9 | 46,7 | 44,8 | 48,8 |

In den ersten 6 Wochen findet sich hauptsächlich in den Lagerwinkeln Knochenneubildung. Nach 12 Wochen findet sich ein annähernd gleicher Durchbau aller Behandlungen, wobei insbesondere die lamelläre Anordnung der neugebildeten Knochenbälkchen imponiert, die wiederum vom Rand gegen das Zentrum hin abnimmt. Eine Hemmung oder Förderung der knöchernen Auffüllung der Defekte durch Gelatine, Kollagen bzw. einem Gemisch beider, konnte in unserer Versuchsanordnung nicht nachgewiesen werden.

## Diskussion

Ziel der vorliegenden tierexperimentellen Untersuchung war die Klärung der bisher unterschiedlich beantworteten Frage, ob Kollagen eine osteoinduktive Wirkung besitzt. Bei den bisher durchgeführten Untersuchungen wurde die Substanz in einem spongiösen Lagermodell getestet. Da nach unserer Ansicht dieses Versuchsmodell hinsichtlich der Standardisierung der Ergebnisse Mängel aufweist, führten wir unsere Untersuchungen an standardisierten Löchern im Kompaktaknochen durch. Da wir Unterschiede in der Knochenneubildung bei der gleichen Prüfsubstanz in Abhängigkeit von der Lage des Loches erwarteten, haben wir jede Behandlung auf jeder Position einmal appliziert. Durch dieses Vorgehen wurden positionsbedingte Unterschiede der Knochenneubildung ausgeschaltet. Die noch vorhandene Variabilität wurde im Versuchsfehler statistisch berücksichtigt. In den ersten 6 Wochen finden sich in den Kompaktalöchern geringe Umbauvorgänge, wobei die Lagerwinkel dem Zentrum vorangehen. Nach diesem Zeitraum lassen sich vergleichbare Umbauraten nachweisen. Nach 12 Wochen findet sich eine deutliche Zunahme der Auffüllung dieser Defekte mit neugebildetem Knochen. Ein statistisch signifikanter Unterschied zwischen den einzelnen Behandlungen konnte nicht festgestellt werden. Aufgrund der Ergebnisse liegt der Schluß nahe, daß weder eine Förderung noch eine Hemmung der Knochenneubildung durch Kollagen, Gelatine und eine Mischung beider in unserem standardisierten Versuchsmodell zu erkennen ist.

## Zusammenfassung

An 16 Schafen wurden genormte Kompaktalöcher mit Gelatine, Kollagen, einer Mischung aus Gelatine und Kollagen schlüssig aufgefüllt und mit einem Spezialfilter peripher abgedeckelt. Nach einem Beobachtungszeitraum von 6 und 12 Wochen finden sich vergleichbare Knochenneubildungsraten in allen Kompaktalöchern. Eine statistische Signifikanz der Unterschiede besteht nicht. Es liegt daher der Schluß nahe, daß Gelatine und Kollagen in unserer Aufarbeitung weder eine osteoinduktive, noch eine die Knochenneubildung hemmende Funktion zukommt.

## Summary

Normal tissue defects in the tibiae of 16 sheep were filled with gelatine, collagen or a mixture of both. Comparable rates of new bone formation occurred after observation periods of 6 and 12 weeks. The difference is not statistically significant. In our experiment collagen and gelatine showed neither a positive nor a negative influence on new bone formation.

## Literatur

1. BEDACHT, R.: Tierexperimentelle und klinische Untersuchungen über die Anwendung von heterologem Kollagen als Implantat in der Knochenhöhle von Röhrenknochen. München: R. Bedacht 1969.
2. BENFER, J., STRUCK, H.: Förderung der Frakturheilung durch lokale Kollagenapplikation. Dtsch. med. Wschr. 97, 523 - 524 (1972).
3. BURRI, C.: Posttraumatische Osteitis. Bern: Huber 1974.
4. WOLTER, D., HUTZSCHENREUTER, P., BURRI, C.: Einbaustudien autologer Spongiosa am Kompaktaknochen in Abhängigkeit von der übertragenden Menge und des anliegenden Gewebes.
5. SOLOMONS, C.C., GREGORY, G.W.: An evaluation of the effects of collagen implants on new bone formation in vivo. J. periodent. Res. 1, 218 - 221 (1966).

Dr. E. Plank, Abteilung für Unfallchirurgie, Plastische und Rekonstruktive Chirurgie, Universität Ulm, D-7900 Ulm

# 48. Beseitigung von Knochendefekten unter Verwendung eines nach Urist zubereiteten Transplantates (Bone Morphogenetic Protein BMP). Tierexperimentelle Untersuchungen im Vergleich zur Kieler Spongiosa

W. Heitland, D. Veihelmann, W. Neugebauer und F. Thielemann

Chirurgische Universitätsklinik Tübingen (Direktor: Prof. Dr. Leo Koslowski)

Nach einer von Urist beschriebenen Vorbehandlung von Knochenmaterial (1, 2, 3) scheint eine osteoinduktive Potenz - das sogenannte bone morphogenetic protein - erhalten zu sein. Im Vergleich zum Kieler Spongiosaspan und unter Anwendung der Druckplattenosteosynthese wurden Untersuchungen zur Beseitigung von Knochendefekten am Hund durchgeführt.

## Methodik

Bei 12 im Haupthistokompatibilitätsmuster identischen Beaglehunden wurde am Radius ein 1 cm langer, standardisierter Knochendefekt gesetzt. Einer Gruppe von 6 Hunden wurde ein nach Urist vorbehandeltes Transplantat eingesetzt, einer 2. Gruppe ein 1 cm langes Kieler Spongiosa Stück. Zur Fixierung wurden je 2 selbstspannende 4-Loch-Platten zur stabilen Osteosynthese eingebracht. Jede Platte war mit einem Dehnungsmeßstreifen zur Kontrolle des interfragmentären Druckes versehen. Das Druckverhalten wurde über 1 Woche täglich registriert. Im postoperativen Verlauf wurde in 14-tägigem Abstand eine Markierungssubstanz gespritzt, die in der zum Zeitpunkt der Injektion bestehenden Mineralisationsfront gespeichert wurde und durch Aufleuchten im Fluorescenzmikroskop die Knochenneubildung sichtbar machte (Calceingrün, Xylenol-orange, Calcein-blau, Achromycin, Alizarin). Der Einheilungsverlauf wurde in 6-wöchigem Abstand röntgenologisch kontrolliert. Nach 12 Wochen wurde das Transplantat entnommen und zur exakteren röntgenologischen und makroskopischen Beurteilung der Knochenstruktur mit dem Mammomaten geröntgt. Anschliessend erfolgte die histologische Aufarbeitung von Längs- und Querschnitten aus dem Wirtsknochen-Transplantatbereich zur Fluorescenzmikroskopie und nach Anfärben mit Fuchsin, H.E., und Mason-Goldner zur mikroskopischen Untersuchung.

## Ergebnisse und Diskussion

Alle Hunde belasteten sofort nach der Operation, es kam in jedem Kollektiv nur 1 mal zur Sekundärheilung. Unmittelbar postoperativ war bei der Kieler Spongiosa-Gruppe ein durchschnittlicher interfragmentärer Druck von 4 kp zu messen, in der BMP-Gruppe war aufgrund der Elastizität des Materials ein Druck nicht aufzubauen. Nach 3 Tagen war auch bei der Kieler Spongiosa der Druck auf 0 abgefallen. Die bei der Kieler Spongiosa-Gruppe nach 6 Wochen durchgeführten Röntgenuntersuchungen zeigten bereits die Tendenz zur Ausbildung einer Pseudarthrose auf, was sich bei der Transplantatentnahme nach 12 Wochen bestätigte. In der BMP-Gruppe wurde makroskopisch und röntgenologisch bei 4 Tieren ein fester knöcherner Durchbau erreicht. Histologisch waren in der BMP-Gruppe nur noch vereinzelt Transplantatbezirke erkennbar, in den überwiegenden Anteilen des Transplantats war bereits ein Umbau durch zahlreiche Gefäße und Osteone erzielt. Diese Vorgänge waren im Kieler Spongiosa Transplantat nur in wesentlich geringerem Ausmaß anzutreffen, ein knöcherner Durchbau war nicht erreicht.

Während für die Kieler Spongiosa-Gruppe durch das rasche Zusammensintern des Materials und die dadurch gegebene Unruhe im Transplantatbereich die Ausbildung der Pseudarthrosen leicht erklärbar war, überraschten die guten Ergebnisse bei der BMP-Gruppe. Trotz der mangelnden Stabilität des Materials scheint eine erhebliche osteoinduktive Potenz gegeben.

## Zusammenfassung

2 Gruppen von je 6 Beaglehunden wurden in einen standardisierten Knochendefekt von 1 cm zum einen Kieler Spongiosa, zum anderen ein nach den Vorschriften Urists präpariertes autologes Knochenmaterial implantiert. Trotz mangelnder mechanischer Stabilität war bei der nach Urist behandelten Gruppe eine erhebliche osteoinduktive Potenz und Knochenneubildung festzustellen.

## Summary

In two groups of six beagle dogs a standardized bone defect of 1 cm was replaced by a) "Kieler Spongiosa", and b) autologous bone material, prepared according to the formula of Urist. Instead of mechanical insufficiency an impressive osteogenetic potency and periosteosis was noticed in group b.

## Literatur

1. URIST, M.R.: Bone: Formation by autoinduction. Science 150, 893 - 899 (1965).
2. URIST, M.R., STRATES, B.S.: Bone morphogenetic protein. J. dent. Res. 50, 1392 - 1406 (1971).
3. URIST, M.R.: Bone morphogenesis in implants of residues of radioisotope labelled bone matrix. Calcit. Tiss. Res. 15, 269 - 286 (1974).

Dr. W. Heitland, Chirurgische Klinik und Poliklinik der Universität Tübingen, D-7400 Tübingen

# 49. Vergleichende Untersuchungen zum Einbau autologer und homologer Spongiosa in die Kompakta des Röhrenknochens

L. T. Dambe, K. Saur und L. Schweiberer

Chirurgische Universitätsklinik Homburg/Saar, Abteilung Unfallchirurgie (Direktor: Prof. Dr. med. L. Schweiberer)

Zur Auffüllung größerer Knochendefekte nach Trauma, Infektion oder Pseudarthrose hat sich die autologe Spongiosaplastik deshalb mit Erfolg durchgesetzt, weil sie auf Grund ihrer osteogenetischen Potenz eine schnelle Einheilung garantiert (5).

Da man bei ausgedehnten Defekten - wie z.B. im Unterschenkelbereich nach Zweiradunfällen oder bei Sekundär- und Tertiäreingriffen - mangels genügend autologer Spongiosa in Verlegenheit geraten kann und da für diese Fälle von verschiedener Seite die homologe Spongiosa empfohlen wird (3, 4), haben wir die Möglichkeit des Einsatzes homologer Spongiosa im vergleichenden Tierexperiment nachuntersucht. Uns interessierte insbesondere die Frage, in welchem Ausmaß ein substantieller und zeitlicher Verlust des homologen Transplantates durch die Antigen-Antikörperreaktion gegenüber dem autologen bei der Einheilung eintritt (2).

## Material und Methodik

Da die Einheilung eines Knochentransplantates genau wie die Frakturheilung von mechanischer Stabilität und guter Vascularisation des Lagers abhängig ist, haben wir bei ausgewachsenen Bastardhunden auf der Streckseite der Radiusdiaphyse einen größenmäßig standardisierten, ca. 1 cm großen, keilförmigen Corticalisdefekt gesetzt, der nur den halben Umfang des Radiusschaftes betraf unter Eröffnung der Markhöhle. In diesen Corticalisdefekt wurde bei jeweils 5 x 2 Hunden Spongiosa aus dem Trochantermassiv eingebracht, wobei bei den homologen Plastiken die Spongiosa der beiden Versuchstiere ausgetauscht wurde. Die Präparate wurden in der von uns bereits früher angegebenen Weise mikroradiographiert (1) und die Längsschnitte histologisch in Stufenschnitten aufgearbeitet. Diese Untersuchungen erfolgten bei jeweils 2 Tieren nach 1 Woche, 2, 3, 4 und 6 Wochen.

## Ergebnisse

Mikroradiographisch ergab sich folgendes Bild: Nach 1 Woche ist die autologe wie die homologe Spongiosaplastik von den Markraumgefäßen her vollständig vascularisiert. Histologisch sieht man in beiden Präparaten die Micropaque-gefüllten Gefäße sowie ein zellreiches fibroblasten- und reticulumzellähnliches Proliferationsgewebe zwischen den transplantierten Bälkchen. Vom Markraum her findet um die neu einsprossenden Capillaren eine rege Geflechtkochenbildung statt, ebenso im Marklager. In gleicher Weise wird um die Transplantatbälkchen durch die mitübertragenen Osteoblasten neuer Knochen gebildet. Zugleich findet an der Oberfläche der Transplantate durch die mitübertragenen Osteoklasten ein reger Abbau statt.

Nach 2 Wochen sieht man mikroradiographisch beim autologen Transplantat einen zusätzlichen Gefäßanschluß von Periostrand her, während beim homologen Präparat die Capillaren im Transplantat verschwinden als Ausdruck einer Antigen-Antikörperreaktion. Histologisch sieht man in beiden Präparaten im Zentrum ein zellärmeres Bild zwischen den Knochenbälkchen. Beim homologen Präparat zeigen die neugebildeten Gefäße keine Mikropaquefüllung mehr, während beim autologen die einsprossenden Gefäße eine Neubildung von Geflechtknochen nach sich ziehen.

Nach 3 Wochen ist die homologe Spongiosaplastik sowohl vom Markraum als auch vom Periostrand her wieder vollständig revascularisiert. Beim autologen Transplantat sieht man mikroradiographisch schon einen Gefäßanschluß ans Corticalislager, der histologisch in beiden Präparaten nachweisbar ist. Dadurch kommt es zu einer Verzahnung des Geflechtknochens mit dem Corticalislager, in dem jetzt gleichfalls Umbauvorgänge mit Erweiterung der Havers'schen Systeme stattfinden.

Nach 4 Wochen wird mikroradiographisch der Gefäßanschluß an die Havers'schen Systeme der Lagercorticalis deutlicher in beiden Präparaten. Histologisch sieht man in beiden Transplantaten den Umbau des Geflechtknochens zum Lamellenknochen, die Havers'schen Systeme sind dabei noch ungeordnet. Sie zeigen jedoch schon deutlich eine beginnende Apatiteinlagerung. Die transplantierten Bälkchen sind nur noch spärlich nachweisbar.

Nach 6 Wochen wird mikroradiographisch der Gefäßanschluß an das Corticalislager immer deutlicher. Histologisch setzen sich die vorbeschriebenen Umbauvorgänge fort, der Geflechtknochen ist fast vollständig zum Lamellenknochen umgebaut und sekundär verkalkt. Eine trajektorielle Ausrichtung seiner Havers'schen Systeme entsprechend denen der Lagercorticalis ist erst andeutungsweise zu sehen. Diese letzte Phase der vollen Integration des Transplantates in das Corticalislager steht noch aus.

## Diskussion

Die von uns eingangs gestellte Frage muß auf Grund unserer Versuche dahingehend beantwortet werden, daß nach 6 Wochen unter den gegebenen Bedingungen - mechanische Stabilität und gute Vascularisation des aufnehmenden Lagers - die homologe Spongiosaplastik gegenüber der autologen keinen nennenswerten substantiellen Verlust erleidet. Andererseits zeigen jedoch unsere Befunde, daß das homologe Transplantat in der 2. Woche durch die Immunvasculitis eine erhebliche Schwächung seiner Infektabwehr erleidet, so daß man daraus den Schluß ziehen muß, daß die homologe Spongiosaplastik zur Auffüllung infektgefährdeter Knochendefekte sicher nicht geeignet ist. Weiterhin zeigen unsere Versuche, daß im autologen Transplantat der Umbau zum Lamellenknochen etwas früher erfolgt als im homologen und daß die Hauptgefäßversorgung in beiden Transplantaten über den gesamten Beobachtungszeitraum vom Markraum her erfolgt, während die Gefäßanschlüsse vom Periostrand und von den Havers'schen Systemen der Lagercorticalis nur eine untergeordnete Rolle spielen.

## Zusammenfassung

Die Einheilung der frischen homologen und autologen Spongiosaplastik in einen diaphysären Corticalisdefekt wurde in einer vergleichenden Versuchsserie bei Hunden nachuntersucht. Die Hauptrevascularisation erfolgt vom geöffneten Markraum her. In der 2. Woche kommt es im homologen Transplantat zur Obliteration der neugebildeten Gefäße, die in der 3. Woche wieder ersetzt werden. Gleichzeitig kommen vorübergehend Knochenneubildung und osteoklastischer Abbau im homologen Transplantat zum Stillstand. Nach 6 Wochen sind beide Transplantate zum Lamellenknochen umgebaut. Seine Struktur ist noch ungeordnet. Die Ergebnisse bestätigen die Überlegenheit der autologen Spongiosaplastik über die homologe.

## Summary

The healing of fresh autologous and homologous cancellous bone graft in gaps made in diaphysis was checked in a comparative test series of dogs. The general revascularization comes from the medulla. During the 2nd week the newly formed vessels in the homograft are obliterated. These are rebuilt during the 3rd week. At the same time new bone formation and reabsorption of the implanted bone by osteoclasts cease temporarily. After 6 weeks both grafts are remodeled in lamellar bone. The osseous trabeculae do not yet run parallel to Havers' systems of the corticalis. The results verify the superiority of the autologous cancellous bone graft.

## Literatur

1. VAN DE BERG, A., DAMBE, L.T., SCHWEIBERER, L.: Angiographische und mikroangiographische Technik an der Tibia des Hundes. In: Loose, K.E.: Angiographie und ihre Fortschritte; S. 277 - 279. Stuttgart: Thieme 1972.
2. CHALMERS, J.: Transplantation immunity in bone homografting. J. Bone Jt. Surg. 41, 160 - 179 (1959).
3. PALME, E.: Erfahrungen mit Knochentransplantationen. Beitr. Orthop. u. Traumatol. 24, 501 - 508 (1977).

4. SPRING, R. und MARTI, R.: Homologe Spongiosaplatik mit Femurköpfen. Helv. chir. Acta 42, 421 - 426 (1975).
5. SCHWEIBERER, L.: Der heutige Stand der Knochentransplantation. Chirurg 42, 252 - 257 (1971).

Dr. L.T. Dambe, Universitätsklinik Homburg/Saar, Abteilung Unfallchirurgie, D-6650 Homburg/Saar

# 50. In vitro Kultursystem zur Charakterisierung der Wachstumspotenz von Knorpeltransplantaten

G. Helbing, W. Heit und C. Burri

Aus der Abteilung für Unfallchirurgie, Plastische und Rekonstruktive Chirurgie (Leiter: Prof. Dr. C. Burri) und der Abteilung für Innere Medizin und Hämatologie (Leiter: Prof. Dr. H. Heimpel) der Universität Ulm

## Einleitung

Die Transplantation von Gelenkknorpel kann derzeit noch nicht als klinische Routinemethode angesehen werden. Soweit Gebrauch davon gemacht wird, kommt entweder die Verpflanzung frischen autologen Knorpels oder die Verwendung konservierten homologen Materials in Frage. Beide Verfahren unterliegen Einschränkungen wie begrenzte Verfügbarkeit des Spenderknorpels oder Schädigung des Transplantates durch die Konservierung. Zudem fehlten bisher Methoden, die eine Aussage zur Langzeitprognose verpflanzten Knorpelgewebes erlauben. Soll das Transplantat mehr als eine Platzhalterfunktion einnehmen, so ist sein langfristiges Überleben an eine ausreichende Zahl lebensfähiger Zellen im verwendeten Gewebe gebunden (2, 4).

Im folgenden soll ein in vitro-Modell vorgestellt werden, welches Aussagen über die Proliferations- und Differenzierungsfähigkeit von Chondrocyten erlaubt und somit als Methode zur Bemessung der Lebensfähigkeit von Zellen im Transplantat gewertet werden kann.

## Methodik

Die Untersuchungen wurden an Kaninchenknorpel bei unterschiedlichem Alter der Spendertiere durchgeführt. Das steril entnommene und zerkleinerte Knorpelgewebe wurde mit Trypsin und Kollagenase in eine Einzelzellsuspension überführt. Die Chondrocyten wurden in geeigneten Zellkonzentrationen in HAM's F 10-Medium, versetzt mit 20 % foetalem Kälberserum sowie 5 % ß-Mercaptoäthanol ($10^{-4}$ molar), suspendiert. Dieser Kulturansatz wurde durch Zusatz von 0,8 % Methylcellulose in einen semisoliden Viskositätszustand überführt. Pro Ansatz wurden je 3 Kulturen á 1 ml in Petrischalen (GREINER, 35 mm Ø) über 10 Tage bei 37°C, 5 % $CO_2$ und einer relativen Luftfeuchtigkeit von über 90 % inkubiert (3) (Abb. 1).

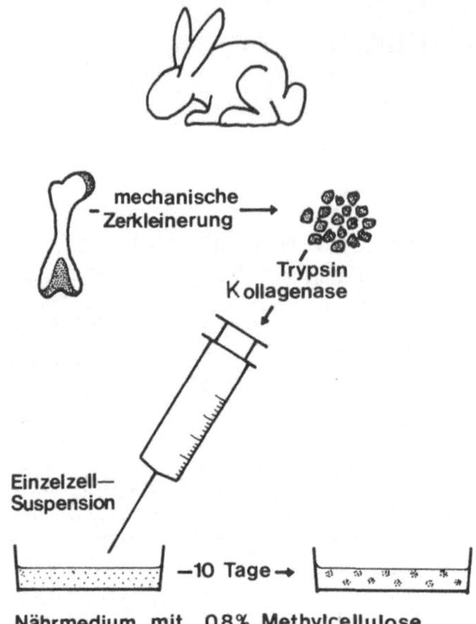


*Abb. 1. Aufarbeitung des Knorpels (Details s. Text)*

Bei einem Teil der Versuche wurde konditioniertes Medium (15 Vol. %) von 8 Tage alten Chondrocyten- oder Fibroblasten-Flüssigkeitskulturen zugesetzt ($10^5$ Zellen/ml in HAM's F 10, 10 % foetales Kälberserum) (1)

## Ergebnisse

Bei Verwendung dieses semisoliden Kulturmediums konnte gezeigt werden, daß in Abhängigkeit von der Kulturdauer aus einer Einzelzellsuspension Aggregate von Chondrocyten bis zu 500 Zellen (= Kolonien) entstehen. Diese zum Teil makroskopisch sichtbaren Kolonien setzten sich aus kugelrunden, kompakten Zellhaufen zusammen, deren Größe innerhalb eines Versuchsansatzes weitgehend konstant war. Es besteht experimentell ausreichender Anhalt, daß dieses Wachstum der Chondrocyten clonalen Ursprungs ist. Zwischen der Anzahl inokulierter Einzelzellen und der nach 7 - 10 Tagen entstandenen Kolonien läßt sich eine Dosis-Wirkungsbeziehung aufzeigen. Die Incidenz koloniebildender Chondrocyten-Vorläuferzellen ist zudem abhängig vom Alter des Knorpelspenders. Sie nimmt mit zunehmendem Alter ab (Abb. 2). Durch Zugabe von konditioniertem Medium aus Fibroblasten-Flüssigkeitskulturen konnte darüberhinaus die Zelldifferenzierung beeinflußt werden: Chondrocyten aus neonatalem Knorpel bildeten Kolonien, deren Einzelzellen sich morphologisch deutlich von solchen in "spontan" gewachsenen Kolonien unterschieden und wie Fibroblasten auswuchsen. Dieser Effekt ließ sich nicht an Kulturen aus juvenilem oder adultem Knorpel beobachten.

Der Zusatz von konditioniertem Medium aus Chondrocyten-Flüssigkeitskulturen hatte dem gegenüber keinen erkennbaren Effekt auf die Proliferations- oder Differenzierungsfähigkeit.

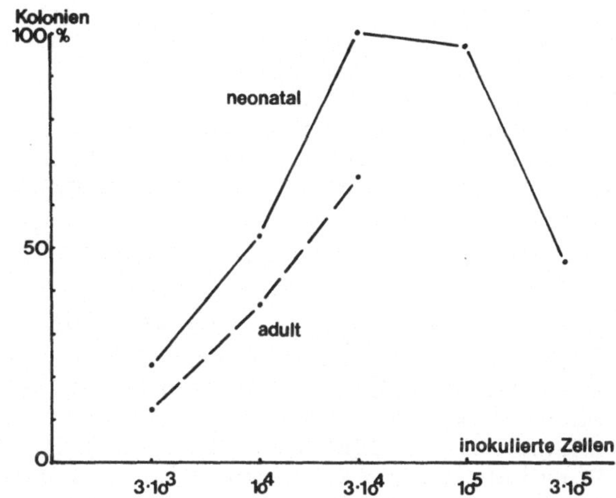


*Abb. 2. Dosisabhängiges Koloniewachstum von Chondrocyten in vitro in Prozent der maximalen Koloniezahl (zwei Experimente). Die mittlere Koloniezahl pro 3 x $10^4$ Zellen beträgt 3263 für neonatalen und 2146 für adulten Knorpel*

Diese erstmals für Chondrocyten verwendete Kulturtechnik scheint somit geeignet, funktionelle Eigenschaften des knorpelbildenden Zellsystems qualitativ und semiquantitativ zu beschreiben. Es erfüllt damit die Voraussetzungen, um Untersuchungen über die Viabilität sowohl von frischem wie auch von kryopräserviertem Knopel durchführen zu können, so daß Aussagen zur Prognose verwendeten Spendermaterials in Aussicht gestellt werden können.

## Zusammenfassung

Mit dem Ziel, verläßliche Kriterien für die prognostische Beurteilung von Knorpeltransplantaten zu erhalten, wurden Chondrocyten vom Kaninchen in vitro untersucht. Mit Hilfe eines semisoliden Nährmediums läßt sich ihre Fähigkeit, Kolonien zu bilden, feststellen. Des weiteren kann damit die Proliferations- und Differenzierungspotenz ermittelt werden. Die Bildung von Kolonien unterliegt in vitro einer Dosis-Wirkungsbeziehung. Alter des Knorpelspenders und Kolonien-Inzidenz verhalten sich umgekehrt proportional. In Gegenwart von konditioniertem Medium aus Fibroblasten-Kulturen wuchsen neonatale Chondrocyten fibroblastenähnlich. Medium von Chondrocytenkulturen hatte keinen sichtbaren Effekt.

## Summary

In order to find reliable criteria for determining the prognosis of transplanted cartilage, the quality of isolated rabbit chondrocytes was assayed in vitro. A culture system of semisolid medium was able to detect colony-forming units of chondrocytes. Also their proliferative and differentiating capacity could be investigated. Colony formation in vitro follows a strict dose-response relationship. An inverse relationship was observed between the age of the donor and the colony incidence in vitro. Cells from neonatal cartilage could be induced to grow as fibroblastic colonies in the presence of conditioned medium from fibroblastic monolayer cultures. No effect, however, could be observed with chondrocyte-derived conditioned medium.

## Literatur

1. GAY, S., MÜLLER, P.K., LEMMEN, C., REMBERGER, K., METZEN, K., KUHN, K.: Immunohistological study on Collagen in Cartilage-Bone Metamorphosis and Degenerative Osteoarthrosis. Klin. Wschr. 54, 969 (1976).
2. HESSE, W., HESSE, J., ZECH, G.: Regressive und reparative Vorgänge nach experimenteller Transplantation von homologem Gelenkknorpel. Arch. orthop. Unfall-Chir. 81, 89 (1975).
3. ISCOVE, N.N., SIEBER, F.: Erythroid Progenitors in Mouse Bone Marrow Detected by Macroscopic Colony Formation in Culture. Exp. Haemat. 3, 32 (1975).
4. WAGNER, H.: Die Klinik der Knorpeltransplantation bei der Osteochondrosis dissecans. Hefte Unfallheilk. 127, 118 (1976).

Dr. G. Helbing, Chirurgische Universitätsklinik, Abteilung für Unfallchirurgie, Plastische und Rekonstruktive Chirurgie, Steinhövelstraße 9, D-7900 Ulm

# 51. Spannungsänderung am vorderen Kreuzband im Bewegungsablauf des Kniegelenkes

P. Hertel, F. Klapp, H. Seiler und G. Harbauer

Chirurgische Universitätsklinik Homburg/Saar, Abteilung Unfallchirurgie (Direktor: Prof. Dr. med. L. Schweiberer) und Abteilung Experimentelle Chirurgie (Direktor: Prof. Dr. med. G. Harbauer)

Die Rolle des vorderen Kreuzbandes in der antero-posterioren Stabilität des Kniegelenkes wird gegensätzlich eingeschätzt. Die Gegenpole sollen nur angedeutet werden. HUGHSTON (1969): "Da das vordere Kreuzband in 90° Bewegung nicht gespannt ist, hat es keine Bedeutung für das vordere Schubladenzeichen". FURMAN (1976): "Bei 90° Beugung ist der antero-mediale Anteil des vorderen Kreuzbandes gespannt. Bei Verletzung dieses Bandanteiles ist eine vordere Schublade vorhanden". Mit einer speziellen Versuchsanordnung wollten wir zur Klärung dieser auch in anderen Arbeiten zu findenden Widersprüche beitragen.

## Material und Methode

Es wurden 5 kurzfristig tiefgefrorene Leichenknie als Bandpräparate vorbereitet und vermessen. Die Kniescheibe inklusive des Lgt. patellae wurde entfernt. Das Knie wurde auf einer Arbeitsplatte fixiert (mit Hilfe von 2 Steinmann-Nägeln und äußeren Spannern). Das Femur wurde in Höhe des Innenbandansatzes mit einem weiteren Steinmann-Nagel versehen, an welchem über einen Bügel die Rotation eingestellt wurde. An das proximale Ende des Femur wurde eine nach dem Prinzip der Wasserwaage arbeitende Winkelmeßeinrichtung angebracht, mit deren Hilfe die Beugung reproduzierbar eingestellt werden konnte. Das vordere Kreuzband wurde präpariert und von synovialem Überzug und Fett befreit. Aus dem vorderen medialen Anteil des vorderen Kreuzbandes wurde ein ca. 1 mm starkes Faserbündel präpariert und etwa in der Mitte des Kreuzbandverlaufes mit einer Umstechungsnaht Mersilene 3 x 0 versehen. An der Umstechungsnaht wurde ein 4 x 0 Draht fixiert, der etwa senkrecht vom vorderen Kreuzband weg über eine Rolle geführt wurde. Der Draht wurde am rückwärtigen Teil einer Stablampe mit Leuchtpfeil fixiert. Die Stablampe war im vorderen Anteil punktförmig gelagert (Abb. 1). Zum freien Lauf des Drahtes wurden Teile des Femurcondylus entfernt, ohne die Rollgleitbewegung des Kniegelenkes zu gefährden. Die Bewegungen des Leuchtpfeiles wurden in Abständen von 10° auf Papier markiert. Der Abstand Aufhängung - Auflage betrug 18 cm, der Abstand Auflage - Projektionsfläche 210 cm. Das Zuggewicht maß 150 g. Eine Auf-

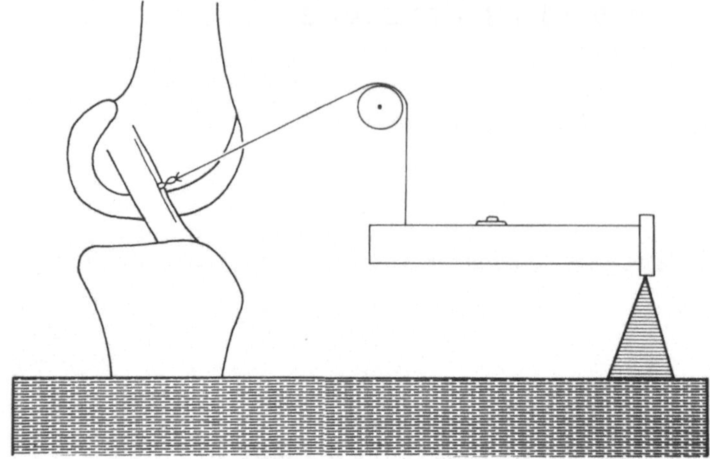

*Abb. 1. Schema der Versuchsanordnung. Ein Faserbündel des anteromedialen Anteiles des vorderen Kreuzbandes wird abgegriffen. Seine Veränderungen während der Kniebeugung werden über eine punktförmig gelagerte Stablampe vergrößert projiziert*

wärtsbewegung des Leuchtpfeiles entsprach einer Bewegung des vorderen Kreuzbandes nach vorn, eine Abwärtsbewegung des Leuchtpfeiles einer Kreuzbandbewegung nach hinten. Da in die Bewegung des Leuchtpfeiles Spannungsänderung und räumliche Veränderung des Kreuzbandes gemeinsam eingingen, wurde als Vergleich der femorale Ansatz des Faserbündels herangezogen. Dazu wurde der Verlauf dieses Faserbündels bis zu seinem femoralen Ansatz verfolgt, ohne das Faserbündel aus seinem Verband zu lösen. Am Ansatz des Faserbündels wurde eine Kleinfragment-Spongiosaschraube (AO) installiert. Am femoralen Bandansatz fällt die Veränderung des Leuchtpfeiles durch Bandlockerung fort. Durch Reduktion des Kurvenverlaufes am femoralen Bandansatz auf den Verlauf etwa in Bandmitte mit Faktor 0,38 (entsprechend einem Spannungsverlauf ohne Lockerung) lassen sich qualitative Angaben über den Verlauf der Bandspannung am vorderen Kreuzband machen. Die Meßreihen wurden für neutrale Rotation (OR), Innenrotation (IR) und Außenrotation (AR) der Tibia gegenüber dem Femur durchgeführt. Die Rotation wurde dabei über den Bügel am distalen Femur bis zum Bandanschlag bei ca. 0,2 mKp Drehmoment eingestellt.

## Ergebnisse

In Neutralposition des Kniegelenkes nimmt die Bandauslenkung bis etwa 30$^{\circ}$ zu. Bei etwa 80 bis 90$^{\circ}$ wird die Bandspannung der Ausgangslage in Streckstellung wieder angenähert, das Band ist gespannt. Es lockert sich bei zunehmender Beugung bis etwa 120$^{\circ}$ erneut und erreicht bei ca. 150$^{\circ}$ wieder die volle Spannung (Abb. 2).

In Innenrotation läßt sich praktisch über den gesamten Bewegungsablauf des Kniegelenkes keine Bandlockerung feststellen.

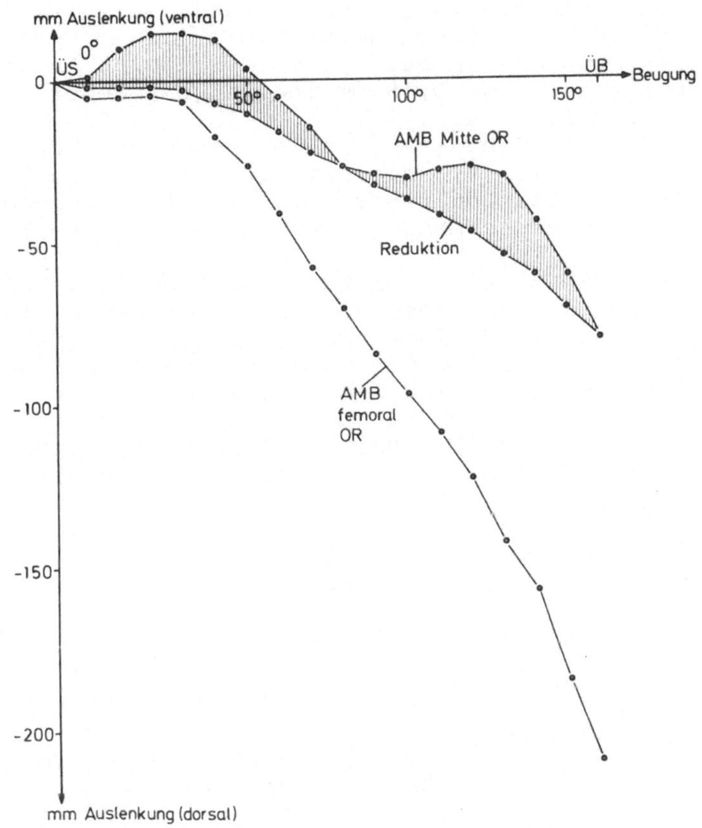


*Abb. 2. Relative Bandauslenkung am Faserbündel aus dem anteromedialen Anteil des vorderen Kreuzbandes (AMB) in Bandmitte und am femoralen Ansatz bei neutraler Rotation (OR). Die schraffierte Fläche entspricht der relativen Bandlockerung. Maxima bei 30° und 130° Beugung. Straffes Band zwischen 80° und 90° Beugung. (n = 5), ÜS = Überstreckung, ÜB = Überbeugung*

Die Kurve des vorderen Kreuzbandes verläuft ähnlich wie die aus dem Verlauf des femoralen Ansatzes gewonnene reduzierte Kurve, sogar etwas unterhalb derselben.

Bei Außenrotation ist die Bandspannung lediglich in den Extrempositionen vorhanden, während über die gesamte Kniebeugung das vordere Kreuzband gelockert ist.

## Diskussion

Mit einer einfachen Meßvorrichtung wurde der Verlauf der relativen Bandspannung des vorderen Kreuzbandes im Vergleich zu den Extrempositionen Überstreckung und Überbeugung aufgezeigt. In der Neutralposition des Kniegelenkes ("O-Rotation") zeigte sich ein wellenförmiger Verlauf der Bandspannung mit Lockerungsmaxima bei ca. 30° und ca. 130° und einem Spannungsmaximum bei 80 bis

90°. Wenn man die relativen Lockerungen in Längenmaßen andeutet, so kommt es im Lockerungsmaximum zu einer Ventralverschiebung des Faserbündels um ca. 1,7 mm durch eine Annäherung der Bandansatzpunkte von ca. 0,15 mm (bei angenommener Kreuzbandlänge von 38 mm, GIRGIS et al., 1975) und Abgriff des Faserbündels etwa in Bandmitte. Dies steht in weitgehender Übereinstimmung mit BURRI et al. (1974), die bei Kreuzbandnähten bis etwa 100° Beugung keine Spannung feststellen konnten. Unbekannt war bisher eine 2. Lockerungsphase zwischen 100° und voller Beugung.

Weiterhin zeigt sich der Wert der konventionellen Diagnostik der vorderen Schublade, die ja üblicherweise in 90° Kniebeugung durchgeführt wird. In dieser Position wird die vordere Schublade bei einer Verletzung des vorderen Kreuzbandes am deutlichsten. Der intakte antero-mediale Anteil des vorderen Kreuzbandes ist zwischen 80° und 90° Beugung straff gespannt, wie die Neutralkurve zeigt (Abb. 2). Bei 90° Beugung ist die vordere Schublade bei einem Riß des antero-medialen Anteils des vorderen Kreuzbandes oder bei einem Riß des gesamten vorderen Kreuzbandes positiv, bei intaktem antero-medialem Anteil des vorderen Kreuzbandes negativ, auch wenn der postero-laterale Anteil des vorderen Kreuzbandes durchtrennt ist (FURMAN et al., 1976).

Nach den angegebenen Meßwerten kommt als Mechanismus für eine isolierte vordere Kreuzbandruptur in Frage:

1. postero-anteriore Verschiebung des Unterschenkels bei rechtwinkelig gebeugtem Knie,
2. Innenrotation der Tibia gegenüber dem Femur am ehesten bei Überbeugung oder Überstreckung.

Zumindest der letzte Fall ist durch Filmbeobachtung bewiesen (WANG et al., 1975). Bei Überstreckung und Innenrotation treten extreme Anspannungen des vorderen Kreuzbandes auf. In der Außenrotation ist das vordere Kreuzband nahezu über den gesamten Bewegungsablauf des Kniegelenkes entspannt, so daß vordere Kreuzbandrisse wie z.B. bei der "unhappy triad" nur nach Verletzung anderer Strukturen möglich sind.

## Zusammenfassung

An 5 Leichenknien wird die relative Bandlockerung am anteromedialen Anteil des vorderen Kreuzbandes gemessen. Das Band ist zwischen 80° und 90° gespannt und hat Lockerungsmaxima bei 30° und 130° Beugung. In Innenrotation ist das Band über den gesamten Bewegungsablauf gespannt, in Außenrotation nur in voller Beugung und voller Streckung.

## Summary

Relative tension of the anteromedial part of the anterior cruciate ligament of five cadaver knees is measured. The ligament is taut at 80° - 90° flexion and loosened to a maximum at 30° and 130° flexion. On internal rotation it is taut at each stage of flexion, on external rotation, only at full extenson and full flexion.

Literatur

1. BURRI, C., HELBING, G., RÜTER, A.: Die Behandlung der posttraumatischen Bandinstabilität am Kniegelenk. Orthopäde 3, 184 - 192 (1974).
2. FURMAN, W., MARSHALL, J.L., GIRGIS, F.G.: The anterior cruciate ligament. J. Bone Jt Surg. 58A, 179 - 185 (1976).
3. GIRGIS, F.G., MARSHALL, J.L., AL MONAJEM, A.R.S.: The cruciate ligaments of the knee joint. Clin. Orthop. 106, 216 - 231 (1975).
4. HUGHSTON, J.C.: The posterior cruciate ligament in knee-joint stability. J. Bone Jt Surg. 51A, 1045 - 1046 (1969).
5. WANG, J.B., RUBIN, R.M., MARSHALL, J.L.: A mechanism of isolated anterior cruciate ligament rupture. Case Report. J. Bone Jt Surg 57A, 411 - 413 (1975).

Dr. P. Hertel, Chirurgische Universitätsklinik Homburg/Saar, Abteilung Unfallchirurgie, D-6650 Homburg/Saar

# 52. Zugfestigkeiten und histologische Heilverläufe partiell durchtrennter Knieseitenbänder nach oder ohne Gipsruhigstellung

M. El Saman, P. Hutzschenreuter und L. Claes

Aus der Abteilung für Experimentelle Chirurgie des Departments für Chirurgie der Universität Ulm

Experimentelle Regenerationsstudien von Sehnengeweben wurden bisher entweder unter längerer Ruhigstellung (5) oder nach funktioneller Behandlung (1) vorgenommen. Um die qualitative Beschaffenheit von Sehnengewebe nach Ruhigstellung oder funktioneller Behandlung vergleichen zu können, prüften wir die Zugfestigkeit und die histologischen Strukturen (4) partiell durchtrennter Seitenbänder nach oder ohne Gipsruhigstellung.

## Material und Methode

Bei 20 männlichen Neuseeländer Kaninchen (Gewicht 2000 - 3000 g) durchtrennten wir in Äther-$O_2$-Narkose (Harvard- oder Schulerpumpe) die medialen Seitenbänder in ihren mittleren Abschnitten auf eine Länge von 2 mm unter Belassung eines 0,5 - 1 mm breiten Randsaumes. Das durchtrennte peritenoale Gewebe schlossen wir mit Catgut- die Hautwunde mit Mersilene-Einzelknopfnähten. Bei der Hälfte der Tiere legten wir einen zirkulären Gipsverband vom Zehengelenk bis zum Oberschenkel reichend an. Die übrigen Tiere bewegten das rechte Kniegelenk während der gesamten Versuchsdauer von 3 oder 6 Wochen sofort. 10 weitere Tiere erhielten ohne partielle Durchtrennung der medialen Seitenbänder je einen zirkulären Gipsverband und 20 weitere hielten wir als Kontrolltiere (ohne Gipsverband und ohne partielle Durchtrennung). Nach Tötung mit einer $CO_2$-Überdosis entfernten wir die medialen Seitenbänder zur biomechanischen und histologischen Aufarbeitung.

Zugfestigkeitsprüfung: Um nur den primär durchtrennten medialen Seitenbandanteil auf seine Festigkeit prüfen zu können, konstruierten wir eine spezielle Schnittvorrichtung, welche es uns ermöglicht, daß vom ehemaligen Durchtrennungsbezirk immer eine Querschnittsfläche von 1,84 $mm^2$ erhalten blieb. Die Zugfestigkeitsprüfungen erfolgten in einer speziellen Einspannvorrichtung in der Präzisions-Prüfmaschine Instron Modell 11 15 bei einer Temperatur von 21°C spätestens 30 min nach Explantation. Die Zuggeschwindigkeit betrug 1 cm/min. Die statistische Auswertung erfolgte mit einer Varianzanalyse mit orthogonalen Kontrasten in Zusammenarbeit mit dem Rechenzentrum der Universität Ulm (Tabelle 1).

Tabelle 1. Zugfestigkeiten der medialen Seitenbänder, rechts Mittelwerte ± Standardabweichungen in $N/mm^2$

| Vers. Dauer | Gesund | n. Gipsruhigstellung | n. Teilincision ohne Gipsruhigstellung | n. Teilincision mit Gipsruhigstellung |
|---|---|---|---|---|
| 3 Wo. | 28,76 ± 9,62 | 15,24 ± 9,28 | 19,60 ± 7,41 | 10,74 ± 8,61 |
| 6 Wo. | 43,82 ± 13,86 | 20,18 ± 9,04 | 36,46 ± 9,26 | 26,80 ± 14,17 |

Histologische Aufarbeitung: Nach Fixation der mittleren Bandabschnitte in 4 %-iger Formalinlösung erfolgte die Einbettung in Paraffin und danach die Herstellung von 7 µm dicken Längsschnitten, welche nach HE gefärbt oder der Elastikafärbung unterzogen wurden.

## Ergebnisse

Im Gegensatz zu den Kontrolltieren und jenen nach partieller Seitenbandincision ohne Gipsruhigstellung, zeigten Tiere mit Gipsruhigstellung eine Atrophie der Muskulatur des rechten Hinterbeines sowie eine allgemeine Gewichtsabnahme. Bei Explantation fiel ferner die Sprödigkeit beider Femurkondülen und des Tibiaplateaus auf.

Zugfestigkeitsprüfung: Bei den Kontrolltieren betrug die Zugfestigkeit nach 3 Wochen Versuchsdauer 28,76 ± 9,62 $N/mm^2$, nach 6 Wochen 48,82 ± 13,86 $N/mm^2$ (Tabelle 1). Stellten wir nicht durchtrennte mediale Seitenbänder allein durch Gips 3 Wochen ruhig, dann fiel die Zugfestigkeit auf 15,24 ± 9,28 $N/mm^2$, nach 6 Wochen Gipsruhigstellung um mehr als 50 % ab (Tabelle 1). Die höchsten Festigkeiten partiell durchtrennter Seitenbänder ließen sich unter funktioneller Behandlung nachweisen. Diese betrugen nach 3 Wochen 19,6 ± 7,41 $N/mm^2$ und nach 6 Wochen 36,46 ± 9,26 $N/mm^2$. Bei der Zugfestigkeitsprüfung rissen die histologisch immer verheilten medialen Seitenbänder am häufigsten neben der Narbe durch. Histologisch waren unter ständiger Bewegung bereits nach 3 Wochen Versuchsdauer die Fibroblasten parallel angeordnet, während diese nach Gipsruhigstellung und gleicher Versuchsdauer noch unregelmäßig nebeneinander lagen.

## Diskussion

Nach BUCK (2) spielen im Regenerationsprozeß der Sehnen deren Stümpfe eine passive Rolle. Verantwortlich sind nach diesem Autor vielmehr die präexistierenden Zellen des anliegenden Gewebes und diese werden durch funktionellen Streß unter Druck gesetzt und damit zur Zellproliferation induziert. Die nachzuweisende vermehrte Zugfestigkeit partiell durchtrennter medialer Seitenbänder nach Bewegungstherapie legt daher den Schluß nahe, daß qualitativ besseres Sehengewebe durch diese Behandlungsart entstand. Hierfür sprechen auch die histologisch bereits nach 3 Wochen Versuchsdauer parallel liegenden Fibroblasten. Diese Versuche, in welchen wir eine Erhöhung der Zugfestigkeit funktionell belasteter Seitenbänder nachweisen konnten, sprechen für die Anwendung einer funktionellen Behandlungstherapie (3) bei medialen Seitenbandläsionen.

## Zusammenfassung

Unter der Bewegungstherapie partiell durchtrennter medialer Seitenbänder kam es gegenüber jenen nach Gipsruhigstellung zu einer höheren Zugfestigkeit. Daraus kann der Schluß gezogen werden, daß sich die funktionelle Bewegungstherapie operativ versorgter Bandläsionen, wie sie von BURRI u.a. (3) empfohlen wurde, auf die Zugfestigkeit günstig auswirkt.

## Summary

The tension strength of partially cut medial collateral ligaments of rabbits was higher after functional treatment than after casting. Therefore we conclude, that functional therapy after surgical treatment recommended by BURRI et al. (3) has a beneficial effect on tension strength of human collateral ligaments.

## Literatur

1. BIESIN, A.: Experimentelle Untersuchungen über Heilung der Sehnenwunden. Z. orthop. Chir. 55, 186 (1931).
2. BUCK, R.C.: Regeneration of Tendon. J. Path. Bact. 56, 1 (1953).
3. BURRI, C., PÄSSLER, H.H., RADDE, J.: Klinische Ergebnisse funktioneller Behandlung von operativ versorgten Bandläsionen am Kniegelenk. Kurzreferatensammlung DGOT 1972.
4. HUTZSCHENREUTER, P., BURRI, C.: Biomechanische Untersuchungen an den Bändern des Kniegelenkes. Helv. chir. Acta 41, 51 (1974).
5. SEGGEL, R.: Histologische Untersuchungen über die Heilung von Sehnenwunden und Sehnendefekten. Beitr. klin. Chir. 37, 342 (1903).

Prof. Dr. P. Hutzschenreuter, Abteilung Experimentelle Chirurgie des Departments für Chirurgie der Universität Ulm, Postfach 4066, D-7900 Ulm/Donau

# 53. Immunologische Überwachung von Transplantationspatienten: Messung der Reaktivität von cytotoxischen Vorläuferzellen*

K. Wonigeit und R. Pichlmayr

Klinik für Abdominal- und Transplantationschirurgie (Leiter: Prof. Dr. R. Pichlmayr) der Medizinischen Hochschule Hannover

## Einleitung

Obwohl bei einer Nierentransplantation zwischen Nichtverwandten in der Regel erhebliche Antigendifferenzen im HLA-System in Kauf genommen werden müssen, kommt es in etwa 50 % der Fälle zu einer langfristigen Tolerierung des Transplantats. Wir haben in einer früheren Studie die spezifische T-Zellreaktivität derartiger Patienten vor und zu verschiedenen Zeitpunkten nach der Transplantation miteinander verglichen und dabei gefunden, daß sich bei einem Teil dieser Patienten ein Defekt in der Fähigkeit entwickelt hatte, in der gemischten Lymphocytenkultur cytotoxische Effektorzellen gegen Spenderzielzellen zu bilden. Da die proliferative Reaktivität gegen Spenderantigene weitgehend erhalten war, vermuteten wir als Ursache dieses Defektes eine Störung auf der Ebene der cytotoxischen Vorläuferzellen (4, 5).

In den jetzt vorgelegten Untersuchungen wurde diese Annahme mit einer neuen Testanordnung geprüft. Zur in vitro Sensibilisierung der Vorläuferzellen wurde dabei statt der bisher verwendeten Spender- und Kontrollzellen ein Stimulatorzellpool eingesetzt. Bei ausreichender Größe dieses Pools kann damit gerechnet werden, daß er eine Aktivierung aller gegen HLA-Determinanten gerichteten proliferierenden Helferzellklone und sämtlicher cytotoxischer Vorläuferzellklone auslöst (2, 3). Die Messung der cytotoxischen Aktivität der in vitro gebildeten Effectorzellen gegen ein Panel definierter Zielzellen erlaubt dann Rückschlüsse darüber, ob der Patient über Vorläuferzellen mit entsprechender Spezifität verfügt.

## Material und Methoden

10 Patienten mit guter Transplantatfunktion 1 bis 4 Jahre nach Leichennierentransplantation und 8 gesunde Kontrollpersonen wurden untersucht. Alle Patienten waren immunsuppressiv behandelt und erhielten 1-2 mg/kg KG Azathioprin sowie 10 - 20 mg Prednisolon.

* Mit Unterstützung der Deutschen Forschungsgemeinschaft.

Das Testverfahren bestand in einer gemischten Lymphocytenkultur (MLC) und einem indirekten Cytotoxicitätstest, in dem die cytotoxische Aktivität der in vitro gebildeten Effectorzellen gemessen wurde (1). Responderzellen im MLC waren durch Dichtegradienten-Zentrifugation isolierte Blutlymphocyten der Patienten und der Kontrollpersonen, Stimulatorzellen waren gepoolte Blutlymphocyten von jeweils 15 bis 20 zufällig ausgewählten Blutspendern. Der Kulturansatz bestand aus 10 x $10^6$ Responderzellen und 10 x $10^6$ Mitomycin-gehemmten Stimulatorzellen in 15 ml Medium mit 20 % AB-Serum. Nach einer Inkubationszeit von 6 Tagen wurde zu Messung der proliferativen Reaktivität der $^3$H-Thymidineinbau in jeweils vier 100 µl Proben der Kulturen gemessen. Die übrigen Zellen wurden gezählt und zur Messung ihrer cytotoxischen Reaktivität in einem $^{51}$Cr-Test als Effectorzellen eingesetzt. Zielzellen waren Fibroblasten des jeweiligen Transplantatspenders und 3 bis 5 weitere, zufällig ausgewählte Fibroblastenlinien. Bei einer konstanten Zellzahl von 10 x $10^3$ Zielzellen wurden im allgemeinen mehrere Effectorzellkonzentrationen untersucht. Nach einer Inkubationszeit von 20 Std wurde die spezifische $^{51}$Cr-Freisetzung in den Überstand gemessen. Die proliferative Reaktivität wird in cpm/100 µl Testsuspension angegeben, die cytotoxische Aktivität der in der Lymphocytenkultur gebildeten Effectorzellen in % spezifische $^{51}$Cr-Freisetzung.

## Ergebnisse

1. Patienten und Kontrollpersonen zeigten eine etwa gleich starke proliferative Reaktion gegen den Stimulatorzellpool. Die Meßwerte für den $^3$H-Thymidineinbau lagen bei den Patienten zwischen 22.000 und 90.000 cpm (Mittelwert 51.261 ± 21.584), bei den Kontrollen zwischen 22.000 und 85.000 cpm (Mittelwert 48.908 ± 20.715).

2. Durch die Stimulation mit dem Lymphocytenpool wurde in Kulturen von Kontrollpersonen eine starke cytotoxische Aktivität gegen sämtliche untersuchten Zielzellen induziert. Im Vergleich hierzu war die cytotoxische Reaktivität gegen zufällig ausgewählte Zielzellen bei den Transplantationspatienten deutlich vermindert (Abb. 1).

Dies wurde besonders bei niedriger Relation zwischen Effectorzellen und Zielzellen sichtbar. Bei einem Verhältnis von 25:1 betrug der Mittelwert aller Einzelreaktionen des Patientenkollektivs nur 13,3 ± 9,4 % spezifische $^{51}$Cr-Freisetzung (n = 42), bei den Normalpersonen jedoch 35,2 ± 10,9 % (n = 40).

3. Neben dieser unspezifischen Unterdrückung der Effectorzellbildung gegen zufällig ausgewählte Zielzellen kam es auch zu einer spezifischen Herabsetzung der Effectorzellbildung gegen Zielzellen des jeweiligen Transplantatspenders (Abb. 1). Bei einem Verhältnis von Effectorzellen : Zielzellen von 25:1 betrug die spezifische $^{51}$Cr-Freisetzung bei 6 der 10 Patienten nur 0 - 3 %, bei den übrigen 4 Patienten 4 - 11 %. Der Mittelwert aller Reaktionen betrug 4,8 ± 3,9 % (n = 10).

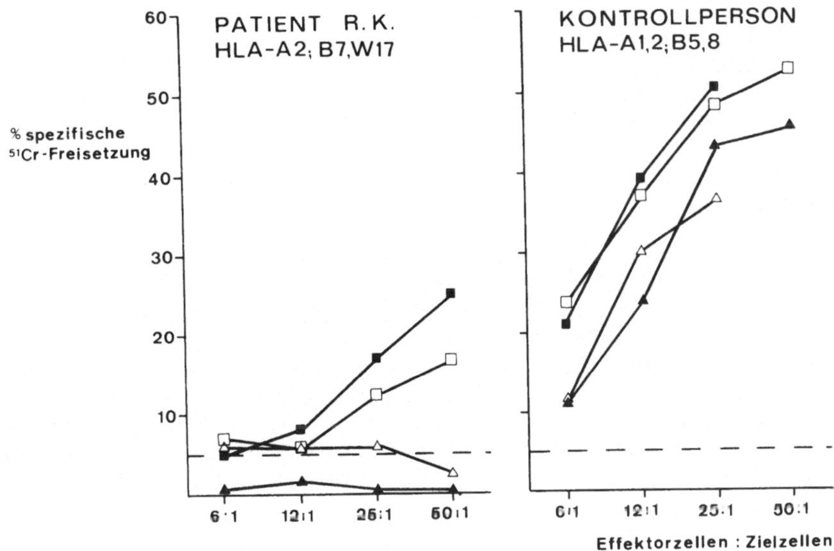


*Abb. 1. Cytotoxische Wirkung von Pool-stimulierten Blutlymphocyten der Patientin R.K. und einer Kontrollperson gegen Zielzellen des Transplantatspenders und drei weitere Zielzellen. Während die Lymphocyten der Kontrollperson einen etwa gleich starken cytotoxischen Effekt gegen alle Zielzellen aufweisen, ist der Effekt der Patientenzellen nicht nur insgesamt niedriger, sondern auch von Zielzelle zu Zielzelle sehr unterschiedlich. Die Zielzellen des Spenders werden überhaupt nicht lysiert. HLA-Antigene der Zielzellen: ▲——▲ A3,3; B7, W22 (Transplantatspender für Patientin R.K.); ■——■ A9,11; B18, W15; □——□ A1; B8, W15; △——△ A2, W25; B7, W15*

## Diskussion

Die etwa gleich starke proliferative Reaktivität von Patienten und Kontrollpersonen gegen den Stimulatorzellpool zeigt, daß die Gesamtpopulation der proliferierenden Helferzellen bei Patienten mit guter Transplantatfunktion und niedriger immunsuppressiver Therapie nicht wesentlich verändert ist. Im Gegensatz dazu war die Induzierbarkeit cytotoxischer Zellen sowohl gegen den Transplantatspender als auch gegen das Panel von "third party"-Zielzellen erheblich reduziert, so daß für die cytotoxischen Vorläuferzellen entweder eine funktionelle Inaktivierung oder eine zahlenmäßige Verminderung angenommen werden muß. Im Zusammenhang mit unserer früheren Beobachtung eines spezifischen Defektes bei einer ähnlichen Gruppe von Patienten (4, 5) ist die Tatsache von Bedeutung, daß auch in der jetzigen Untersuchungsserie die Reaktivität gegen den spezifischen Spender in allen Fällen deutlich unter der Reaktivität gegen das Panel lag und damit auch hier eine ausgeprägte spezifische Komponente des Defektes nachweisbar war. Wir schließen aus diesen Befunden, daß die Population der cytotoxischen Vorläuferzellen einer der wesentlichen Angriffspunkte der immunsuppressiven Therapie ist und daß sich in dieser Subpopulation auch die entscheidenden

Prozesse für die Entwicklung einer spezifischen Adaptation des Empfängerimmunsystems an das Transplantat vollziehen. Falls sich diese Annahme weiter bestätigt, könnte sich die cytotoxische Vorläuferzellreaktivität als wichtiger Parameter für eine individuell angepaßte immunsuppressive Therapie erweisen.

## Zusammenfassung

Bei 10 Patienten mit gut tolerierten Leichennierentranplantaten und 8 Kontrollpersonen wurde die proliferative und cytotoxische Reaktivität von Blutlymphocyten nach in vitro Aktivierung mit einem Stimulatorzellpool untersucht. Während beide Gruppen eine etwa gleiche proliferative Reaktivität aufwiesen, war die cytotoxische Reaktivität der Patientenlymphocyten deutlich vermindert. Dies deutet darauf hin, daß die cytotoxischen Vorläuferzellen einen wichtigen Angriffspunkt sowohl für die immunsuppressive Therapie als auch für spezifische Adaptationsprozesse darstellen.

## Summary

Proliferative and cytotoxic T-cell reactivity subsequent to in vitro stimulation by a lymphocyte pool were studied in ten patients with well-accepted cadaver renal allografts and eight healthy controls. Whereas the proliferative reactivity was about equal in both groups, the cytotoxic responsiveness was markedly reduced in the allograft recipients. We conclude from these results that immunosuppressive drugs as well as specific adaptation processes act preferentially on the cytotoxic precursor cell population.

## Literatur

1. EIJSVOOGEL, V.P., SCHELLEKENS, Th.A., DU BOIS, M.J.G.J., ZEIJLEMAKER, W.P.: Human cytotoxic lymphocytes after alloimmunization in vitro. Transplant. Rev. 29, 125 (1976).
2. SEGALL, M., OMODEI-ZORINI, C., BACH, F.H., JORGENSEN, F., KISSMEYER-NIELSEN, F.: HLA-antigens and mixed leukocyte culture reactivity. Transplant. Proc. 5, 383 (1973).
3. SEGALL, M., BACH, F.H.: Pooled stimulating cells as a "standard stimulator" in mixed lymphocyte culture. Transplantation 22, 79 (1976).
4. WONIGEIT, K., PICHLMAYR, R.: Nachweis eines spezifischen Defektes in der Effektorzellbildung nach Nieren- und Leberallotransplantation beim Menschen. Langenbecks Arch. Chirurgie, Suppl. 1977, S. 269.
5. WONIGEIT, K., PICHLMAYR, R.: Post transplant monitoring of donor specific T cell reactivity of the precursor cell level. Transplant. Proc. 1978 (in press).

Dr. med. K. Wonigeit, Klinik für Abdominal- und Transplantationschirurgie der Medizinischen Hochschule Hannover, Karl-Wiechert-Allee 9, D-3000 Hannover

# 54. Konservierung der ischämisch vorgeschädigten Niere durch hypotherme Lagerung und maschinelle Dauerperfusion

P. Wienand, R. Grundmann, A. Bischoff und H. Pichlmaier

Aus der Chirurgischen Universitätsklinik (Direktor: Prof. Dr. Dr. H. Pichlmaier) und dem Institut für Experimentelle Medizin (Direktor: Prof. Dr. W. Isselhard) Köln-Lindenthal

Es bestehen heute zwei verschiedene Methoden, Nieren außerhalb des Körpers am Leben zu erhalten: die hypotherme Lagerung und die maschinelle hypotherme Dauerperfusion. Ziel der vorliegenden Untersuchungen war es, die hypotherme Lagerung nach COLLINS (2) bzw. SACKS (3) und die maschinelle hypotherme Dauerperfusion für die ischämisch vorgeschädigte Niere zu vergleichen.

## Material und Methodik

Bastardhunde wurden beidseits nephrektomiert. Die Nieren wurden für die angegebene Ischämiezeit (s.u.) in die warme Bauchhöhle gelegt, danach wurden die Nieren der Gruppe 1 (hypotherme Lagerung) mit 500 ml einer 4°C kalten Collins-Lösung (n=30) bzw. Sacks-Lösung (n=32) blutleer gespült sowie anschließend in der jeweiligen Lösung im Eisschrank gelagert. Die Nieren der Gruppe 2 (maschinelle Dauerperfusion) wurden mit einer 7°C kalten Humanalbuminlösung perfundiert (n=21). Nach 12 - 24 Std Konservierungszeit wurden die Nieren an die Halsgefäße eines zuvor beidseits nephrektomierten Empfängertieres transplantiert. Die Sofortfunktion der Nieren wurde durch mindestens 4 Bestimmungen der PAH- und Inulin-Clearance in 30 minütigem Abstand in den ersten 6 Std kontrolliert und in 3 Gruppen eingeteilt: gut funktionierende Nieren (PAH-Clearance > 20 ml/min/100 g), gering funktionierende Nieren (PAH-Clearance < 20 ml/min/100 g) und nicht funktionierende Nieren (PAH-Clearance = 0).

## Ergebnisse

### a) Gruppe 1

Die Kombination von 15 min Ischämie und 12 Std hypothermer Lagerung mußte sowohl für die Methode nach SACKS als auch nach COLLINS als Grenze angesehen werden, die noch toleriert werden konnte (Tabelle 1). Die Funktion der nach SACKS gelagerten Nieren war jedoch signifikant besser (p < 0,01): PAH/Inulin-Clearance von 16,8 ± 14,7 / 6,5 ± 5,8 ml/min/100 g, während in der entsprechenden Collins-Gruppe die PAH/Inulin-Clearance bei 4,2 ± 3,0 / 1,7 ± 1,4 ml/min/100 g lag (Abb. 1).

Tabelle 1. Mittelwerte der Sofortfunktion nach Transplantation

Gruppe 1: Hypotherme Lagerung (PAH-Inulin-Clearance ml/min/100 g)

| | COLLINS | | SACKS | |
|---|---|---|---|---|
| | PAH | Inulin | PAH | Inulin |
| 15 min Ischämie | $\bar{x}$ = 4,2 | $\bar{x}$ = 1,7 | $\bar{x}$ = 16,8 | $\bar{x}$ = 6,5 |
| + 12 Std Lage- | s ± 3,0 | s ± 1,4 | s ± 14,7 | s ± 5,8 |
| rungszeit | n = 10 | | n = 10 | |
| 15 min Ischämie | $\bar{x}$ = 2,5 | $\bar{x}$ = 1,2 | $\bar{x}$ = 8,6 | $\bar{x}$ = 3,1 |
| + 24 Std Lage- | s ± 2,8 | s ± 1,6 | s ± 17,4 | s ± 5,6 |
| rungszeit | n = 12 | | n = 12 | |
| 30 min Ischämie | $\bar{x}$ = 1,6 | $\bar{x}$ = 0,6 | $\bar{x}$ = 5,6 | $\bar{x}$ = 2,8 |
| + 12 Std Lage- | s ± 1,8 | s ± 0,6 | s ± 6,3 | s ± 2,9 |
| rungszeit | n = 8 | | n = 10 | |

Gruppe 2: Maschinelle hypotherme Dauerperfusion (alle Nieren wurden 24 Std perfundiert; PAH-Inulin-Clearance ml/min/100 g)

| | min Ischämie | | | | | | | |
|---|---|---|---|---|---|---|---|---|
| | 15 | | 30 | | 45 | | 60 | |
| | PAH | Inulin | PAH | Inulin | PAH | Inulin | PAH | Inulin |
| $\bar{x}$ = | 229,2 | 41,9 | 58,6 | 12,1 | 11,5 | 3,9 | 0,0 | 0,0 |
| s ± | 41,3 | 4,7 | 52,1 | 10,9 | 17,9 | 7,2 | | |
| | n = 5 | | n = 6 | | n = 6 | | n = 4 | |

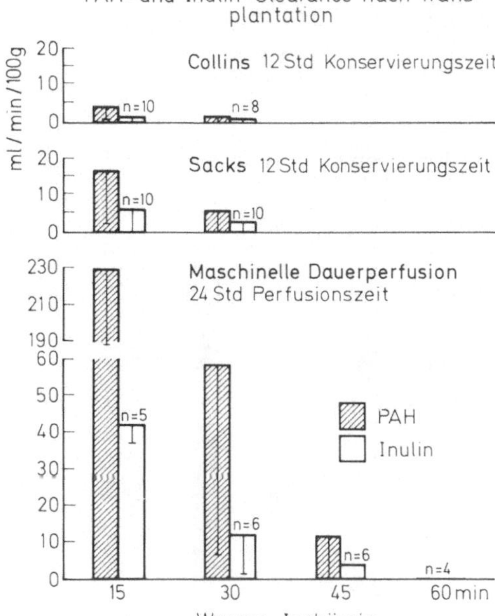


*Abb. 1. Mittelwerte der PAH - und Inulin-Clearance in den einzelnen Gruppen der hypothermen Lagerung nach COLLINS und SACKS sowie der maschinellen Dauerperfusion*

Deutlicher wird diese Aussage durch die Beurteilung der Qualität der Sofortfunktion: 3 von 10 der nach SACKS gelagerten Nieren zeigten nach 15 min warmer Ischämie und 12 Std Lagerungszeit eine gute Sofortfunktion (PAH-Clearance > 20 ml/min/100 g), während in der Collins-Gruppe solche Nieren nicht beobachtet wurden (Abb. 2).

Auch nach 30 min Ischämie und 12 Std Lagerungszeit - bzw. 15 min/24 Std - waren die PAH/Inulin-Clearance - Mittelwerte für SACKS - wenn auch nicht signifikant - besser (Abb. 1 und Tabelle 1). Allerdings konnte die Qualität der Sofortfunktion nicht als ausreichend angesehen werden (Abb. 2).

b) Gruppe 2

Die maschinelle hypotherme Dauerperfusion zeigte nach 30 min warmer Ischämie und 24 Std Dauerperfusion noch gute Clearance-Werte: PAH/Inulin-Clearance 58,6 ± 52,1 / 12,1 ± 10,9 ml/min/100 g (Tabelle 1). Nach längeren Ischämiezeiten kann nicht mehr sicher mit einer ausreichenden Sofortfunktion gerechnet werden: so wiesen nach 30 min Ischämie und 24 Std Perfusion noch 83,3%, dagegen nach 45 min Ischämie nur noch 33,3% der Nieren eine gute Funktion auf (Abb. 2).

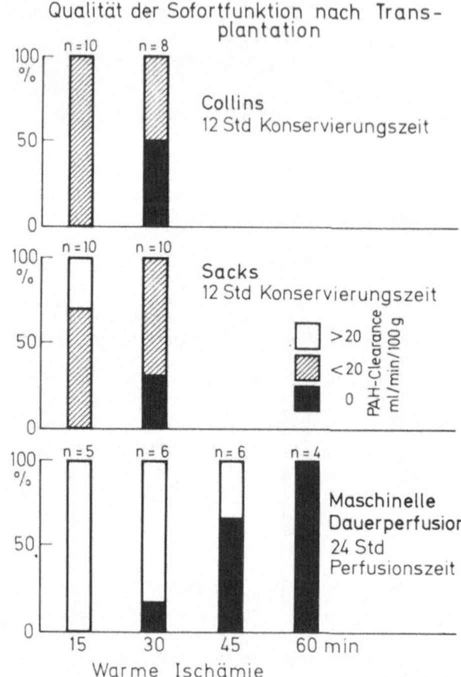


*Abb. 2. Qualität der Sofortfunktion (PAH-Clearance) bei hypothermer Lagerung nach COLLINS und SACKS sowie maschineller Dauerperfusion nach ischämischer Vorschädigung*

## Diskussion

Über die Ergebnisse der hypothermen Lagerung bei ischämischer Vorschädigung des Organs liegen unterschiedliche Aussagen vor. HALASZ und COLLINS (2) gaben 24 Std als die mögliche Konservierungszeit nach 20 min warmer Ischämie an. TOLEDO-PEREYRA (5) hingegen sah - trotz verzögerter kontralateraler Nephrektomie - kein Versuchstier überleben, dem eine für 24 Std nach COLLINS konservierte Niere implantiert worden war (die Nieren waren 20 min warmer Ischämie unterworfen worden). Ähnliche Ergebnisse wurden von SCOTT (4) berichtet: nur in 50% der Fälle konnte er Nieren erfolgreich nach COLLINS über 24 Std konservieren, wenn sie vorher 15 min warmer Ischämie unterworfen waren. In den vorliegenden Untersuchungen zeigte sich nun, daß nach 15 min Ischämie maximal 12 Std Lagerungszeit toleriert werden konnten (Abb. 1), wenn die Nieren nach COLLINS oder SACKS konserviert wurden. Die Nierenfunktion verschlechterte sich mit der Dauer der Konservierungszeit und der Dauer des ischämischen Vorschadens.

Ein wesentliches Ergebnis unserer Untersuchungen ist die Feststellung, daß bei ischämischer Vorschädigung die Sacks-Lösung der Collins-Lösung überlegen war. Zwar konnten mit der Sacks-Lösung im Vergleich zur Collins-Lösung keine längeren Konservierungszeiten erzielt werden, jedoch wurde die Funktion signifikant besser erhalten. Dies stimmt mit Untersuchungen von HALASZ und COLLINS überein, die ebenfalls nur bei warmer ischämischer Vorschädigung die Sacks-Lösung der Collins-Lösung überlegen fanden. Wir konnten hier diesen Befund bestätigen und möchten noch einmal betonen, daß diese Aussage nur bei ischämischer Vorschädigung gilt! Fehlt die ischämische Vorschädigung, liefern die Lösungen nach COLLINS und SACKS einander völlig gleichwertige Ergebnisse (1).

Vergleicht man die Ergebnisse der maschinellen hypothermen Dauerperfusion mit denen der hypothermen Lagerung so fällt auf, daß die maschinelle Dauerperfusion zum einen längere sichere Konservierungszeiten (24 Std) zuläßt, zum anderen werden diese Zeiten nach längerer ischämischer Vorschädigung erreicht (30 min). Bei ischämischer Vorschädigung ist die maschinelle hypotherme Dauerperfusion der hypothermen Lagerung deutlich überlegen, so daß sie unter diesen Bedingungen grundsätzlich bevorzugt werden sollte.

## Zusammenfassung

Hundenieren wurden nach COLLINS (n = 30) und SACKS (n = 32) konserviert und die Ergebnisse mit denen der maschinellen hypothermen Dauerperfusion (n = 21) verglichen. Die Nieren waren für 12 - 24 Std konserviert und einem Ischämieschaden von 15 - 60 min unterworfen worden. Für die hypotherme Lagerung sollten 15 min warmer Ischämie und 12 Std Konservierungszeit nicht überschritten werden, wobei die Lösung nach Sacks der Collins-Lösung vorzuziehen ist. Die maschinelle Dauerperfusion läßt Konservierungszeiten von 24 Std nach 30 min Ischämie zu, bei ischämischer Vorschädigung ist dieses Verfahren der hypothermen Lagerung deutlich überlegen.

## Summary

Dog kidneys were flushed and stored in Collins (n = 30) and Sacks (n = 32) solution under hypothermia. These results were compared with those gained by mechanical perfusion (n = 21). Before preservation, the kidneys were subjected to 15 - 60 min of warm ischemia and then stored for 12 - 24 h. It was concluded that 12-h preservation time after 15-min ischemic injury was the limit of hypothermic storage preservation. Sacks' solution gave better results than Collins' solution as regards the immediate function after transplantation. In contrast, mechanical perfusion was well tolerated for 24-h preservation time after a warm ischemia of 30 min. In case of warm ischemic damage, mechanical perfusion should be preferred to hypothermic storage.

Literatur

1. GRUNDMANN, R., STRÜMPER, R., EICHMANN, J., PICHLMAIER, H.: Transplantation 23, 437 (1977).
2. HALASZ, N.A., COLLINS, G.M.: Arch. Surg. 111, 175 (1976).
3. SACKS, S.A., PETRITSCH, P.H., KAUFMAN, J.J.: Lancet 1973 I, 1024.
4. SCOTT, D.F., STEPHENS, F.O., KEAVENY, T.V., KOUNTZ, S.L., BELZER, F.O.: Transplantation 11, 90 (1971).
5. TOLEDO-PEREYRA, L.H., MOBERG, A.W., NAJARIAN, J.S.: Transplant. Proc. 6, 279 (1974).

Dr. P. Wienand, Chirurgische Universitätsklinik Köln-Lindenthal, Josef-Stelzmann-Straße 9, D-5000 Köln 41

# 55. Der Stoffwechselstatus hypotherm gelagerter Hundenieren bei verschiedenen Perfusaten und ischämischen Vorschädigungen

J. H. Fischer, H. Freres, R. Grundmann und W. Isselhard

Aus dem Institut für Experimentelle Medizin (Direktor: Prof. Dr. W. Isselhard) und der Chirurgischen Universitätsklinik (Direktor: Prof. Dr. Dr. H. Pichlmaier) der Universität zu Köln

Für die Nierenkonservierung wird heute in der Klinik die Methode der hypothermen Lagerung nach initialem Freispülen des Organs bevorzugt, da sie eine einfache, billige und wenig störanfällige Methode darstellt. Der größte Nachteil gegenüber der aufwendigeren Dauerperfusion liegt jedoch im Fehlen einer Sauerstoff-Zufuhr mit dem Ergebnis zeitlich eng begrenzter Konservierungsmöglichkeit, schlechter Sofortfunktion und geringer Toleranz gegenüber einer Vorschädigung in normothermer Ischämie. Als Ursache der schnellen Schädigung muß die fehlende Energiebereitstellung im aeroben Stoffwechsel angesehen werden, wie die Verbesserung der Konservierungsmöglichkeiten durch retrograde Sauerstoffpersufflation während der hypothermen Lagerung zeigt (2). Auch für die einfache Lagerung wurden aber in der Literatur deutliche Unterschiede im Konservierungserfolg in Abhängigkeit von der benutzten Freispüllösung berichtet, die auf zwei Faktoren zurückgeführt werden:

a) bessere Erhaltung des Energiepotentials durch einen Elektrolytgehalt "intracellulären Typs",
b) Verhindern der Ödembildung durch hohe Osmolalität.

Für 3 Lösungen, die in der klinischen Nierenkonservierung Verwendung finden, wurden in der vorliegenden Untersuchung an Hundenieren, die entsprechend dem klinischen Vorgehen von Mitarbeitern des klinischen Konservierungsteams isoliert und freigespült wurden (3), die Veränderung des Flüssigkeitsanteils im Gewebe und der Energiestatus nach bis zu 24-stündiger Konservierung bei unterschiedlicher Vorschädigung der Nieren in normothermer Ischämie bestimmt.

## Methodik

Bastardhunde von 20 - 25 kg Körpergewicht wurden beidseits nephrektomiert (n = 41), die Nierenarterien so schnell wie möglich oder nach 15- bzw. 30-minütiger normothermer Ischämie im Abdomen kanüliert und mit 500 ml einer der 3 Elektrolytlösungen (Tabelle 1) von 4°C unter einem Druck von 100 cm $H_2O$ freigespült. Die Nieren wurden sodann in der Freispüllösung bei 4°C gelagert und

Tabelle 1. Zusammensetzung der Freispüllösungen

| mval/l | Biotest-Lösung "Collins" | Sacks II | Ringer-Mannit |
|---|---|---|---|
| $Na^+$ | 10 | 14 | 134 |
| $K^+$ | 115 | 126 | 3,7 |
| $Ca^{++}$ | - | - | 4,5 |
| $Mg^{++}$ | 60 | 16 | - |
| $Cl^-$ | 50 | 16 | 140 |
| Zusätze: (g/l) | | | |
| Glucose | 27,5 | - | - |
| Mannit | - | 37,5 | 10 |
| Procain HCl | 0,1 | - | 0,2 |
| Heparin | - | - | 5000 U/l |
| Osmolalität: | | | |
| m osmol/l | 360 | 430 | 330 |

zu Beginn der Lagerung, nach 8, 12 und 24 Std Gewebeproben durch Keilexcision entnommen und in flüssigem Sauerstoff unter Anwendung der Frierstop-Methode fixiert. Nach Entfernung von Bindegewebe und Nierenmark, Gefriertrocknung und Säureaufschluß wurde der Stoffwechselstatus durch Bestimmung der Adeninnucleotide im enzymatischen Test ermittelt. Der Trockengewichtsanteil am Feuchtgewebe wurde aus den Gewebsgewichten vor (Feuchtgewicht) und nach Gefriertrocknung im Vakuum bei -30°C (Gefriertrockengewicht) unter Korrektur um den Restwasseranteil ermittelt, der für Nierengewebe bei Gefriertrocknung gegenüber der Hitzetrocknung bei 110°C nach eigenen Messungen 1 % des Feuchtgewichts beträgt. Um eine Verfälschung der Stoffwechseldaten durch unterschiedlich starke Ödembildung auszuschließen, werden die Gewebsgehalte pro g "korrigiertes Feuchtgewicht" mit dem normalen Trockengewebsanteil von 20 % angegeben.

## Ergebnisse und Diskussion

Wie Abb. 1 zeigt, finden sich regelmäßig höchste Trockengewichts-(TG)-anteile - also niedrigstes Gewebsödem - bei Konservierung mit Sacks II Lösung und niedrigste TG-anteile - also höchstes Gewebsödem - bei Verwendung der Ringer-Mannit-Lösung. Die Ödembildung steht damit in enger Beziehung zur Osmolalität der Lösung, ein Effekt, der im Falle der Ringer-Mannit-Lösung durch die extracelluläre Ionenverteilung bzw. im Falle der Biotest-Lösung durch den gegenüber Sacks II höheren Chloridgehalt verstärkt sein mag. Neben einem in allen Gruppen auftretenden initialen Flüssigkeitsverlust, bedingt durch das Auslaufen von Perfusat aus den unverschlossenen Nierengefäßen zu Beginn der Lagerung, fällt besonders die Abhängigkeit des Ödemgehaltes von der ischämischen Vorschädigung in den Collins- und Ringer-Mannit-Gruppen bei gleichbleibenden Werten in den Sacks-Gruppen auf.

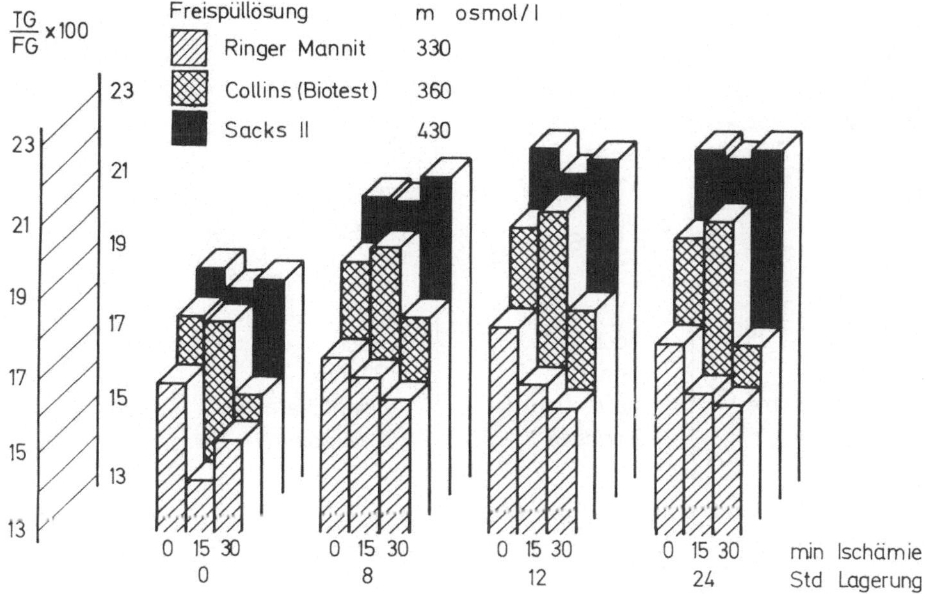


*Abb. 1. Trockengewichtsanteil am Feuchtgewebe der Nierenrinde nach dem Freispülen bzw. 8 - 24stündiger Lagerung unterschiedlich vorgeschädigter Hundenieren in verschiedenen Lösungen bei 4°C (Mittelwerte)*

Wie frühere Untersuchungen gezeigt haben (5), führt eine normotherme Ischämie von nur 2-minütiger Dauer zu einem Absinken des ATP-Gehaltes auf 1/4 der Normalwerte - das energy charge potential (ECP) sinkt von 0,79 auf 0,35 ab -, bereits ein 5-minütiges Durchspülen mit Ringerlösung, die lediglich mit Raumluft äquilibriert war, führte jedoch zum Wiederanstieg des ATP-Gehalts und weitgehender Normalisierung des ECP (0,77). Die in der vorliegenden Untersuchung gefundenen Werte von 0,25 bis 0,32 ECP direkt nach dem Freispülen lassen somit auf das Fehlen einer Sauerstoffzufuhr mit dem Perfusat schließen, bedingt durch die Verwendung von Lösungen in verschlossenen Originalflaschen.

Da auch in hypothermer Ischämie der ATP-Gehalt nach 2 Std nur noch ca. 1/10 der Normalwerte beträgt (4) - das ECP lag dementsprechend in allen Gruppen zwischen 8. und 24. Stunde bei 0,09 - 0,18 im Mittel - soll im folgenden nur die Summe der Adeninnucleotide (SAN) betrachtet werden. Wie Abb. 2 zeigt, sank die SAN bei Nieren ohne zusätzliche ischämische Vorschädigung in Normothermie über 24 Std Konservierung in allen Gruppen signifikant ($p < 0,05$) ab. Normotherme Ischämie von 15 oder 30 min Dauer führte ebenfalls zum signifikanten Abfall des Nucleotidgehaltes, dagegen aber war nach dieser anfänglichen Reduktion über die 24-stündige Konservierungsdauer kaum noch ein weiterer Abfall der Nucleotidgehalte zu verzeichnen. Ein Vergleich der Perfusat-Gruppen zeigt darüber hinaus, daß durchweg mit der Sacks II-Lösung die schlechtesten Ergebnisse erzielt wurden, während die mit Ringer-Mannit-Lösung freigespülten Organe relativ gut abschneiden. Dies steht

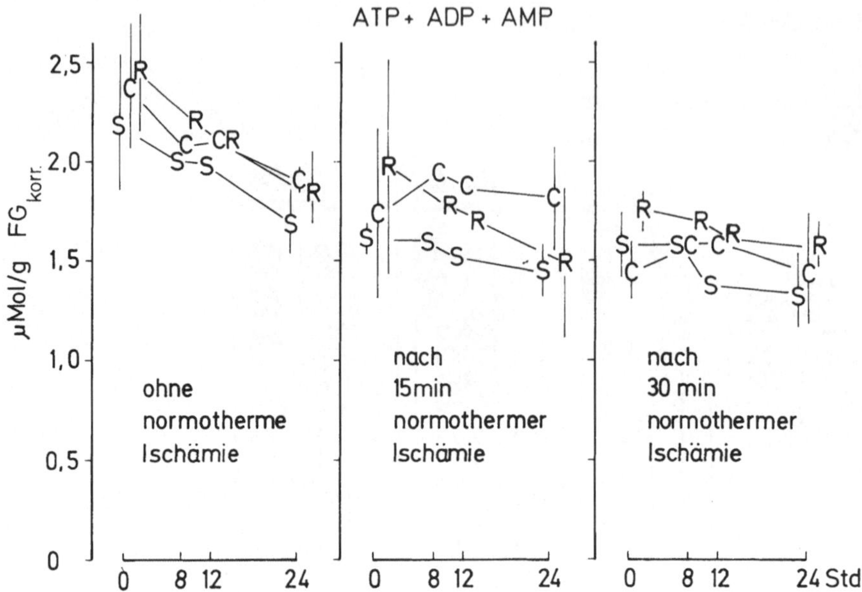


*Abb. 2. Gehalt der Nierenrinde an Adeninnucleotiden nach dem Freispülen bzw. 8 - 24-stündiger Lagerung unterschiedlich vorgeschädigter Hundenieren in verschiedenen Lösungen bei 4°C. R: Ringer-Mannit-Lösung, C: Biotest-"Collins"-Lösung, S: Sacks II Lösung (Mittelwerte und Standardabweichungen der 0- bzw. 24-Std Werte)*

im Gegensatz zu Ergebnissen von Rattennieren, in denen mit der Ringer-Mannit-Lösung (in diesem Falle von 415 m osmol/l) die schlechtesten Ergebnisse gefunden wurden (1). Geschwindigkeit und Ausmaß des Nucleotidverlustes in Hypothermie sind jedoch für Ratten- und Hundenieren sehr unterschiedlich; beiden Untersuchungen gemeinsam ist jedoch, daß die niedrigsten Werte der SAN bei den Lösungen mit der höchsten Osmolalität auftraten. Eine Erklärung für die nach 24 Std gegenüber den Sacks II Gruppen signifikant besseren Ergebnisse der Biotest-"Collins" Gruppen ohne bzw. mit 15 min Vorschädigung ergibt sich somit zum einen aus der geringeren Osmolalität, andererseits aber auch als Auswirkung des höheren $Mg^{++}$-Gehaltes (1) oder höherer glykolytischer Energiebereitstellung durch hohes Glucoseangebot.

## Zusammenfassung

In Untersuchungen an Hundenieren konnte gezeigt werden, daß unter hypothermer Lagerung mit bis zu 30-minütiger Vorschädigung in Normothermie über 24 Std die Ödembildung der Nierenrinde entsprechend der Osmolalität der Freispüllösungen bei Sacks II Lösung geringer als bei der Biotest-Lösung nach Collins, am stärksten aber nach Ringer-Mannit-Lösung ist. Der Gewebsgehalt an Adeninnucleotiden, der über 24 Std Lagerung ohne ischämische Vorschädigung signifikant in allen Gruppen abfiel, ohne daß große Unterschiede in der Geschwindigkeit des Nucleotid-Verlustes zwischen den Gruppen auftraten, zeigte nach einer initialen Ischämiephase mit entsprechendem Abfall der Nucleotidgehalte über die nachfolgende Lagerungsperiode bemerkenswert geringe Veränderungen, so daß aus dem Nucleotidgehalt über den Grad der kombinierten Schädigung aus normothermer Ischämie und nachfolgender Lagerung keine Aussage gemacht werden kann.

## Summary

In experiments on canine kidneys, cortical edema formation during hypothermic storage following a period of normothermic ischemia of up to 30 min duration was - according to the osmolality of the perfusion fluid - lower after flush perfusion with Sacks II solution than with Biotest-"Collins" solution or Ringer-mannitol solution, which resulted in the highest edema. The adenine nucleotide content fell corresponding to the duration of the hypothermic storage or the duration of an initial normothermic ischemia, but only small further changes were found during storage following initial normothermic damage. Moreover, with respect to the maintenance of nucleotide contents the strong hyperosmolar intracellular solutions were not superior to Ringer-mannitol solution of 330 mosmol/liter.

## Literatur

1. FABRI, P., FISCHER, J.H., ISSELHARD, W.: Chirurgie aktuell (im Druck).
2. FISCHER, J.H., CZERNIAK, A., HAUER, U., ISSELHARD, W.: Europ. surg. Res. 9, Suppl. 1, 80 (1977).
3. GRUNDMANN, R., STRÜMPER, R., EICHMANN, J., PICHLMAIER, H.: Transplantation 23, 437 (1977).
4. ISSELHARD, W., BERGER, M., DENECKE, H., WITTE, J., FISCHER, J.H., MOLZBERGER, H.: Pflügers Archiv ges. Physiol. 337, 87 (1972).
5. ISSELHARD, W., ARMBRUSTER, D., GREBE, W., FISCHER, J.H., HAUER, U., MENGE, M., DANY, C.: Langenbecks Arch. Chir. Chir. Forum 1975, 121.

Priv. Doz. Dr. J.H. Fischer, Institut für Experimentelle Chirurgie der Universität zu Köln, Robert-Koch-Straße 10, D-5000 Köln 41

# 56. Der Einfluß von Adenosin und Inosin auf den Stoffwechselstatus der konservierten Niere

P. Fabri, J. H. Fischer und W. Isselhard

Institut für Experimentelle Medizin der Universität Köln
(Direktor: Prof. Dr. Wolf Isselhard)

## Einleitung

Die Funktion einer transplantierten Niere hängt entscheidend von der während der hypothermen Konservierung erfolgten mechanischen Zellschädigung und von dem Ausmaß des durch Sauerstoff- und Substratmangel hervorgerufenen Energiedefizits ab. Die energetische Situation der Niere läßt sich vor allem am Gewebsgehalt an Gesamtadeninnucleotiden nach Ablauf der Konservierung ablesen, der ein Maß für die Möglichkeit zum schnellen, hohen Energiewiederaufbau im Organ ist. Wie unsere Versuche der Dauerperfusion von Hundenieren mit unterschiedlichem $pO_2$ gezeigt haben (1), ist die Höhe der Verluste in erster Linie dem Hypoxiegrad korreliert. Trotzdem sinkt auch bei optimaler Oxygenierung der Gehalt an Adeninnucleotiden (AN) unter der maschinellen Dauerperfusion über die Zeit kontinuierlich ab. Demgegenüber können bei der retrograden Sauerstoffpersufflation, bei der der hypotherm gelagerten Niere gasförmiger Sauerstoff über die v. renalis angeboten wird, die energiereichen Phosphate voll erhalten werden. Es liegt deshalb nahe, den Verlust unter Dauerperfusion auf den Abtransport von Nucleotidabbauprodukten zurückzuführen bzw. andererseits den Abfall durch ein hohes Angebot dieser Substanzen im Perfusat zu verringern. Aus diesen Überlegungen heraus ist bei der Lagerung mit Erfolg versucht worden, durch Anwendung des Xanthin-Oxidasehemmers Allopurinol einen Anstau der ATP-Abbauprodukte innerhalb des Organs und einen geringeren Abfall der SAN zu erzielen. Bei der Perfusion kommt es auf diese Weise durch den starken Verdünnungseffekt allerdings nur zu geringen Konzentrationserhöhungen, so daß eher mit der direkten, exogenen Zufuhr größerer Mengen von Purinkörpern ein verlangsamter Abbau, evtl. auch eine verstärkte Rephosphorylierung zu erwarten ist.

## Methodik

Die Experimente wurden an männlichen Sprague-Dawley-Ratten durchgeführt. Nach Kanülierung der Aorta von caudal und Kontrolle des Blutdrucks wurden die Nieren isoliert über 5 min mit einer durch Mannit- und Glucosezusatz auf 415 mOsmol eingestellten, gekühlten Ringer-Lösung freigespült. Die anschließende maschinelle Dauerperfusion geschah in einem rezirkulierend arbeitenden Perfusionssystem bei 20 - 30 mm Hg Perfusionsdruck und 6°C. Als Medium diente eine Ringer-Lösung mit 50 g/l Humanalbumin und 18 g/l Mannit, der in einem Teil der Versuche 1,3 g/l Adenosin oder Inosin zugesetzt war. Für die retrograde Sauerstoffpersufflation enthielt die zum Freispülen und Lagern verwendete hochosmolare Ringer-Lösung 5 g/l Adenosin bzw. Inosin. Der gasförmige Sauerstoff wurde unter Druck von 50 mm Hg über die kanülierte v. renalis zugeführt und konnte über oberflächliche, eröffnete Venen das Organ verlassen.

Je eine Niere desselben Tieres wurde auf diese Weise über 4 bzw. 24 h bei 6°C konserviert und anschließend mit der Gefrierstopmethode nach WOLLENBERGER eingefroren, nach gängigen Verfahren säureextrahiert, der Stoffwechselstatus enzymoptisch analysiert und in µMol/g "korrigiertem Feuchtgewicht" mit einem Trockengewichtsanteil von 20 % berechnet.

## Ergebnisse

Gegenüber den Kontrollwerten von 3,51 µMol/g (nach 5-min Freispülen) zeigte sich unter Dauerperfusion ein für die Rattenniere typischer, relativ schneller Verlust im Gesamt-AN-Gehalt, der schon nach 4 Std in den Gruppen ohne Zusatz und mit Inosin nurmehr 67 bzw. 63 % der Ausgangswerte betrug: Nach Adenosin-Zusatz dagegen konnten nach 4 Std noch 80 % der Summe der AN nachgewiesen werden (Abb. 1).

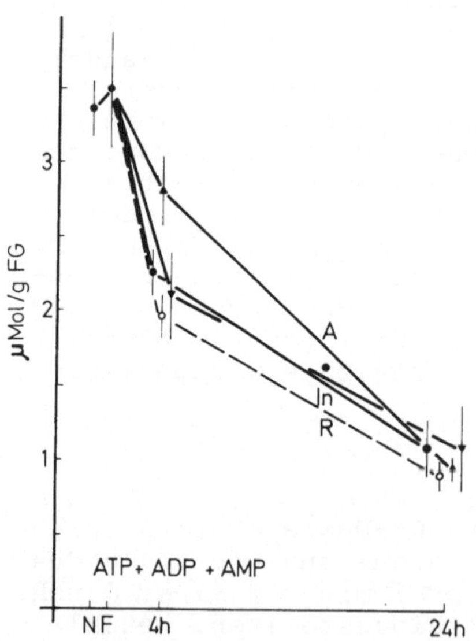


*Abb. 1. Gewebsgehalt der Niere an Gesamtadeninnucleotiden nach maschineller Dauerperfusion. Ø = ohne Zusatz, mit Albuminlösung; A = mit Adenosinzusatz; In = mit Inosinzusatz; N = unter Kontrollbedingungen; F = nach 5-min Freispülen; R = nach Lagerung in hochosmolarer Ringerlösung (---)*

Nach 24 Std Dauerperfusion ließen sich keine Unterschiede mehr in den einzelnen Gruppen feststellen; die gemessenen Werte sind denen nach einfacher hypothermer Lagerung vergleichbar.

Unter der Sauerstoffpersufflation blieb die Summe der AN über 4 Std unabhängig vom Adenosin- und Inosingehalt voll erhalten; auch nach 24 Std konnte der Abfall - wenn auch mit größeren Streuungen - weitgehend vermieden werden (s. Abb. 2).

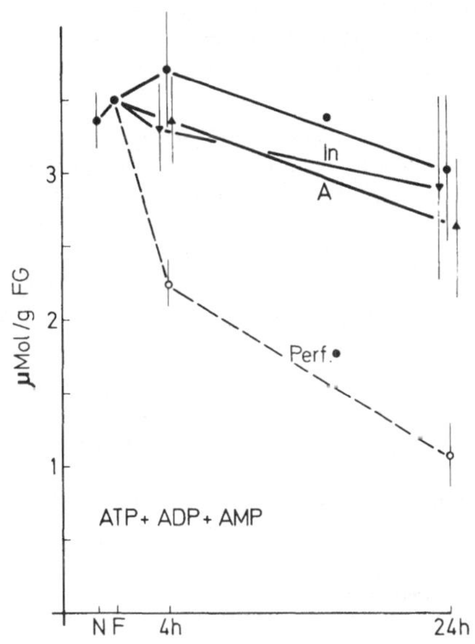


*Abb. 2. Gewebsgehalt der Niere an Gesamtadeninnucleotiden nach retrograder Sauerstoffpersufflation. Ø = in Ringerlösung ohne Zusatz; A = mit Adenosinzusatz; In = mit Inosinzusatz; N = unter Kontrollbedingungen; F = nach 5-min Freispülen; Perf. Ø = nach zusatzfreier Perfusion (---)*

## Diskussion

Der nach 4 Std Perfusion mit Adenosinzusatz deutlich verringerte Abfall der Summe der AN zeigt, daß auch in Hypothermie durch die Zufuhr von AN-Abbauprodukten eine bessere Erhaltung des renalen Nucleotidbestandes erzielt werden kann. Die - verglichen mit Inosin - alleinige Wirkung des Adenosins spricht für eine Bevorzugung des ATP-Abbauweges über AMP und Adenosin, wie er von BUSCH (2) auch in Normothermie angegeben worden ist. Der limitierende Faktor für den AN-Abbau ist die 5'-Nucleotidase, die AMP zu Adenosin dephosphoryliert. Ein Anstau des Adenosins - durch exogene Zufuhr - bewirkt einen Stop an dieser Stelle bzw. einen bevorzugten Wiederaufbau des AMP.

Neben der direkten Wirkung auf den Stoffwechsel könnte der Angriffspunkt des Adenosins auch im Gefäßtonus und einer daraus folgenden veränderten Durchströmung der Niere liegen. Der u.a.

von STEWART (3) beschriebene relaxierende Effekt der Substanz auf die Gefäßmuskulatur der Niere mag - besonders bei der starken Gefäßlabilität der isolierten, perfundierten Rattenniere - eine verbesserte Sauerstoff- und Substratversorgung zur Folge haben.

Unter normothermen Versuchsbedingungen wurden bereits sehr unterschiedliche Wirkungen von Adenosin oder Inosin auf eine Verbesserung der Funktionsrestitution beschrieben, so z.B. die bessere Wirkung von Inosin bei präischämischer Gabe (4) oder die ausschließliche Wirkung von Adenosin bei Zusatz in der posthypoxischen Erholung (5). Nach neuesten Ergebnissen soll Inosingabe in Hypothermie sogar eine zusätzliche Schädigung des Nierenparenchyms zur Folge haben (6).

Bei der Oxygenierung des hypotherm gelagerten Organs durch Sauerstoffpersufflation, bei der in jedem Fall eine weitgehende Erhaltung des Energiestatus gewährleistet ist, bewirken weder Adenosin noch Inosin in den angebotenen Mengen eine über die Normwerte hinausgehende Verbesserung im Gesamtnucleotidgehalt, so daß über die bei der Dauerperfusion gefundenen Hemmung des Nucleotidabbaus hinaus keine Neosynthese von Nucleotiden in Hypothermie nachgewiesen werden konnte.

Insgesamt kann demnach mit der technisch einfach durchführbaren retrograden Sauerstoffpersufflation der Energiestatus der Rattenniere über eine Konservierungszeit von 24 Std am wirkungsvollsten erhalten werden.

## Zusammenfassung

Isolierte Rattennieren wurden bei 6°C über 4 und 24 Std durch maschinelle Dauerperfusion und retrograde Sauerstoffpersufflation in extrazellulären Medien mit und ohne Zusatz von Adenosin oder Inosin konserviert und anschließend der Stoffwechselstatus analysiert. Bei der Dauerperfusion zeigte sich, daß nur Adenosin in der Lage war, den Nucleotidverlust einzudämmen. Mit der retrograden Sauerstoffpersufflation konnte in jedem Fall der Bestand an energiereichen Phosphaten nahezu vollständig erhalten werden; durch Zusatz von Adeninnucleotidvorstufen wurde jedoch keine Verbesserung des Energiestatus, d.h. keine zusätzliche Neosynthese von Nucleotiden erreicht.

## Summary

Isolated rat kidneys were preserved by continuous perfusion or retrograde oxygen persufflation in a medium of the extracellular type with and without addition of adenosine or inosine at 6°C. After 4 and 24 hours of preservation the metabolic state was analysed. In the kidneys preserved by continuous perfusion, only adenosine was able to slow down the loss of nucleotides. With the retrograde oxygen persufflation the stock of high-energy phosphates could be preserved in any case, but no increase in the nucleotide content by neosynthesis was achieved by means of the addition of adenine nucleotide precursors.

Literatur

1. ISSELHARD, W., et al.: Langenbecks Arch. Chir. Chir. Forum 1975, 121.
2. BUSCH, E.W., et al.: Biochim. biophys. Acta (Amst.) 166, 547 (1968).
3. STEWART, W.E., et al.: Organ perfusion and preservation Acc. p. 137. New York 1968.
4. FERNANDO, A.R., et al.: Lancet 1976 I, 555.
5. BUHL, M.R.: Scand. J. clin. Lab. Invest. 36, 175 (1976).
6. BUHL, M.R., et al.: Transplant. Proc. 9, 1603 (1977).

cand. med. Petra Fabri, Institut für Experimentelle Medizin der Universität zu Köln, Robert-Koch-Straße 10, D-5000 Köln 41

# 57. Einfluß der hochdosierten Prednisolonverabreichung auf die Antikörperbildung und Transplantatüberlebenszeit nach allogener Rattennierentransplantation

E. Wagner

Klinik für Abdominal- und Transplantationschirurgie (Leiter: Prof. Dr. med. R. Pichlmayr) der MH Hannover

## Einleitung

Die große Anzahl verschiedener immunsuppressiver Wirkungsmechanismen der Glucocorticoide erklärt einerseits ihre vielfältigen Anwendungsbereiche und andererseits die Probleme, ihre Wirkung auf immunologische Reaktionsabläufe zu analysieren. Dies trifft jedoch nicht nur für die Analyse der Wirkungsmechanismen, sondern auch für die Bewertung der Wirksamkeit verschiedener Behandlungsverfahren (Grammstoßbehandlung, Langzeitbehandlung, usw.) unter denen diese Substanzgruppe den Verlauf der Sensibilisierung oder der Abstoßungsreaktion eines Transplantatempfängers zu beeinflussen vermag, zu. Diese Problemstellung und die Tatsache, daß die Glucocorticoidmedikation eine der Hauptursachen für die Morbidität und Mortalität nach Nierentransplantation darstellt, gaben Anlaß zur Durchführung einer tierexperimentellen Untersuchung der Beziehung zwischen Dosierung und Zeitpunkt der Prednisolonverabreichung und der Überlebenszeit nach Nierentransplantation sowie der Bildung cytotoxischer Alloantikörper.

## Material und Methoden

Als Versuchstiere wurden männliche, homocygote, H-1 inkompatible Ratten der Stämme Lewis und DA verwendet. DA-Ratten mit einem Gewicht von 200 - 250 g dienten als Spender, Lewis-Ratten mit einem Gewicht von 300 - 400 g als Transplantatempfänger. Die Nierentransplantationen wurden mit geringen Modifikationen nach der von FISHER und LEE (2) angegebenen Methode durchgeführt. Alle Empfängertiere wurden beidseitig nephrektomiert. Die linke Niere wurde jeweils am Tag der Transplantation entfernt, die rechte Niere am 5. Tag nach Transplantation. Die in Tagen angegebene Überlebenszeit beidseitig nephrektomierter Transplantatempfänger wurde als sog. Transplantationsüberlebenszeit festgelegt. Die Kreatininkonzentration im Serum wurde mit einem standardisierten Mikroassay bestimmt. Ein kontinuierlicher Anstieg des Serumkreatinins wurde, vorausgesetzt bei der Autopsie fanden sich keine Anzeichen für eine Infektion oder technisches Versagen, als irreversible Abstoßungsreaktion beurteilt. Um den Einfluß der Glucocorticoide auf die Bildung cytotoxischer Antikörper zu untersuchen, wurden 6 Versuchsgruppen mit je 5 ausgewachsenen Lewis-

Ratten 2 x $10^8$ DA-Lymphocyten i.v. verabreicht. Gleichzeitig oder 1 - 5 Tage später wurde je Gruppe 300 mg/kg Prednisolon s.c. verabreicht und der Verlauf der cytotoxischen Antikörpertiter bis zum 13. Tag nach Antigenverabreichung verfolgt. Als Glucocorticoidpräparate wurden Prednisolonsuccinat und in einer Versuchsgruppe Prednisolonacetat verwendet.

## Ergebnisse

Tabelle 1 zeigt die Dosis-Wirkungs-Beziehung nach einmaliger Prednisolonverabreichung am Tag der Nierentransplantation. Mit steigender Prednisolondosierung bis zu 200 mg/kg Körpergewicht ist eine statistisch signifikante Zunahme der mittleren Transplantatüberlebenszeit gegenüber unbehandelten Kontrolltieren festzustellen. Mit einer weiteren Erhöhung der Dosis auf 300 mg/kg war keine Wirkungssteigerung verbunden. Wie der Verlauf der mittleren Kreatininkonzentration im Serum der Empfängertiere zeigt, wurden alle Transplantate irreversibel abgestoßen. Die Wirkung

Tabelle 1. Einmalige Prednisolonverabreichung am Tag der Transplantation

| Behandlung | Überlebenszeit (Tage) | | Serumkreatinin (mg/100 ml) $\bar{x} \pm$ s.e. | | | |
|---|---|---|---|---|---|---|
| | | $\bar{x} \pm$ s.e. | Tag 5 | Tag 7 | Tag 9 | n |
| Unbehandelt | 9,9,8,8,8, 8,7,7,7,7 | 7,8 ±0,78 | 1,07±0,2 | 5,97±1,25 | - | 5 |
| 50 mg/kg[a]; Tag 0; i.v. | 11,10,9,8, 8 | 9,2 ±1,30 | | | | |
| 100 mg/kg[a]; Tag 0; i.v. | 12,11,11, 11,11 | 11,2 ±0,44 | | | | |
| 100 mg/kg; Tag 0; s.c. Prednisolon-acetat | 13,12,11, 11,11,11, 11,11,10, 10 | 11,2 ±0,79 | 0,96±0,24 | 5,94±2,88 | 11,05±4,32 | 10 |
| 200 mg/kg[a]; Tag 0; i.v. | 14,14,14, 13,12,12, 11 | 12,85±1,21 | 1,0 ±0,34 | 6,55±2,14 | 10,52±2,95 | 7 |
| 300 mg/kg[a]; Tag 0; i.v. | 15,15,14, 14,14,13, 13,13,13, 12,11,11, 11,11,11 | 12,73±1,48 p>0,01 | 1,04±0,23 | 6,09±2,13 | 11,37±2,18 | 5 |

[a] Prednisolonsuccinat.

der täglichen i.v. Prednisolonverabreichung auf die mittlere Transplantatüberlebenszeit war mit einer Verlängerung auf 10,2 Tage (Tabelle 2) bei gleicher Dosierung geringer als die der s.c. Applikation.

Tabelle 2. Tägliche Prednisolonverabreichung vom Tag der Transplantation

| Behandlung | Überlebenszeit (Tage) | | Serumkreatinin (mg/100 ml) $\bar{x} \pm$ s.e. | | | |
|---|---|---|---|---|---|---|
| | | $\bar{x} \pm$ s.e. | Tag 5 | Tag 7 | Tag 9 | n |
| 10 mg/kg[a] tägl. i.v. | 13,10,10, 9,9 | 10,2±1,64 | | | | |
| 30 mg/kg[a] tägl. i.v. | 11,11,11, 9,9 | 10,2±1,09 | 0,86±0,07 | 7,31±1,04 | 10,16±1,33 | 4 |
| 30 mg/kg[a] tägl. s.c. | 13,13,12, 12,11 | 12,2±0,84 | 0,97±0,24 | 7,47±2,25 | 10,33±4,99 | 4 |

[a] Prednisolonsuccinat.

Zeit-Wirkungsbeziehung nach einmaliger Prednisolonverabreichung. Tabelle 3 zeigt den Einfluß des Applikationszeitpunktes auf die Transplantatüberlebenszeit. Bis zum 4. postoperativen Tag bzw. mit zunehmendem Abstand der Prednisolonverabreichung vom Zeitpunkt der Nierentransplantation, ist eine statistisch signifikante Abnahme der Wirkung auf die mittlere Überlebenszeit festzustellen. Die Verabreichung von 500 mg/kg Prednisolon s.c. 8 Tage vor Transplantation hatte ebenfalls nur geringen Einfluß auf die Transplantatüberlebenszeit. Abb. 1 zeigt den Einfluß des Applikationszeitpunktes auf den Verlauf cytotoxischer Alloantikörper zwischen dem 5. und 13. Tag nach Injektion der Lymphocytensuspension. Die Verabreichung von 300 mg/kg Prednisolon zum Zeitpunkt der Antigengabe hat eine geringe mittlere Titerhöhe und Verlagerung des Titermaximums zur Folge. Mit zunehmendem Abstand der Prednisolonverabreichung vom Zeitpunkt der Immunisierung näherten sich Höhe und Verlauf der cytotoxischen Antikörpertiter den Werten unbehandelter Kontrolltiere.

## Diskussion

Um eine signifikante Verlängerung der Überlebenszeit nach Nierentransplantation zu erzielen, mußten extrem hohe Prednisolondosierungen gewählt werden, obgleich wegen der starken lymphotoxischen Wirkung der Glucocorticoide auf die lymphatischen Organe der Ratte diese als glucocorticoidsensitive Spezies gilt. Experimentelle Untersuchungen von THINBERGEN (5), SHEHADEH (4) und BELL (1), in denen die Wirksamkeit immunsuppressiver Substanzen wie Azathioprin, Cyclophosphamid, ALS und Prednisolon auf die

Tabelle 3. Einmalige Prednisolonverabreichung zu verschiedenen Zeitpunkten nach Transplantation

| Behandlung | Überlebenszeit (Tage) | | Serumkreatinin (mg/100 ml) $\bar{x} \pm$ s.e. | | | |
|---|---|---|---|---|---|---|
| | | $\bar{x} \pm$ s.e. | Tag 5 | Tag 7 | Tag 9 | n |
| Unbehandelt | 9,9,8,8,8, 8,7,7,7,7 | 7,8 ±0,78 | 1,07±0,2 | 5,97±1,25 | | 5 |
| 500 mg/kg[a]; Tag 8; s.c. | 10,10,9,8, 7 | 8,8 ±1,30 | | | | |
| 300 mg/kg[a]; Tag 0; i.v. | 15,15,14, 14,14,13, 13,13,13, 12,11,11, 11,11,11 | 12,73±1,48 p>0,01 | 1,04±0,23 | 6,09±2,13 | 11,37±2,18 | 5 |
| 300 mg/kg[a]; Tag 1; i.v. | 15,13,11, 10,9 | 11,6 ±2,4 | 1,02±0,39 | 5,63±1,28 | 9,26±5,06 | 4 |
| 300 mg/kg[a]; Tag 2; i.v. | 13,12,11, 9,9 | 10,8 ±1,78 | 0,98±0,22 | 6,39±4,46 | 8,72±4,50 | 4 |
| 300 mg/kg[a]; Tag 3; i.v. | 11,10,10, 9,8 | 9,6 ±1,14 | 1,36±0,31 | 5,63±2,39 | 9,51±1,76 | 4 |
| 300 mg/kg[a]; Tag 4; i.v. | 9,9,8,8,7 | 8,7 ±1,59 | 1,46±0,72 | 6,29±0,73 | | 5 |

[a] Prednisolonsuccinat.

Überlebenszeit und Funktion von Nieren- und heterotropen Herztransplantaten der Ratte verglichen wurden, kamen zu dem Ergebnis, daß Glucocorticoide bei Monotherapie die geringste immunsuppressive Wirkung aufweisen. Die vorliegenden Untersuchungen lassen jedoch erkennen, daß zur Beurteilung der Glucocorticoidwirkung neben der Gesamtdosierung der Applikationszeitpunkt von wesentlicher Bedeutung ist. Unter den bekannten Wirkungsmechanismen der Glucocorticoide, die immunologische Reaktionsabläufe der Transplantatabstoßung und Bildung cytotoxischer Alloantikörper zu hemmen vermögen, ist der wirksamste durch seinen Einfluß auf die Antigenerkennung charakterisiert. Dies entspricht Ergebnissen von SEGAL und Mitarb. (3), die zeigen konnten, daß Vorläufer sog. "helper T cells" glucocorticoidsensitiv und nach erfolgter Sensibilisierung resistent sind.

## Zusammenfassung

Die Wirkung unterschiedlicher Prednisolondosierungen zu verschiedenen Zeitpunkten nach Transplantation und Antigenverabreichung auf die Transplantatüberlebenszeit und Bildung cytotoxischer

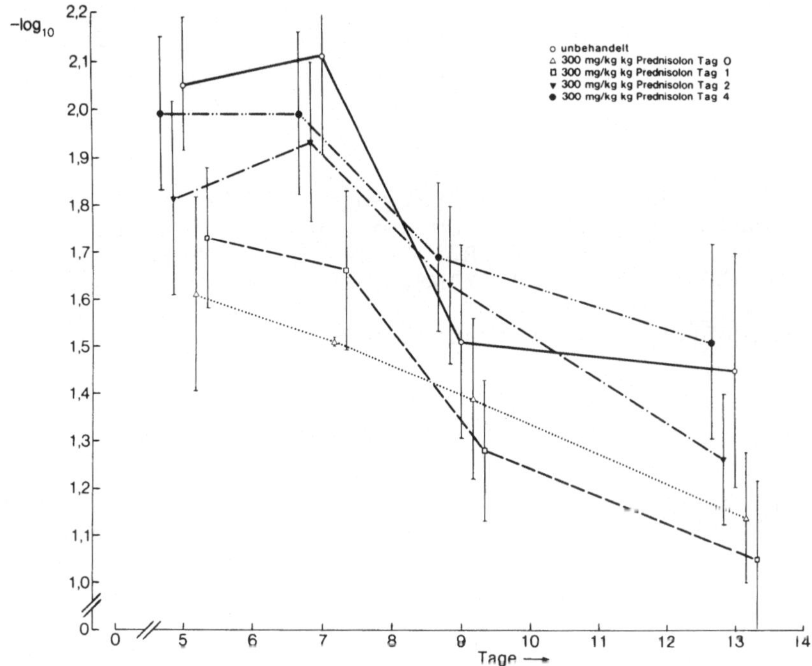


*Abb. 1. Einfluß des Zeitpunktes einer einmaligen Prednisolonverabreichung von 300 mg/kg auf den Verlauf der mittleren cytotoxischen Antikörpertiter. Antigen: 2 x $10^8$ DA-Lymphocyten am Tag 0 i.v. verabreicht. Versuchstiere: 5 Gruppen zu je 5 adulten Lewis-Ratten*

Alloantikörper wurde an Inzuchtratten untersucht. Bei einmaliger Prednisolonverabreichung von 50 mg/kg bis 300 mg/kg am Tag der Transplantation wurde eine dosisabhängige Verlängerung der mittleren Transplantatüberlebenszeit bis 12,8 Tagen, gegenüber 7,8 Tagen unbehandelter Kontrolltiere, festgestellt. Die tägliche Verabreichung von 10 mg/kg und 30 mg/kg Prednisolon zeigte eine geringere Wirksamkeit. Bei einmaliger Prednisolonapplikation von 300 mg/kg zu verschiedenen Zeitpunkten konnte nur bis zum 2. Tag nach Nierentransplantation bzw. nach Antigenverabreichung eine immunsuppressive Wirkung festgestellt werden.

## Summary

The dose and time dependence of the immunosuppressive effect of prednisolone on renal allograft survival and antibody formation was studied in inbred rats. A single injection of 50 - 300 mg prednisolone / kg body wt. on the day of transplantation resulted in a dose-dependent prolongation of mean graft survival to 12.8 days as compared to 7.8 days for untreated controls. The daily postoperative administration of 10 and 30 mg prednisolone /kg prolonged the mean survival time to a lesser extent. A single bolus injection of 300 mg prednisolone / kg at different times after transplantation resulted in a significant prolongation of graft survival and suppression of cytotoxic antibody only when given no later than 2 days postoperatively or following antigen injection.

## Literatur

1. BELL, P.R.F., et al.: Surgery 73, 147 (1973).
2. FISHER, B., LEE, S.: Surgery 58,5, 904 (1965).
3. SEGAL, S., COHEN, I.R., FELDMAN, M.: Science 175, 1126 (1972).
4. SHEHADEH, J.H., GUTTMANN, R.D., LINDQUIST, R.R.: Transplantation 10, 66 (1970).
5. THINBERGEN, W.J.: Transplantation 6, 203 (1968).

Dr. E. Wagner, Klinik für Abdominal- und Transplantationschirurgie der MH Hannover, Karl-Wiechert-Allee 9, D-3000 Hannover 61

# 58. In vivo-Messung des lokalen Gewebe-$PO_2$ in der Nierenrinde bei Nierentransplantation

E. Sinagowitz, M. Golsong, H. Wilms[1] und H.-J. Halbfass[1]

Abteilung Urologie (Direktor: Prof. Dr. H. Sommerkamp) und
[1] Abteilung Allgemeinchirurgie (Direktor: Prof. Dr. M. Schwaiger) im Zentrum Chirurgie, Universität Freiburg

Für die intraoperative Beurteilung der Funktionstüchtigkeit transplantierter Nieren stehen immer noch keine ausreichenden Methoden zur Verfügung. Ausgehend von den günstigen Erfahrungen mit der Messung des lokalen Gewebe-$PO_2$ bei der Überwachung von Intensivpatienten (2) und in der Nierenchirurgie (3) sollte in dieser Arbeit geprüft werden, ob die intraoperative Messung des lokalen Gewebe-$PO_2$ in der Rinde transplantierter Nieren von klinischer Bedeutung sein kann.

## Material und Methode

Die Messung des renocorticalen Gewebe-$PO_2$ erfolgt mit Mehrdraht-Oberflächen-Elektroden nach KESSLER und LÜBBERS (Dortmund-type) (1). In diesen Elektroden sind 8 Platinmeßdrähte mit einem Durchmesser von 15 µm zu einem kleindimensionierten Meßkopf zusammengefaßt. Dieser geringe Durchmesser und die Anordnung der Meßdrähte machen es möglich, den lokalen Sauerstoffdruck im Bereich nur weniger Zellen an mehreren Meßstellen zugleich und kontinuierlich als Absolutwert zu registrieren. Vor Messungen an der menschlichen Niere wird die Elektrode mittels Gassterilisation sterilisiert und erst unmittelbar präoperativ unter sterilen Bedingungen meßbereit gemacht. Messungen wurden bislang bei 8 Patienten durchgeführt, bei denen eine Nierentransplantation erfolgte. Dabei wird die Elektrode unmittelbar nach Eröffnung der Gefäßanastomose auf die Niere aufgesetzt, und während einer Meßzeit von 20 - 30 min wird das Sauerstoffdruckfeld im Gewebe gemessen.

## Ergebnisse

Die Sauerstoffdruckverteilungskurve, das sog. $PO_2$-Histogramm, gibt die räumliche Verteilung der lokalen Sauerstoffdrucke im Gewebe am besten wieder und gestattet damit eine Analyse der Sauerstoffversorgung des Gewebes. Bei den von uns ausgemessenen Histogrammen in menschlichen Transplantationsnieren finden wir unterschiedliche Histogrammtypen, die verschiedenen Nierenfunktionen zugeordnet sind: 1. Nieren mit ausreichender Funktion und 2. Nieren mit spät einsetzender Funktion.

1. In dieser Gruppe finden wir normale $PO_2$-Histogramme, d.h. die Sauerstoffdruckverteilungskurve entspricht annähernd einer Normalverteilung mit einem mittleren Gewebe-$PO_2$ zwischen 25 und 40 mm Hg und einem Druckbereich von 5 - 50 mm Hg. Bei diesen Nieren setzte die Diurese ausnahmslos am Operationstag ein. Die Urinproduktion schwankte am 1. Tag zwischen 600 und 2100 ml. Diese Patienten waren in der Regel nicht dialysepflichtig. In Abb. 1 ist das Histogramm einer dieser Nieren dargestellt. Die Warm-

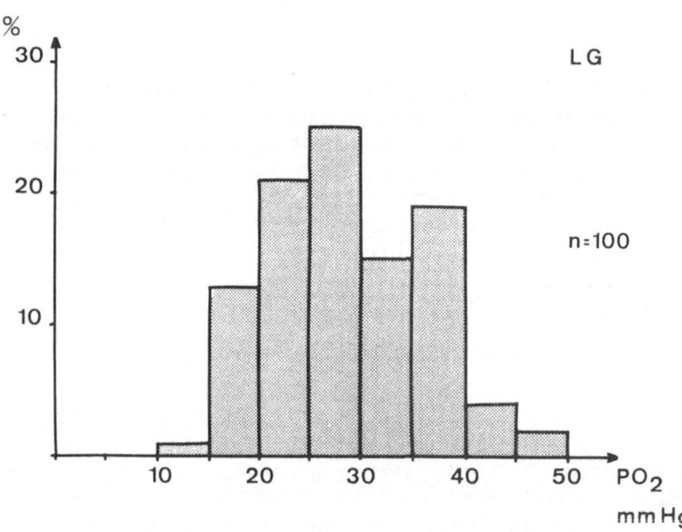


*Abb. 1. $PO_2$-Histogramm einer transplantierten Niere mit guter Nierenfunktion*

ischämiezeit dieser Niere betrug 5 min, die Kaltischämiezeit 20 Std. Der Bereich des Gewebe-$PO_2$ liegt zwischen 10 und 50 mm Hg, der mittlere Gewebe-$PO_2$ beträgt 28,5 mm Hg, und das Häufigkeitsmaximum liegt mit 25 % in der Gruppe 25/30 mm Hg. Histogramme dieser Form zeigen an, daß Störungen der Mikrozirkulation nicht vorliegen.

2. Bei 2 Patienten hingegen werden $PO_2$-Histogramme ausgemessen, bei denen vermehrt hypoxische und anoxische Werte zu finden sind. Außerdem zeigen sie eine unregelmäßige Häufigkeitsverteilung über einen weiten Bereich von 0 - 70 mm Hg. Ein Beispiel zeigt die Abb. 2. Die Sauerstoffdruckverteilungskurve ist mehrgipflig unter deutlicher Bevorzugung hypoxischer $PO_2$-Werte. Histogramme dieses Typs lassen deutliche Störungen der Mikrozirkulation erkennen. Bei dieser Niere setzte die Diurese erst am 24. Tag ein, bis zum 28. Tag waren 12 Hämodialysen nötig. Bei dem anderen Patienten mit einem ähnlichen Histogramm setzte die Urinproduktion am 18. Tag ein, der Patient benötigte 7 Hämodialysen in 21 Tagen. Die Kaltischämiezeiten betrugen 22 bzw. 14 Std.

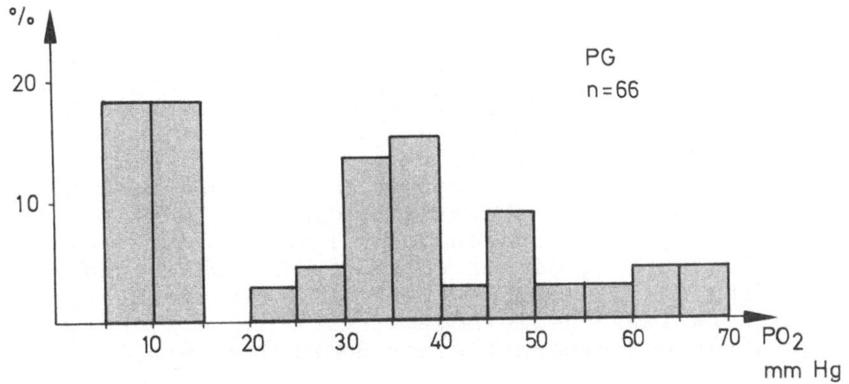


*Abb. 2. $PO_2$-Histogramm einer transplantierten Niere mit verspätet einsetzender Nierenfunktion*

## Diskussion

Die Messung des lokalen Sauerstoffdruckes im Gewebe hat sich in den letzten Jahren als eine überaus wertvolle Methode zur Bestimmung der Sauerstoffversorgung des Gewebes und der Mikrozirkulation erwiesen (1). Dabei erlaubt sie Form und Lage von Sauerstoffdruckverteilungskurven, sog. $PO_2$-Histogrammen, eindeutige Aussagen über den Zustand der Mikrozirkulation. Ist im Histogramm eine Glockenform zu erkennen, so liegen Störungen der Mikrozirkulation nicht vor. Zerfließt die kompakte Form des Histogramms, wird es mehrgipflig, und zeigt überwiegend niedrige Werte an, so sind deutliche Störungen der Mikrozirkulation anzunehmen. Diese bislang ausschließlich experimentell verwendete Methode hat jetzt auch zur Überwachung von Intensivpatienten (2) und in der Nierenchirurgie Eingang in die Klinik gefunden (3).

Die $PO_2$-Histogramme der transplantierten Nieren mit ausreichender initialer Funktion entsprechen weitgehend tierexperimentellen Ergebnissen und auch den Histogrammen normaler menschlicher Nieren (3). Es scheint damit einer intakten initialen renocorticalen Mikrozirkulation eine bedeutende Rolle für die Funktionstüchtigkeit der transplantierten Niere zuzukommen. Dabei kann nach unseren Messungen keine Korrelation zur Dauer der Kaltischämiezeit gefunden werden, die zwischen 1,5 und 22 Std schwankte.

Wenn die geringe Zahl von Patienten auch noch keine abschließende Beurteilung zuläßt, so ist die Übereinstimmung von initial gestörter Mikrozirkulation und verspätet einsetzender Nierenfunktion doch offensichtlich. Welche Faktoren dabei die Störung der Mikrozirkulation ausgelöst haben, und welche Beziehungen zwischen Mikrozirkulation und Nierenfunktion bestehen, ist noch unklar. Es bleibt jedoch festzuhalten, daß - bei Bestätigung dieser Meßergebnisse - die Messung des lokalen Sauerstoffdruckes in Transplantationsnieren unmittelbar nach Eröffnung der Gefäßanastomosen von prognostischer Bedeutung für das Transplantat sein kann.

Zusammenfassung

Die Messung des lokalen Gewebe-$PO_2$ in menschlichen Transplantationsnieren unmittelbar nach Eröffnung der renalen Zirkulation läßt Beziehungen zwischen dem Zustand der initialen Mikrozirkulation und der späteren Nierenfunktion erkennen. Nieren mit ausreichender initialer Funktion zeigen normale $PO_2$-Histogramme, während bei Nieren mit verspätet einsetzender Funktion die $PO_2$-Histogramme deutliche Störungen der Mikrozirkulation erkennen lassen. Bei Bestätigung dieser vorläufigen Beobachtungen könnte mit der Messung des lokalen Gewebe-$PO_2$ in der transplantierten Niere möglicherweise eine Methode zur Verfügung stehen, die für das Transplantat von prognostischer Bedeutung sein kann.

Summary

From measurement of local tissue $PO_2$ in human kidney grafts after restoration of renal circulation, a correlation between initial microcirculation and kidney function can be drawn. $PO_2$-histograms of kidney grafts with sufficient function are normal, whereas $PO_2$-histograms of kidneys with delayed onset of function (≃ 3 weeks) show distinct disturbances of microcirculation. These preliminary results suggest that measuring local tissue $PO_2$ in transplanted kidneys may be of value for the prognosis of the graft.

Literatur

1. KESSLER, M., HÖPER, J., KRUMME, B.: Monitoring of tissue perfusion and cellular function. Anesthesiology 45, 184 (1976).
2. SCHÖNLEBEN, K., KRUMME, B., BÜNTE, H., KESSLER, M.: Kontrolle der Intensivbehandlung durch Messung von Mikrozirkulation und $PO_2$-Versorgung. Langenbecks Arch. Chir. Chir. Forum 1976, 72.
3. SINAGOWITZ, E., GOLSONG, M.: Intraoperative Messungen des Gewebe-$PO_2$ auf der Nierenoberfläche. Helv. chir. Acta 44, 359 (1977).

Priv. Doz. Dr. E. Sinagowitz, Oberarzt der Urolog. Abteilung, Zentrum Chirurgie/Universität Freiburg, Hugstetter Straße 55, D-7800 Freiburg

# 59. Plasmahistaminspiegel während und nach Nierenallotransplantationen beim Menschen

M. Thermann, F. Largiadèr, W. Lorenz, L. Jostarndt und E. Neugebauer

Chirurgische Klinik und Abteilung für Experimentelle Chirurgie und pathologische Biochemie an der Chirurgischen Klinik der Universität Marburg/Lahn und Chirurgische Universitätsklinik A, Kantonsspital Zürich

In der postoperativen Phase nach Nierentransplantation war die Incidenz akuter gastroduodenaler Läsionen mit 22.1 % außerordentlich hoch (6). Für ein allgemeinchirurgisches Krankengut betrug sie im Vergleich hierzu nur 0.9 % (1). Da Histaminfreisetzung während und nach operativen Eingriffen nachgewiesen und als ein wesentlicher Faktor der Streßulcuspathogenese beim Menschen herausgestellt wurde (3), lag die Vermutung nahe, daß die im Gefolge von Transplantationen sich abspielenden Entzündungs- und Immunreaktionen im weitesten Sinne und deren medikamentöse Prophylaxe und Therapie (4) zur Freisetzung dieses biogenen Amines führen könnten. Eine ähnliche Bedeutung des Histamins war von MOORE et al. (5) bereits für die Abstoßungsreaktion nach Nierentransplantation gefordert worden. Wir haben deshalb mit einer hochempfindlichen und spezifischen Methode für die Plasmahistaminbestimmung (2) Histaminspiegel vor, während und nach Nierenallotransplantationen gemessen.

## Methodik

In einer prospektiven konsekutiven Studie wurden an 8 Patienten (3 Frauen, 5 Männer, Alter 28 - 50 Jahre), bei denen eine Nierenallotransplantation virgenommen wurde, Plasmahistaminspiegel bestimmt. Die Patienten wurden von 4 Chirurgen der Züricher Klinik in 107 (80 - 320) min operiert (Median, Bereich). Alle erhielten 4 Std vor der Operation 300 mg Azathioprin oral. Postoperativ erhielten alle Patienten täglich Azathioprin, beginnend mit 300 mg/Tag in fallender Dosierung, sowie 50 mg Prednisolon und 5 g ALG-Protein. Die Blutentnahmen zur Plasmahistaminbestimmung erfolgten vor der Prämedikation zentralvenös, während der Operation zentralvenös und aus der Nierenvene sowie postoperativ zentralvenös, später aus der V. cubitalis in zweitägigen Abständen bis zum 14. postop. Tag zwischen 17 und 20 Uhr.

Zur Plasmahistaminbestimmung verwendeten wir unsere spezifische und empfindliche fluorometrische Methode (2), wobei zur Erhöhung der Empfindlichkeit die in dieser Mitteilung unter b angegebene Modifikation zur Anwendung kam.

Bei der Verwendung des Median-Percentilsystems erfolgte die statistische Berechnung nach dem Wilcoxon-Test für gepaarte Daten.

## Ergebnisse

Im Vergleich zum Plasmahistaminspiegel gesunder Kontrollpersonen (0,3 ng/ml, (4)) war der Histaminwert bei Transplantatempfängern präoperativ deutlich erhöht (Tabelle 1) und fiel erst nach Narkose, Intubation und Lagerung zum Zeitpunkt des Hautschnittes auf die bei Probanden üblichen Werte ab ($p < 0{,}02$). Nach Revascularisation der transplantierten Niere stieg er aber bei 7 von 8 Patienten an, wobei kein Unterschied zwischen zentralvenösen und transplantatvenösen Histaminspiegeln bestand. Die Bedeutung der durchschnittlich sehr geringen Zunahme des Histaminspiegels ist gegenwärtig nicht bekannt.

Tabelle 1. Plasmahistaminspiegel vor und während Nierenallotransplantationen beim Menschen. Signifikanter Abfall ($p < 0.02$) nach Op-Beginn. Wilcoxon-Test für gepaarte Daten

| Patient | Plasmahistaminspiegel (ng/ml) | | | |
|---|---|---|---|---|
| | vor Prämedikation | nach Hautschnitt | nach Revasc. | nach Ureterimpl. |
| Ge.G. | 0.8 | 0.35 | 0.45 | 0 |
| H.E. | 1.0 | 0.9 | 0.6 | 0.6 |
| S.L. | 1.3 | 0.7 | 1.0 | 0.8 |
| W.R. | 1.0 | 0.6 | 0.8 | 0.9 |
| S.J. | - | 0.5 | 0.7 | - |
| Gü.G. | 0.7 | 0.4 | 0.6 | 0 |
| W.S. | 1.0 | 0.4 | 0.6 | 1.1 |
| M.T. | 0.4 | 0.2 | 0.7 | 0.6 |
| Median | 1.0 | 0.45 | 0.65 | 0.6 |
| (Bereich) | (0.4-1.3) | (0.2-0.9) | (0.45-1.0) | (0-1.1) |

Die postoperativ gemessenen Histaminwerte waren nur in Einzelfällen in den ersten Stunden nicht erhöht und fielen danach wieder auf "Normalwerte" ab (Tabelle 2). Es fielen aber Einzelwerte bis 1,8 ng/ml auf, die mit einer erhöhten Magensaftsekretion verbunden sein sollten (3, 4). Die Ursachen für den Anstieg der Plasmahistaminspiegel in derartigen Einzelfällen ist nicht bekannt, bedürfen aber einer sorgfältigen Untersuchung.

Während bei 3 Patienten anläßlich 7 postoperativer Abnahmen die Plasmahistaminspiegel zwischen 0,4 und 0,5 ng/ml lagen, traten

Tabelle 2. Zentralvenöse Plasmahistaminspiegel nach Nierentransplantationen. Die Unterschiede sind statistisch nicht signifikant

| Patient | Plasmahistaminspiegel (ng/ml) | | | | |
|---|---|---|---|---|---|
| | Op. Ende | 2 Std post. Op. | Abend, Tag postop. 1. | 2. | 4. |
| Ge.G. | 0 | 0,4 | 0,25 | 1,8 | 0,2 |
| H.E. | 0,6 | 0,7 | - | 0,4 | - |
| S.L. | 0,8 | 1,7 | - | 1,2 | - |
| W.R. | 0,9 | 0,4 | 0,2 | 0,5 | - |
| S.J. | - | 0,7 | 0,3 | 0,4 | 0,4 |
| Gü.G. | 0 | - | 0,5 | 0,6 | - |
| W.S. | 1,1 | 0,6 | 1,2 | - | - |
| M.T. | 0,6 | 0,5 | 0,5 | - | - |
| Median | 0,6 | 0,6 | 0,4 | 0,55 | 0,3 |
| (Bereich) | (0-1,1) | (0,4-1,7) | (0,2-1,2) | (0,4-1,8) | - |

bei 5 Patienten intermittierend Spiegel von über 1 ng/ml auf, ohne daß sie mit klinisch faßbaren Veränderungen korreliert werden konnten. Bei zwei Patienten traten leichte, bei einem weiteren eine schwere Abstoßungsreaktion mit notwendiger Transplantatnephrektomie auf. Bei keinem dieser Patienten waren die Plasmahistaminkonzentrationen zu diesem Zeitpunkt erhöht.

## Diskussion

Die vorliegende prospektive Studie ist als Pilotstudie zu verstehen, die wichtige Informationen für eine umfassendere Arbeit gegeben hat. Prä- und intraoperativ kommt es offensichtlich zu einer Histaminfreisetzung, deren wahres Ausmaß hinsichtlich Zeitpunkt und Lokalisation erst noch optimal erfaßt werden muß. Als besonders beunruhigend müssen die intermittierend hohen Plasmahistaminspiegel (über 1 ng/ml) angesehen werden, wie sie auch bei Sepsis und Polytrauma beobachtet wurden (1). Daß bei ihnen eine erhöhte Magensaftsekretion erwartet werden muß, steht zweifelsfrei fest (3, 4).

Die menschliche Niere enthält nur geringe Mengen Histamin (3). Die Herkunft der von MOORE et al. (5) beschriebenen großen Mengen im Urin, besonders im Zusammenhang mit Abstoßungsreaktionen, ist deshalb äußerst unklar. Durch Histaminbildung ohne Speicherung könnten sie aus dem zirkulierenden Blut stammen, was aber auf Grund der von uns gemessenen niedrigen Plasmahistaminspiegel unwahrscheinlich ist. Vollbluthistaminspiegel sagen dabei wenig aus, da sie in erster Linie vom Gehalt an basophilen Granulocyten, nicht jedoch vom biologisch aktiven Histamin abhängen.

## Zusammenfassung

Bei Nierenallotransplantationen am Menschen wurden präoperativ und nach Revascularisation sowie postoperativ intermittierend erhöhte Plasmahistaminspiegel nachgewiesen. Das wahre Ausmaß dieser Histaminfreisetzung muß aber hinsichtlich Zeitpunkt und Lokalisation noch optimal erfaßt werden. Die intermittierend über 1 ng/ml ansteigenden Plasmahistaminspiegel müssen hinsichtlich Streßulcuspathogenese als beunruhigend angesehen werden.

## Summary

In human kidney allotransplantation, elevated plasma histamine levels were measured before surgery, following revascularization, and in single cases also several days after surgery. The maximum extent of this histamine release must be tested with respect to time and to localization. Its significance must be established. The intermittently increasing plasma histamine levels (> 1 ng/ml) must be considered as a possible risk regarding stress ulcer pathogenesis.

## Literatur

1. FISCHER, M., LORENZ, W., REIMANN, H.-J., TROIDL, H., ROHDE, H., SCHWARZ, B., HAMELMANN, H.: III. Intern. Symposion on Histamine $H_2$ Receptor Antagonists. Amsterdam: Excerpta Medica (in Druck).
2. LORENZ, W., BARTH, H., KARGES, H.E., SCHMAL, A., DORMANN, P., NIEMEYER, J.: Agents and Actions 4, 324 - 335 (1974).
3. LORENZ, W., SEIDEL, W., DOENICKE, A., TAUBER, R., REIMANN, H.-J., UHLIG, R., MANN, G., DORMANN, P., SCHMAL, A., HÄFNER, G., HAMELMANN, H.: Klin. Wschr. 52, 419 - 425 (1974).
4. LORENZ, W., DOENICKE, A.: Mt. Sinai J. Med. (in Druck).
5. MOORE, T.C., THOMPSON, D.P., GLASSOCK, R.: Ann. Surg. 173, 381 - 388 (1971).
6. UHLSCHMIDT, G., LARDIADÈR, F.: World J. Surg. 1, 397 - 405 (1977).

Priv. Doz. Dr. M. Thermann, Abteilung für Allgemeine Chirurgie der Universität Kiel, Hospitalstraße 40, D-2300 Kiel

# 60. Die Rolle der „LD-Antigene" bei der allogenen Schweinelebertransplantation

H. Bockhorn und R. Pichlmayr

Chirurgische Universitäts-Klinik Tübingen (Direktor: Prof. Dr. L. Koslowski) und Klinik für Abdominal- und Transplantationschirurgie (Leiter: Prof. Dr. R. Pichlmayr) der Medizinischen Hochschule Hannover

## Einleitung

Die "Toleranz" eines allogenen Schweinelebertransplantates ist bei der Leber weitaus häufiger anzutreffen als bei anderen Organtransplantaten. Es konnte gezeigt werden (2), daß auch ein allogenes Lebertransplantat einer Abstoßungsreaktion unterliegt, deren Stärke zwar von den Antigenen des Major-Histocompatibility-Complex (MHC) beeinflußt wird, die aber spontan überwunden werden kann. Diese spontane Remission ist das hervorragende Phänomen bei der allogenen Lebertransplantation; die Ursache hierfür soll im folgenden näher untersucht werden.

Die akute Abstoßungsreaktion wird von Antigenen des MHC's bestimmt, die in serologisch definierte Antigene (SD-Antigene) und lymphocytendefinierte Antigene (LD-Antigene) unterteilt werden können. Beide Antigenkomponenten besitzen eine unterschiedliche Funktion in ihrer Lymphocytenaktivierung, wobei die LD-Antigene zu einer Lymphocytenproliferation in der gemischten Lymphocytenkultur (MLC) führen und als "Initiatoren" der Abstoßungsreaktion gelten. Eine akute Abstoßungsreaktion setzt aber im allgemeinen eine "Kooperation" der SD- und LD-Antigene voraus (1). In der Leber können SD-Antigene nachgewiesen werden, doch haben isolierte Hepatocyten auf ihrer Zelloberfläche keine LD-Antigene (3). Es stellt sich somit die Frage, ob eine Störung der "SD-LD-Kooperation" Ursache der "Toleranz" eines Lebertransplantates sein kann. Bei den im folgenden dargestellten Untersuchungen wurde angenommen, daß nach einer Lebertransplantation auch funktionell unterschiedliche Antikörper gegen die SD- oder LD-Antigene gebildet werden, die einen Einfluß auf den Ablauf der Abstoßungsreaktion haben und in in-vitro Testen nachgewiesen werden können.

## Methodik

14 MHC-getestete Schweine erhielten ein orthotopes Lebertransplantat, 4 Tiere überlebten mehr als 4 Wochen, davon 1 Tier mit einem SLA-2-Haplotyp-missmatch, die übrigen mit einem SLA-1-Haplotyp-missmatch. Die anderen Schweine starben innerhalb von 4 Wochen

vorwiegend an Infektionskomplikationen. Das Serum der Langzeitüberleber wurde auf seinen Einfluß in der gemischten Lymphocytenkultur (MLC) untersucht, weiterhin wurde es auf seine komplementabhängige cytotoxische Wirkung gegen B-Zellen des Spenders sowie auf seinen lymphocytenvermittelten cytotoxischen Effekt gegen Spenderfibroblasten geprüft (Antibody-Dependent-Cellmediated-Cytotoxicity, ADCC). Als Kontrollen dienten hauttransplantierte Tiere sowie Schweine, die als Rekombinanten eine genetische Trennung ihrer SD- und LD-Komponente des MHC's aufwiesen (5). Um die protektive Wirkung eines Lebertransplantates gegenüber anderen Organtransplantaten zu überprüfen, wurde außerdem einem lebertransplantierten Schwein ein dem Leberspender SLA-identisches Hauttransplantat übertragen.

## Ergebnisse

14 Tage postoperativ und nach Spontanremission einer Abstoßungsreaktion ist ein Antikörper nachweisbar, der

1. in der MLC die Proliferation der Empfängerlymphocyten gegen Spender-Antigene, d.h. die Stimulatorfunktion der Spenderlymphocyten hemmt,
2. eine geringgradige Cytotoxizität gegen Spender-B-Lymphocyten aufweist (Tabelle 1) und
3. eine negative Reaktion im ADCC-Test zeigt - im Gegensatz zu einem Alloantiserum nach Hauttransplantation (Abb. 1).
4. Bei wiederholter Hauttransplantation des lebertransplantierten Tieres wird das Hauttransplantat leicht verzögert, doch regelmäßig abgestoßen; ein cytotoxischer Antikörper gegen die peripheren Blutlymphocyten des Spenders ist nicht nachzuweisen. Dagegen kommt es zu einer Erhöhung der Cytotoxizität gegen Spender-B-Lymphocyten (Tabelle 2).

Tabelle 1. Cytotoxische Aktivität von Alloantiseren nach Haut- und Lebertransplantation beim Schwein. Zum Unterschied zum Hauttransplantat induziert ein Lebertransplantat keine Cytotoxizität gegen Spender-Blut-Lymphocyten

| Allogenes Hauttransplantat 8 Tage post transpl. | Spender SLA A/D | | | Empfänger SLA A/C | |
|---|---|---|---|---|---|
| Empfänger-Serum Verdünnung | 1 : 2 | 1 : 4 | 1 : 8 | 1 : 16 | 1 : 32 |
| % Lyse Spender-Blutlymphocyten | 100 | 100 | 100 | 60 | 40 |
| **Allogenes Lebertransplantat 14 Tage post transpl.** | **Spender SLA A/D** | | | **Empfänger SLA A/C** | |
| Empfänger-Serum Verdünnung | 1 : 2 | 1 : 4 | 1 : 8 | 1 : 16 | 1 : 32 |
| % Lyse Spender-Blutlymphocyten | - | - | - | - | - |

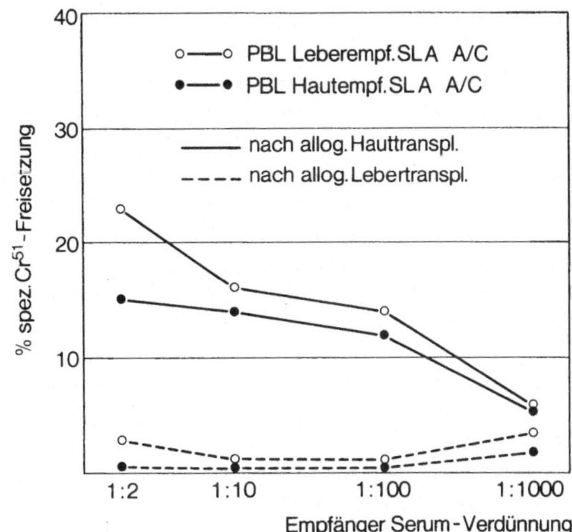


*Abb. 1. ADCC-Reaktion nach allogener Haut- und Lebertransplantation gegen Spender-Fibroblasten (SLA A/D). Das Hautempfängerserum ist 3 Monate nach Transplantation entnommen und ist im komplementabhängigen Cytotoxizitätstest negativ gegen Spender-Blutlymphocyten. Das Leberempfängerserum ist 11 Monate nach der Transplantation entnommen. Das Verhältnis von Empfänger-Lymphocyten zu Zielzellen beträgt 100 : 1, Inkubationszeit 20 Std*

Tabelle 2. Cytotoxische Aktivität von Alloantiseren nach Haut- und Lebertransplantation beim Schwein. Nach einem Lebertransplantat ist die Cytotox-Reaktion gegen Spender-Blutlymphocyten auch nach wiederholter spenderspezifischer Hauttransplantation unverändert. Dagegen ist eine geringe Cytotoxizität gegen isolierte Spender-B-Lymphocyten nachzuweisen, die sich nach einem second-set Hauttransplantat erhöht

| Allogenes Lebertransplantat 5 Monate post transpl. | Spender SLA A/D | | | Empfänger SLA A/C | |
|---|---|---|---|---|---|
| und | | | | | |
| allogenes Hauttransplantat 8 Tage post transpl. | Spender SLA A/D | | | Empfänger SLA A/C | |
| Empfänger-Serum Verdünnung | 1 : 2 | 1 : 4 | 1 : 8 | 1 : 16 | 1 : 32 |
| % Lyse | | | | | |
| Spender-Blutlymphocyten | 2 | 2 | 5 | 2 | - |
| Spender-B-Lymphocyten | 9 | 16 | 14 | 8 | 12 |
| second-set Hauttransplantat | | | | | |
| % Lyse | | | | | |
| Spender-Blutlymphocyten | 6 | - | - | - | - |
| Spender-B-Lymphocyten | 12 | 40 | 40 | 32 | 11 |

## Diskussion

Ein allogenes Schweinelebertransplantat durchläuft eine Abstossungsreaktion, deren Stärke von der Differenz der Histokompatibilitäts-Antigene des Spender-Empfängerpaares abhängt und die somit das Ergebnis einer "Kooperation" der in der Leber vorhandenen SD- und LD-Antigene ist. Hierbei werden die SD-Antigene von Hepatocyten, die LD-Antigene von den von Kupffer'schen Sternzellen und Passenger-B-Leukocyten geliefert. Es ist deshalb kaum anzunehmen, daß die "Toleranz" eines allogenen Lebertransplantates auf das Fehlen von LD-Antigenen in der Leber zurückzuführen ist.

Warum aber kann es zu einer Spontanremission der Abstoßungsreaktion kommen? Der nach einer Lebertransplantation gefundene Antikörper hat in seiner spezifischen MLC Hemmung und seiner Spender-B-Zellcytotoxizität - wie vergleichende Untersuchungen bei SD-LD-Rekombinanten ergeben haben - die Funktion eines anti-LD-Antikörpers, der die Abstoßungsreaktion des allogenen Lebertransplantates verhindern und somit die spontane Remission einleiten kann. Es ist vorstellbar, daß auf Grund der unterschiedlichen Verteilung der SD- und LD-Antigene in der frisch transplantierten Leber und durch ein Überwiegen der LD-Antigenität die Ausbildung einer anti-LD-Immunität begünstigt wird (4). Diese anti-LD-Immunität könnte zur "Toleranz" des allogenen Lebertransplantates führen.

Eine leberspezifische Funktionsteilung der SD- und LD-Antigene wird deutlich, wenn einem Tier mit einem funktionierenden Lebertransplantat spenderspezifische Hauttransplantate übertragen werden: Die Produktion eines lymphocytotoxischen SLA-Antikörpers bleibt aus und die Hauttransplantate werden nicht akzelleriert, sondern leicht verzögert abgestoßen. In dem hier beschriebenen Fall ist zu diskutieren, ob die SD-Komponente des SLA-Antikörpers durch die Leber absorbiert wird, während ein erhöhter LD-Antikörpertiter (Tabelle 2) übrig bleibt. Auf diese Weise könnten second-set Transplantate vor einer hyperakuten Abstoßungsreaktion geschützt werden.

## Zusammenfassung

Durch eine unterschiedliche Verteilung der SD- und LD-Antigene in der Leber kommt es nach allogener Schweinelebertransplantation durch die LD-Antigene zur Ausbildung einer anti-LD-Immunität, die die Immunreaktion des Empfängers gegen das Transplantat verändert und eine Transplantatabstoßung verhindert.

## Summary

The different distribution of SD and LD antigens in the liver after a pig liver allograft creates a state of anti-LD immunity. This anti-LD immunity alters the immune response of the recipient and leads to a spontaneous recovery of the liver allograft rejection.

Literatur

1. BACH, F.H., BACH, M.L., SONDEL, P.M.: Nature 259, 273 (1976).
2. BOCKHORN, H., ARNOUX, A., VAIMAN, M., PICHLMAYR, R.: Langenbecks Arch. Chir. Suppl. Chir. Forum 1977, 254.
3. DAVIES, H.F.S., TAYLOR, J.E., DANIEL, M.R., WAKERLEY, C.: J. exp. Med. 143, 987 (1976).
4. STROM, T.B., SOULILLOU, J.P., CARPENTER, C.B.: Transplant. Proc. 9, 965 (1977).
5. VAIMAN, M., RENARD, CH., PONCEAU, M., LECOINTRE, J., VILLIERS, P.A.: C.R.Acad. Sci. Paris 280, 2809 (1975).

Dr. H. Bockhorn, Klinik für Abdominal- und Transplantationschirurgie der MH Hannover, Karl-Wiechert-Allee 9, D-3000 Hannover 61

# 61. Die Bedeutung der Hämodynamik für die Stärke der Abstoßungsreaktion. Vergleich der immunologischen Reaktionen bei Arterientransplantation im Hoch- und Venentransplantation im Niederdrucksystem bei entsprechenden Ratteninzuchtstammkombinationen*

A. Thiede, R. Engemann, H. Körner und W. Müller-Ruchholtz

Aus den Abteilungen für Allgemeine Chirurgie (Leiter: Prof. Dr. H. Hamelmann) und Hygiene und Mikrobiologie (Leiter: Prof. Dr. H. Gärtner) der Christian-Albrechts-Universität Kiel

## Einleitung

Vitale Arterientransplantate im Hochdrucksystem unterliegen immunologischen Abstoßungsreaktionen. Die Stärke der immunogenetischen Differenz zwischen Spender und Empfänger entscheidet über Transplantations-Antikörpertiteranstieg, die beschleunigte Verwerfung von spenderspezifischen Hauttransplantaten, also Parameter der systemischen Sensibilisierung, und die lokale morphologisch faßbare Abstoßungsreaktion (THIEDE, 1977). Finden Venentransplantate im Hochdrucksystem als Aortenersatz Verwendung, so sind vergleichbare Untersuchungsbefunde zu erheben (DELTZ et al., 1977). Dies bedeutet, daß sowohl vitale allogene Venen wie Arterien bei gleicher Lokalisation als Aortenersatz eine systemische Sensibilisierung des Empfängers induzieren und der Wirt die Transplantate attackiert. Afferenter und efferenter Schenkel immunologischer Reaktionen sind voll nachweisbar. Es ist unbekannt, ob mit gleichen Nachweismethoden vergleichbare Befunde bei Venenübertragungen im Niederdrucksystem vorhanden sind. Zur Beantwortung dieser Frage ist die Verwendung von standardisierten immunogenetisch definierten Ratteninzuchtstammkombinationen Voraussetzung.

## Material und Methode

Aus den in kontrollierter Koloniezucht gehaltenen Ratteninzuchtstämmen CAP, CDF, LEW und BD5 wurden 2 Versuchsreihen (A, V) mit jeweils 3 unterschiedlichen Stammkombinationen gebildet (syngen, schwach allogen, stark allogen, jeweils Gruppe I - III). Außerdem wurden je drei weitere stark allogene Versuchsgruppen mit unterschiedlich starker Praesensibilisierung untersucht (Einzelheiten siehe Tabelle 1 und 2). Unter identischen sterilen

* Mit Unterstützung der DFG, SFB 111, Projekt A 4, Leiter: Dr. med. habil. A. THIEDE.

Tabelle 1. Arterientransplantation (A); (Arterie ⟶ Arterie, n/Gruppe 10 - 12)

| Gruppe | Stammkombination | immunologische Ausgangssituation | Ergebnisse Serologisch | nachträgliche HT | Histologie |
|---|---|---|---|---|---|
| A I | CDF ⟶ CDF | syngen | - | - | - |
| A II | LEW ⟶ CDF | schwach allogen | - | 95% VB: 6,9±0,5 (normal: 11,9±0,2) | (+) |
| A III | BD5 ⟶ CDF | stark allogen | + | 95% VB: 5,7±0,5 (normal: 9,4±0,4 | ++ |
| Gruppen mit Praesensibilisierung | | | | | |
| A IV | BD5 ⟶ CDF | stark allogen Preasensibilisierung mit schwachen AG (8 ml Blut) | | | +++ |
| A V | BD5 ⟶ CDF | stark allogen Praesensibilisierung mit starkem AG (1 x HT) | | | ++++ |
| A VI | BD5 ⟶ CDF | stark allogen mehrfache Praesensibilisierung mit starkem AG (3 x HT) | | | ++++ |

Daten der Arterientransplantation: HT = Hauttransplantat, AG = Antigen, VB = Vertrauensbereich, - = kein Nachweis, (+) = fragliche Reaktion, + = eindeutig positiv, ++ = deutlich positiv. +++ = starke Reaktion, ++++ = sehr starke Reaktion.

operativen Bedingungen erhielten die Tiere entweder ein 1 cm langes Arterientransplantat als Aortenersatz oder ein 1 cm langes Venentransplantat als Cavaersatz unterhalb der Nierengefäßabgänge. Jede Versuchsgruppe bestand aus 10 - 12 Probanden. In den Versuchsgruppen I - III wurde postoperativ in 14-tägigem Abstand nach Transplantationsantikörpern (ASKENASE, 1973) gesucht. Veränderungen der zellgebundenen Immunreaktivität konnten durch nachträgliche spenderspezifische Hauttransplantate (Kontrolle der Spezifität durch Hauttransplantate eines Drittstammes) belegt werden (Angabe der Abstoßungszeiten in Tagen, n = 10/Gruppe). Eine histologische Untersuchung der morphologischen Reaktionen erfolgte in allen Gruppen (I - III, 50. und 100. Tag, IV - VI, 21. und 50. Tag). Die Stärke der Rundzellinfiltration wurde in 5 Stufen eingeteilt [- = keine Reaktion, Gefäßtransplantat mor-

Tabelle 2. Venentransplantation (V); (Vene — Vene, n/Gruppe 10 - 12)

| Gruppe | Stammkombination | immunologische Ausgangssituation | Ergebnisse Serologisch | nachträgliche HT | Histologie |
|---|---|---|---|---|---|
| V I | CDF → CDF | syngen | - | - | - |
| V II | LEW → CDF | schwach allogen | - | 95% VB: 7,4±0,3 (normel:12,0±0,4) | - |
| V III | CAP → CDF | stark allogen | + | 95% VB: 4,3±0,3 (normal: 7,2±0,4 | - |
| Gruppen mit Praesensibilisierung | | | | | |
| V IV | CAP → CDF | stark allogen Praesensibilisierung mit schwachem AG (8 ml Blut) | | | - |
| V V | CAP → CDF | stark allogen Praesensibilisierung mit starkem AG (1 x HT) | | | ++ |
| V VI | CAP → CDF | stark allogen mehrfache Praesensibilisierung mit starkem AG (3 x HT) | | | ++ |

Daten der Venentransplantation: HT = Hauttransplantat, AG = Antigen, VB = Vertrauensbereich, - = kein Nachweis, + = eindeutig positiv, ++ = deutlich positiv

phologisch erhalten; (+) = fragliche Rundzellinfiltration im Bereich der Adventitia; ++ = deutliche Rundzellinfiltration, Transplantat teilweise azellulär; +++ = starke Rundzellinfiltration in der Adventitia auf die Media übergreifend; ++++ = Adventitia und Media durchsetzende Infiltration bei azellulärer Media].

## Ergebnisse

Die syngene Stammkombination CDF - CDF galt als Kontrolle. Histologische Untersuchungen von Arterien- und Venentransplantaten zeigten jeweils unveränderte Segmente. Im schwach allogenen System waren in beiden Versuchsreihen postoperativ keine Antikörpertiter nachweisbar, während spenderspezifische Hauttransplantate beschleunigt abgestoßen wurden (alle Angaben in Tagen, 95 % VB: A II, LEW → CDF, 6,9 ± 0,5, n = 10, normal 11,9 ± 0,2, n = 30,

Spezifitätskontrollen durch Hauttransplantate des Drittstammes BD5; V II, LEW ⟶ CDF, 7,4 ± 0,3, n = 10; s. Abb. 1 und 2, obere Bildhälfte). Histologisch waren sowohl die Venen- wie Arterien-

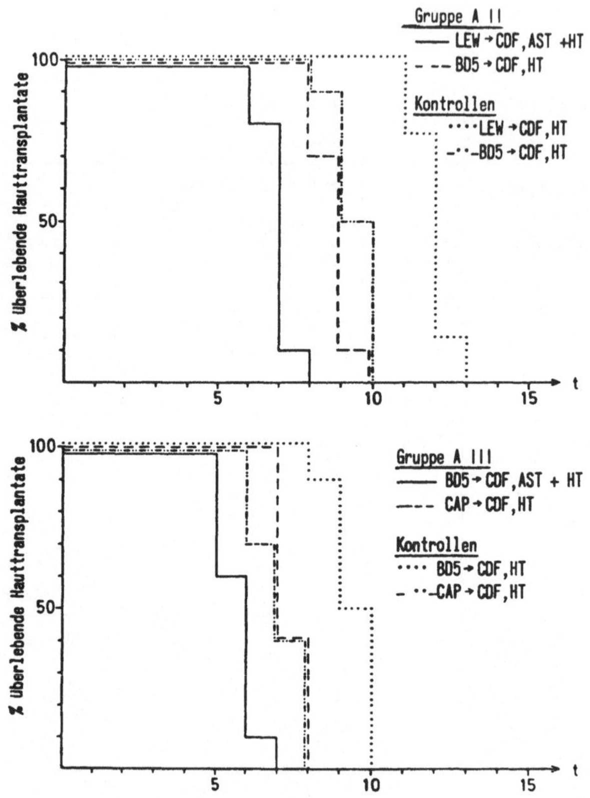


*Abb. 1. Abstoßungszeiten der spenderspezifischen Hauttransplantate (HT) nach Arteriensegmenttransplantation (AST) mit Dritthauttransplantaten und Kontrollen im schwach (A II, obere Bildhälfte) und stark (A III, untere Bildhälfte) allogenen System*

transplantate erhalten, in der Adventitia der Arterien waren vereinzelt Rundzellen nachweisbar (+). In den stark allogenen Versuchsgruppen A III und V III waren vom 14. Tag an Transplantationsantikörpertiter vorhanden, spenderspezifische Hauttransplantate wurden beschleunigt abgestoßen (A III, BD5 ⟶ CDF, 5,7 ± 0,5, N = 10, normal 9,4 ± 0,4, n = 10, Spezifitätskontrollen durch CAP; V III, CAP ⟶ CDF, 4,3 ± 0,3, n = 10, normal, 7,2 ± 0,4, Spezifitätskontrollen durch BD5; s. Abb. 1 und 2, untere Bildhälfte). Histologisch wiesen die Arterien -(A III)- deutliche, die Venen -(V III)- Transplantate keine Abstoßungsreaktionen auf. In den stark allogenen Versuchsgruppen nach unterschiedlicher Vorsensibilisierung wurde nur jeweils das Transplantat histologisch untersucht. Alle Arterientransplantate der Gruppen A IV bis VI wiesen starke Abstoßungsreaktionen auf. Venentransplantate zeigten erst Abstoßungsreaktionen, wenn mit einem so starken Antigen wie Haut einmalig oder mehrfach vorsensibilisiert worden war (s. Tabelle 1 und 2).

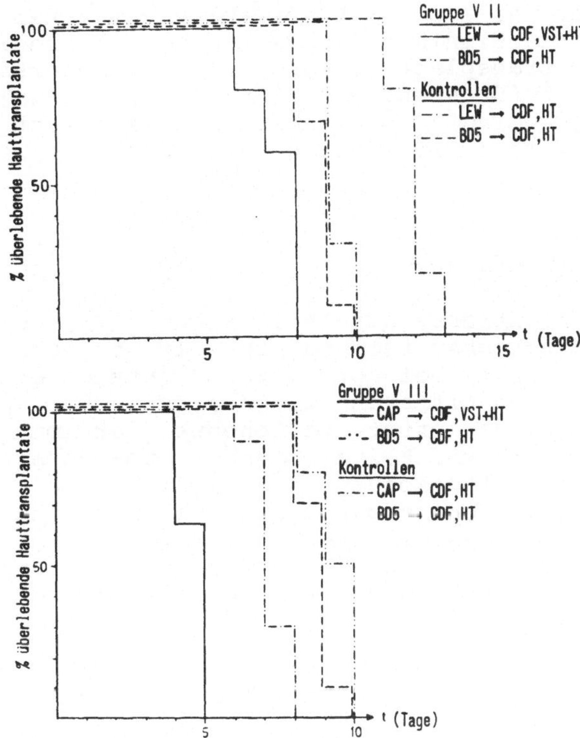


*Abb. 2. Abstoßungszeiten der spenderspezifischen Hauttransplantate (HT) nach Venensegmentersatz durch Venen (VST) mit Dritthauttransplantaten und Kontrollen im schwach (V II, obere Bildhälfte) und stark (V III, untere Bildhälfte) allogenen System*

## Diskussion

Die vorliegenden Befunde zeigen, daß sowohl durch vitale allogene Arterien- im arteriellen wie Venentransplantate im venösen System systemische Sensibilisierungen induziert werden. In Abhängigkeit von der immunogenetischen Differenz ist die Sensibilisierung entweder nur durch die beschleunigte Abstoßung nachträglicher spenderspezifischer Hauttransplantate oder auch serologisch im stark allogenen System nachweisbar. Der afferente Schenkel wird also gleichermaßen stimuliert. Dies erweitert und präzisiert lediglich schon bekannte Befunde, daß auch Venen als schwache Antigene anzusehen sind (DELTZ et al., 1977, PERLOFF et al., 1972, SCHWARTZ et al., 1967). Offensichtlich bestehen jedoch Differenzen, wenn allogene Venen im Niederdrucksystem transplantiert werden. Trotz systemischer Sensibilisierung kommt der efferente Schenkel nicht zur Wirkung. Auch im stark allogenen System, sogar nach Vorsensibilisierung mit Blut bleiben die Venentransplantate langfristig (100 Tage) morphologisch und funktionell erhalten. Erst eine Präsensibilisierung durch starke Antigene hebt die Sensibilisierung über eine Schwelle, so daß trotz Lokalisation im Niederdrucksystem der efferente Schenkel wirksam wird und Rundzellinfiltrate im Venentransplantat auftreten.

Diese uns aus der Literatur nicht bekannte Beobachtung könnte für die Klinik folgende Bedeutung haben: Sogar stark allogene Venentransplantate könnten als Venenersatz Verwendung finden, ohne befürchten zu müssen, daß Abstoßungsreaktionen ihre Verwerfung bedingen. Eine Abstoßung wäre erst nach Vorsensibilisierung des Wirtes mit starken Antigenen zu erwarten.

## Zusammenfassung

Arterientransplantate im Hochdruck- und Venentransplantate im Niederdrucksystem bedingen eine systemische Sensibilisierung. Diese führt bei Aortentransplantaten entsprechend der immunogenetischen Differenz zu unterschiedlich starken Abstoßungsreaktionen, der efferente Schenkel der immunologischen Reaktionen wird wirksam. Bei allogenen veno-venösen Transplantaten ist dies trotz systemischer Sensibilisierung nicht der Fall, auch stark allogene Venentransplantate bleiben langfristig erhalten. Erst nach Vorsensibilisierung mit starken Antigenen wird ein Schwellenwert erreicht, bei dem auch veno-venöse Transplantate morphologisch faßbare Abstoßungsreaktionen - Rundzellinfiltrate - zeigen.

## Summary

Systemic sensitization is induced by arterial transplants in the high pressure system and by venous transplants in the low pressure system. In aorta transplantation the severity of the rejection reaction corresponds directly to the immunogenetic differences between donor and recipient; the efferent limb is triggered into action. For application of allogeneic veno-venous transplants this is not the case: despite systemic sensitization, even strongly allogeneic venous transplants are maintained over long periods. A threshold value is not reached unless there is presensitization with strong antigens, after which morphologically comprehensible rejection reactions, i.e. round cell infiltration, are demonstrated even in veno-venous transplants.

## Literatur

1. ASKENASE, R.P.: Augmented agglutination of erythrocytes in the presence of macrophages; a new assay for antibody. Immunology 25, 47 - 53 (1973).
2. DELTZ, E., SONNTAG, H.G., THIEDE, A.: Funktionelle und morphologische Untersuchungen bei allogenen Venentransplantaten. Vasa 6, 211 - 214 (1977).
3. PERLOFF, L.J., RECKARD, C.R., ROWLANDS, D.T., jr., BARKER, C.F.: The venous homograft: An immunological question. Surgery 72, 961 - 970 (1972).

4. SCHWARTZ, S.I., KUTNER, F.R., NEISTADT, A., BARNER, H., RESNICOFF, S., VAUGHAN, J.: Antigenicity of homografted veins. Surgery 61, 471 - 477 (1967).
5. THIEDE, A.: Gefäßtransplantation. Die Bedeutung immunologischer Reaktionsmechanismen - Untersuchungen an standardisierten Ratteninzuchtstammkombinationen. Ergebnisse der Angiologie, Bd. 15. Stuttgart - New York: Schattauer 1977.

Dr. med. habil. A. Thiede, Oberarzt der Abteilung für Allgemeine Chirurgie am Zentrum für Operative Medizin I der Christian-Albrechts-Universität Kiel und Projektleiter im SFB 111 der DFG, Projekt A 4, Hospitalstraße 40, D-2300 Kiel

# Chirurgisches Forum 1979

München 27. bis 30. April

### Vortragsanmeldungen

Die Sitzungen des FORUM *für experimentelle und klinische Forschung* sind ein fester Bestandteil im Gesamtkongreßprogramm. Sie bestehen aus 8-Minuten-Vorträgen mit ausreichender Diskussionszeit über Ergebnisse aus der *experimentellen* und *klinischen Forschung*. Zur Beteiligung sind bevorzugt der chirurgische Nachwuchs, aber auch junge Forscher aus anderen medizinischen Fachgebieten zur Pflege interdisziplinärer Kontakte aufgefordert. Verhandlungssprachen sind Deutsch und Englisch.

Als *Leitthemen* der einzelnen Sitzungen sind vorgesehen: Schock, Herz, Gefäßsysteme, Lunge, Magen und Darm, Leber – Galle – Pankreas, Niere, Transplantation, endokrine Organe, Trauma, prä- und postoperative Behandlung, Wundheilung und -behandlung, Onkologie.

Die Auswahl der Sitzungstitel für das endgültige Programm richtet sich nach dem zahlenmäßigen Überwiegen der eingereichten Beiträge zu den verschiedenen Themenkreisen auf der Basis der Qualitätsbewertung (siehe 9).

### Bedingungen für die Anmeldung

1. Für die Anmeldung ist eine *Kurzfassung in sechsfacher Ausfertigung* bis spätestens 30. September des Vorjahres vor dem Kongreßjahr an den FORUM-Ausschuß der Deutschen Gesellschaft für Chirurgie einzusenden:

   Sekretariat „Chirurgisches FORUM"
   Chirurgische Universitätsklinik
   D-6900 Heidelberg

   Bereits veröffentlichte Arbeiten dürfen nicht eingesandt werden!

2. Grundsätzlich ist die Anmeldung mehrerer verschiedener Beiträge möglich. Die Auswahl durch den wissenschaftlichen Beirat orientiert sich dahingehend, daß der *Erstautor* im endgültigen Programm *nur einmal* genannt werden kann.

3. Die Anmeldung eines Beitrags zum FORUM schließt die Anmeldung eines Vortrages mit dem gleichen Grundthema für eine andere Kongreßsitzung aus.

### Kurzfassung

4. Die *Kurzfassung* soll in klarer Gliederung ausschließlich objektive Fakten über die Zahl der Untersuchungen oder Experimente, die angewandten Methoden und endgültigen Ergebnisse enthalten. Ausführliche Einleitungen, historische Daten und Literaturübersichten sind zu vermeiden. Nur Mitteilungen von *wesentlichem Informationswert* ermöglichen eine sachliche Beurteilung durch die Mitglieder des wissenschaftlichen Beirats.

5. Auf einem *vorgeschalteten eigenen Blatt* sind die Namen der Autoren (beginnend mit dem Vortragenden) mit akademischem Grad sowie Anschrift von Klinik oder Institut und der Arbeitstitel einzutragen.

6. Da sich die Deutsche Gesellschaft für Chirurgie einer *„Empfehlung über die Begrenzung der Autorenzahl"* angeschlossen hat (siehe MITTEILUNGEN Heft 4/1975, Seite 140), können einschließlich des Vortragenden nur 4 Autoren genannt werden. Lediglich bei interdisziplinären Arbeiten sind insgesamt 6 Autorennamen möglich.

7. Dem *Text der Kurzfassung* wird nur der Arbeitstitel ohne Autorennamen vorangestellt, damit eine anonyme Weiterbearbeitung gesichert ist (siehe 9). Der Umfang darf $1^1/_2$ Seiten (DIN A 4, $1^1/_2$ Zeilenabstand, 4 cm Rand) nicht überschreiten. Die Einsendung hat per Einschreiben zu erfolgen. Sammelsendungen ist eine Liste der Einzelbeiträge beizufügen.

8. Jeder Beitrag soll von dem Autor durch einen Vermerk für eines der oben angegebenen Leitthemen vorgeschlagen werden.

**Anonyme Bearbeitung**

9. Vor der Sitzung des FORUM-Ausschusses werden die Beiträge anonym (ohne Nennung der Autoren und der Herkunft) zur Beurteilung an die Mitglieder des wissenschaftlichen Beirats versandt. (Bestimmungen für den FORUM-Ausschuß siehe MITTEILUNGEN Heft 3/1973 Seite 70).

10. Die Autoren der angenommenen Beiträge werden bis Mitte November des Vorjahres vor dem Kongreß verständigt.

**Manuskript**

11. Das *Manuskript* ist in doppelter Ausfertigung mit klarer Gliederung (Zielsetzung, Methodik, Ergebnisse) und Zusammenfassungen auf Deutsch und Englisch einzureichen.

    Wenn *keine* Bilder oder Tabellen eingereicht werden, darf das Manuskript einschließlich deutscher und englischer Zusammenfassung und Literaturangaben 5 Schreibmaschinenseiten haben (bei 4 cm Rand und $1^1/_2$zeiligem Abstand).

    Bei Verkürzung des Schreibmaschinentextes auf 3 Seiten (4 cm Rand, $1^1/_2$zeilig) ist die *Wiedergabe von 2 Schwarzweiß-Abbildungen* (schematische Strichabbildungen) und *2 Tabellen* möglich. Es werden Positivabzüge (tiefschwarz) in Endgröße erbeten. Für jede Abbildung oder Tabelle ist eine kurze prägnante Legende auf besonderem Blatt erforderlich.

    Halbtonbilder, Fotos und Röntgenbilder werden nicht angenommen.
    Die *Bibliographie* soll 5 Zitate nicht überschreiten.

12. Die redaktionellen Vorschriften sind sorgfältig zu beachten. Gelegentlich trotzdem erforderlich werdende redaktionelle Änderungen im Rahmen der gegebenen Vorschriften behält sich die Schriftleitung vor.

13. Die *endgültige Fassung* wird in einem zitierfähigen FORUM-Band als Supplement von Langenbecks Archiv vor dem nächsten Kongreß gedruckt vorliegen.

**Einsendeschluß**

14. Manuskripte, die bis zum 10. Januar des Kongreßjahres nicht eingegangen sind, können im FORUM-Band nicht berücksichtigt werden und schließen eine Aufnahme in das endgültige Kongreßprogramm aus.

15. Lieferung von *Sonderdrucken* nur nach vorheriger Bestellung und gegen Berechnung.

Wissenschaftlicher Beirat im FORUM-Ausschuß der Deutschen Gesellschaft für Chirurgie

F. LINDER – Heidelberg
Vorsitzender des Beirats

U. MITTMANN – Heidelberg
H. D. RÖHER – Duisburg
Für das FORUM-Sekretariat